Anna Adevi
Melitta Breznik

Naturbasierte Therapie (NBT)

Stressfolgeerkrankungen landschafts- und kindheitsorientiert behandeln

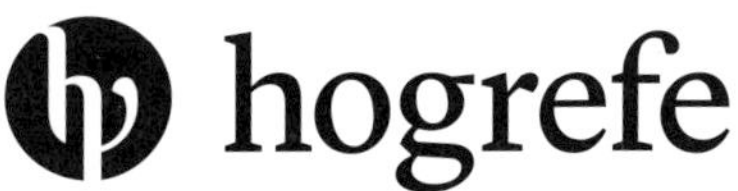

Anna Adevi, Dr. phil. Umweltpsychologin, Master of Science Psychology, Gesprächstherapeutin und Naturtherapeutin, Åhus, Schweden
E-Mail: naturbasierte.therapie@gmail.com

Melitta Breznik, Dr. med., Fachärztin für Psychiatrie und Psychotherapie, Scuol
E-Mail: naturbasierte.therapie@gmail.com

Bibliografische Information der Deutschen Nationalbibliothek
Die Deutsche Nationalbibliothek verzeichnet diese Publikation in der Deutschen Nationalbibliografie; detaillierte bibliografische Daten sind im Internet über http://www.dnb.de abrufbar.

Anregungen und Zuschriften bitte an:
Hogrefe AG
Lektorat Pflege
z.Hd. Jürgen Georg
Länggass-Strasse 76
3012 Bern
Schweiz
Tel. +41 31 300 45 00
info@hogrefe.ch
www.hogrefe.ch

Lektorat: Jürgen Georg, Martina Kasper, Brigitte M. Frey-von Matt, Rita Madathipurath
Herstellung: Daniel Berger
Umschlagabbildung: Mayk Wendt, Scuol, www.maykwendt.com
Umschlag: Claude Borer, Riehen
Illustration/Fotos (Innenteil): Melitta Breznik, Anna Adevi, Jürgen Georg
Satz: punktgenau GmbH, Bühl
Druck und buchbinderische Verarbeitung: Finidr s. r. o., Český Těšín
Printed in Czech Republic

1. Auflage 2022

(E-Book-ISBN_PDF 978-3-456-95670-1)
(E-Book-ISBN_EPUB 978-3-456-75670-7)
ISBN 978-3-456-85670-4
https://doi.org/10.1024/85670-000

Naturbasierte Therapie (NBT)

Naturbasierte Therapie (NBT)

Anna Adevi, Melitta Breznik

Inhaltsverzeichnis

Dank

Herzlichen Dank allen Patient*innen, die sich mit ihren Geschichten und ihren Erfahrungen mit grossem Engagement für das Pilotprojekt zur Verfügung gestellt haben. Wir wünschen ihnen auf ihrem weiteren Lebensweg alles Gute! Mögen ihnen die Erfahrungen aus der NBT ein gutes Begleitwerkzeug sein, um gelassener mit Stress und anderen Herausforderungen umzugehen. Für die Möglichkeit, dieses Pilotprojekt in der Klinik Schützen, Rheinfelden durchzuführen, danken die Autorinnen Dr. med. Hanspeter Flury, Chefarzt und Klinikdirektor sowie MSc. Sandrine Burnand, leitende Psychologin, für die praktische Hilfe bei der Umsetzung einzelner Aktivitäten. Für die Unterstützung der Umsetzung der NBT in der Clinica Curativa, Scuol gebührt der Dank Dr. med. Hannes Graf, Co-Chefarzt und Dr. phil. Rita Schönthaler. Für die therapeutische Umsetzung und Entwicklung immer wieder neuer Ideen zur NBT in der Gruppentherapie danken wir zudem Brigitte Janikowski, Kunsttherapeutin und lic. phil. Patric Eisele, Psychologe. Wilfried Prantner unterstützte mit der Übersetzung der Textpassagen von Anna Adevi aus dem Englischen sowie mit zahlreichen kritischen Anregungen und seinem genauen Auge für Korrekturen und die Konzeption des Gesamttextes und des Literaturverzeichnisses, wofür ihm ein wesentlicher Dank gebührt. Imke Marggraf danken wir für die Hilfe im Sekretariat und ihren präzisen Anmerkungen und für ihre Hartnäckigkeit, mit der sie die ehemaligen Patient*innen wieder aufgestöbert hat, Mayk Wendt für das wunderbare Titelbild, Jürgen Georg für seinen sensiblen Bildbeitrag. Wir danken allen Kollegen und Freunden, wie Dr. med. Arnd Knapstein, die sich Zeit genommen haben, durch Zuhören oder durch Lesen von Abschnitten das Entstehen des Buches zu begleiten. Und ganz besonders bedanken wir uns bei unseren Familien und Partnern für das Verständnis, wenn das Arbeiten am und das völlige Absorbiertsein vom NBT-Buch vielleicht zu wenig Raum für Begegnungen ließ.

Den **Amis da l'Ospidal Scuol** danken wir für die finanzielle Unterstützung.

Vorwort

Dieses Buch beschäftigt sich mit 24 Einzelfallstudien von Patient*innen mit Stressfolgeerkrankungen, welche während ihres Aufenthaltes in einer psychosomatischen Klinik mit **Naturbasierter Therapie (NBT)** behandelt wurden. Grundlage dafür bildeten ausführliche Anamnesen über **emotional positiv besetzte Kindheitserinnerungen in der Natur**. Anhand der Ergebnisse dieser Befragung wurden für die Patienten individuell auf ihre Erlebnisse zugeschnittene multisensorische Aktivitäten entworfen, welche sie mit einer Therapeutin über mehrere Stunden in **der Natur als therapeutischen Raum** oder in einer ihren Erlebnissen angepassten künstlichen Umgebung, ausführten. Die Krankheitsentwicklung, die Naturanamnese, die Ziele, sowie die Aktivitäten der Naturbasierten Therapie werden jeweils beschreiben. Im Anschluss werden die Ergebnisse der Befragung der Patienten in bestimmten Zeitabständen aufgelistet und das Übungsgeschehen aus Sicht der Therapeutin kommentiert und in einen weiteren wissenschaftlichen Kontext der Forschung über Naturtherapien der letzten Jahre gesetzt. Ziel der Naturbasierten Therapie ist den Patienten effektive individuelle **Behandlungs- und Präventionsmöglichkeiten ihrer Stressfolgeerkrankung** aufzuzeigen, die sie in einer alltagsnahen Naturumgebung unkompliziert und wiederholt umsetzen können. Die Tiefenwirkung dieser Methode liegt in den während der Kindheit abgespeicherten emotional positiv besetzten, multisensorischen Eindrücken aus und in der Natur, die es wiederzubeleben gilt, und welche unter anderem Gefühle von Verbundenheit, Ruhe und Zuversicht anzuregen imstande sind.

Auf die wichtigen Schlüsselwörter für die NBT gehen wir in diesem Buch ausführlich ein:

- Kindheitsorientierte Naturbasierte Therapie
- Positive Kindheitserinnerungen in der Natur
- Multisensorische Erlebnisse in der Natur
- Therapie und Prävention von Stressfolgeerkrankungen
- Natur als therapeutischer Raum

Die beschriebenen Therapiebeispiele sollen Anregung dazu bieten, therapeutische Antworten auf die Beschleunigung unserer Zeit zu finden und sollen Psychotherapeut*innen darin bestärken, Mut zum Naheliegenden und zum Einfachen zu entwickeln und mit den Patient*innen die zur Verfügung stehenden Naturumgebungen aufzusuchen.

Scuol und Åhus im Februar 2022

Melitta Breznik
Anna A. Adevi

Einleitung

Wir alle haben aus Kindertagen Erinnerungen an positive Naturerlebnisse. Damals war die Welt noch groß, und unbekannt und all diese Sinneseindrücke haben wir staunend, manchmal bewusst, aber viel öfter unbewusst in uns aufgenommen. Sie sind irgendwo in unserem Gehirn und unserem Körpergedächtnis gespeichert und es gilt, sie wieder zu aktivieren, sie ins Bewusstsein zu heben, um sie nutzbar zu machen, mit all den guten Gefühlen, die mit ihnen verknüpft sind. Erinnern Sie sich an den Geruch und das Knistern des Feuers beim Braten einer Wurst mit den Eltern und den Geschwistern mitten im Wald? Oder an das prasselnde Geräusch von Regentropfen auf dem Zeltdach, das Surren der Angelrute des Großvaters, wenn er eine Forelle an Land zog? Sehen Sie noch das verheissungsvolle Schimmern von nassem Sand am Rande der Meereswellen oder fühlen Sie die kühle Weichheit von nassem Moos beim Beerenpflücken unter Ihren Knien? Erinnern Sie sich an die Freude und Ruhe, an das Gefühl von Geborgenheit mitten in der Natur? Wie alt waren Sie damals? Und haben Sie in den letzten dreißig Jahren diese Dinge wieder einmal erlebt? Nein? Wie man sich mithilfe von Naturerfahrungen zurückversetzt und Vergangenes in die Gegenwart holt und wie heilsam dieser Vorgang sein kann, darauf möchte Sie dieses Buch neugierig machen.

Menschen, die sich oft und gerne in die Natur begeben, empfinden ihr Leben meist als sinnvoller und glücklicher. Zudem können Aufenthalt und Beschäftigung in der Natur das Selbstwertgefühl erhöhen und psychische Erkrankungen wie Angst und Depression mildern (Gascon et al., 2018). Auch in Bezug auf Stress zeigen sich positive wissenschaftliche Ergebnisse wie die Verbesserung der Hautleitfähigkeit, der Herzfrequenz oder der Muskelverspannung, bei denen Messungen in naturbetonten Umgebungen bessere Werte zeigten als in bebauten Umweltsituationen (Parsons et al., 1998). In der Corona-Pandemie haben mehr Menschen die Natur aufgesucht, sei es einzeln, mit der Familie oder in Freundesgruppen, und sie haben sich auch der Natur wieder bewusster zugewandt (Chaudhury & Banerjee, 2020). Dies war einerseits durch die Reisebeschränkungen naheliegend, andererseits auch durch die drohende Infektionsmöglichkeit in Innenräumen. Dieser Aspekt der Hygiene hat – spätestens nach der Publikation der Aerosoltheorie als Ansteckungsweg für Covid-19 – der Natur und der „frischen Luft“ zu einem aktualisierten gesunden Image verholfen.

Der Trend der letzten Jahre, die Natur in die Psychotherapie und Prävention vermehrt miteinzubeziehen, hat sich durch die Corona-Pandemie und deren Begleiterscheinungen verstärkt. Überblicksartikel über naturtherapeutische Ansätze, Landschaftstherapie, aber auch tiergestützte Therapie deuten auf vielversprechende Ergebnisse, doch bedarf es weiterer systematischer Forschung zu diesen Interventionen bei psychischen Erkrankungen.

Eine Metaanalyse aus dem Jahr 2020 zur Wirksamkeit von Naturtherapien, welche Gartentherapie, Waldtherapie, Wildnistherapie und tiergestützte Therapien berücksichtigte, konnte zeigen, dass naturbasierte Therapien Symptome von Angststörungen, Depressionen, Abhängigkeitserkrankungen, Störungen aus dem schizophrenen Formenkreis sowie stress- und traumabedingte Störungen lindern können (Williams et al., 2020). Eine Forschergruppe in Schweden hat sich mit der Erforschung naturbasierter Therapien im Rahmen von Rehabilitationsprogrammen beschäftigt, wobei die Ergebnisse darauf hinwiesen, dass Naturtherapie insbesondere bei Stressfolgeerkrankungen und Depressionen wirksam ist (Sahlin et al., 2015; Währborg et al., 2014).

Das vorliegende Buch gründet auf Traditionen der Naturtherapie und zugehörigen Forschungsergebnissen der letzten vierzig Jahre sowie den Thesen der Dissertation von Dr. phil. Anna Adevi. Sie erläutert in ihrer Doktorarbeit „*Supportive Nature and Stress: Wellbeing in connection with our inner and outer landscape*“, in welcher Weise die Landschaft der Kindheit eine signifikante Rolle bei der Wahl eines Erholungssettings im Erwachsenenalter spielt. Menschen fühlen sich in einer Landschaft aufgehoben, die derjenigen ähnelt, in der sie aufgewachsen sind, und wählen oftmals diesen Landschaftstyp, um sich dort niederzulassen. Adevis spezielles Interesse gilt dem psychologischen Prozess, der während der Interaktion zwischen Mensch und natürlicher Umgebung angeregt wird. Der Erholungsprozess scheint bei der Kombination von therapeutischen Interventionen mit selektivem Naturkontakt, welcher mit positiven Kindheitserinnerungen verknüpft ist, durch multisensorische Reize vertieft und beschleunigt zu werden. Mit ihrer Dissertation formulierte Adevi zwei Hypothesen: die „Naturbindungshypothese“ und die „Natherpia-Hypothese“. In Berücksichtigung dieser Thesen wurde 2015 ein Pilotprojekt mit Patient*innen durchgeführt, welche sich aufgrund ihrer Symptome im Rahmen einer Stressfolgeerkrankung in stationärer psychosomatischer Behandlung befanden. Diese wurden, aufbauend auf deren positive Kindheitserfahrungen in der Natur, speziell für sie entworfenen Übungen unterzogen und im Anschluss über eine Zeitperiode von insgesamt sechs Jahren zu ihren Erfahrungen und Aktivitäten in der Natur nachbefragt.

Naturbasierte Therapie (NBT), wie die Autorinnen sie hier nennen, ist eine eigenständige Methode, welche aus der herkömmlichen Gartentherapie und der Landschaftsmedizin entstanden ist, wobei Elemente aus der Achtsamkeit, der systemischen Biografiearbeit, dem tiefenpsychologisch fundierten katathymen Imaginieren sowie aus Gestalttherapie und Verhaltenstherapie integriert werden, je nachdem, welche psychotherapeutische Herangehensweise für den Patienten, das Therapieziel und den Moment passend erscheint. Dieses Buch dokumentiert die Naturbasierte Therapie im Hinblick auf ihre Wirksamkeit durch die Einzelfallstudien des Pilotprojektes; es macht die zugrunde liegenden therapeutischen Überlegungen sichtbar und setzt diese in einen weiteren wissenschaftlichen Kontext. Das Buch soll zeigen, dass sich Natur als therapeutischer Raum auch in bebauter Umgebung finden lässt. NBT vermag einen Rehabilitationsprozess in Gang zu setzen, der langfristige Änderungen im Verhalten auf natürliche Weise unterstützt und damit positive Umstrukturierungen verankert, die in der Folge Veränderungen in der psychischen und körperlichen Verfassung der Patient*innen bewirken. Der therapeutische Ansatz der NBT liefert einen Beitrag dazu, Menschen mit ihren gesunden Anteilen in Kontakt zu bringen, diese in den Alltag zu integrieren, zu pflegen und damit der Vereinnahmung durch Hektik und übersteigerte Leistungsansprüche in Beruf, Familie und Freizeit etwas entgegenzusetzen.

1 Der therapeutische Ansatz der NBT

Im hier vorgestellten Pilotprojekt führten die beiden Autorinnen zunächst anhand eines Fragebogens Interviews zur Erhebung der Naturanamnese mit dem Focus auf die Kindheit. Daraus wurden die Ziele für die NBT-Aktivitäten abgeleitet und individuelle Übungen in der Natur für jeden Patienten kreiert. Die am Abschluss überreichte „Naturkiste" und deren Besprechung sowie die nachträglich ausgefüllten Fragebögen (s. Anhang), dienten als Erinnerungshilfe und Verstärker für die gemachten Erfahrungen und sollten dazu anregen, diese in eine alltägliche Praxis zu überführen. Durch das Wiedererleben der früheren positiven Naturerinnerungen in Form von Gerüchen, Bildern, Berührungen, Geräuschen oder auch der Lage des Körpers im Raum, wurde in den für die Patient*innen massgeschneiderten NBT-Aktivitäten versucht, dem Gehirn wieder einen ähnlichen multisensorischen Reiz anzubieten.

Durch das ausführliche NBT-Interview wird früher Erlebtes in Sprache umgesetzt; schließlich wird durch das Tun im Rahmen der Übungen in der Natur der sensomotorische Cortex angeregt. Hiermit werden die früheren positiven Erlebnisse auf mehrfache Weise wieder ins Bewusstsein gehoben und als innere Bilder neu verankert. Es können Gefühle von Zugehörigkeit, Entspannung, subjektiver Kontrollüberzeugung sowie das Gefühl von Selbstwirksamkeit verstärkt werden, wobei all dies dazu beiträgt, sich wohlzufühlen und Freude zu empfinden. Diese inneren Bilder können in Krisensituationen hilfreiche Instrumente sein, um sich selbst zu stärken und herausfordernde Situationen besser zu bewältigen. Wenn ein Mensch sich durch Umweltreize, z. B. einen Lichteinfall, einen Geruch oder ein Geräusch unmittelbar in eine frühere traumatische Situation zurückversetzt fühlt und ein Wiedererleben in Form von Flashbacks erfährt, kann das eine Kaskade an psychischen und körperlichen Reaktionen wie Panik, Schweissausbrüchen oder Blutdrucksteigerung auslösen. Es sollte daher auch nicht abwegig sein, durch positive multisensorische Reize, die mit einer positiven Situation gekoppelt waren, Freude, Glücksgefühle und körperliche Entspannung hervorzurufen.

2 Die Natur als therapeutischer Raum

Der Begriff der Gartentherapie stammt ursprünglich aus dem englischsprachigen Raum. Es kann dabei um die Beschäftigung mit Pflanzen gehen, aber auch um das „Tun im Garten". Der Garten und die Pflanzen ermöglichen eine Auseinandersetzung mit dem „Werden-Sein-Vergehen" der Jahreszeiten und der gesamten Lebensspanne. Zugewandtes Begleiten von Wachstums-, Stagnations- und Vergehensprozessen können unmittelbar erlebt und Erkenntnisse über das eigene Leben und die eigene Person gefördert werden.

In den letzten Jahren hat der „Garten" in unserer Gesellschaft, deren Individuen teils in künstlichen Lebensumgebungen den Arbeitsalltag verbringen, zunehmend Interesse geweckt. Die jüngere Generation in hippen Stadtteilen beginnt auf dem Balkon Tomaten zu ziehen, während in städtischen Kindergärten Kräuterbeete angelegt werden. Die Kunst des Gärtnerns ist aus der Nische der Schaugärten, aber auch der Schrebergärten, die oft Betätigungsort für Zuwanderer aus dem südlichen Europa oder Pensionisten waren, in breiteren Gesellschaftsschichten angekommen. Mit der Verbreitung von „Urban Agriculture" oder „Guerilla Gardening" ist es in umweltbewussten Kreisen der westlichen Welt modern geworden, über Permakultur zu sprechen und den wöchentlichen Gemüsekorb beim stadtnahen Bauern zu beziehen.

Die Menschheit ist gerade wieder dabei, den Garten, der seit Jahrtausenden zu den Grundbedingungen der Zivilisation gehört, ins unmittelbare Umfeld zurückzuholen. Auf vielen antiken und mittelalterlichen Darstellungen spielt der Garten eine wichtige Rolle und schließlich sind die Vorstellungen vom Paradies als „Garten Eden" tief in unserem kulturellen Gedächtnis verankert. Die Metapher des „idealen Gartens", also auch des Paradieses auf Erden, hat sich über die Zeitenläufe hinweg immer wieder verändert; man vergleiche nur den Garten einer altrömischen Villa mit dem Klostergarten des Mittelalters der Hildegard von Bingen oder den Vergnügungsgärten der Adeligen im Barock mit ihren „Irrgärten", bis hin zu den weitläufigen, scheinbar jedem Nutzen enthobenen englischen Landschaftsgärten. Umweltbewusstsein und Garten sind eng verknüpft mit gesellschaftlichen Moden und mit den architektonischen Gepflogenheiten der jeweiligen Epoche (Harrison, 2008).

Im Zuge der Veränderungen des Klimas und der zu erwartenden Erwärmung unserer Erde wird das Grün in den Städten wichtiger. Der kleine unbeachtete Park nebenan mit seiner schattenspendenden Platane bekommt im Alltag plötzlich eine neue Bedeutung. Das Bewusstsein für ökologische Zusammenhänge in der breiten Bevölkerung, die sich in den Nachkriegsjahrzehnten kulturell von ihren grünen Wurzeln durch den wirtschaftlich geförderten Aufbau einer konsumorientierten Gesellschaft entfremden ließ, wächst. Die therapeutische Nutzung des Gartens findet neuerdings in der

Praxis zunehmend Anwendung bei Demenzerkrankten, Patient*innen mit Schlaganfällen oder neurodegenerativen Erkrankungen, aber auch bei Schmerzpatient*innen. Hier tut sich bei Erkrankungen, bei denen herkömmliche schulmedizinische Behandlungsansätze ab einer gewissen Chronifizierung nur begrenzte Erfolge versprechen, ein neues Feld von Möglichkeiten in der Behandlung auf, um die Lebensqualität, die Selbstwirksamkeit und das Wohlbefinden zu steigern.

Neben dem eher kleinräumigen Garten bedeutet Landschaft erlebte, gestaltete Natur, die den Menschen über seine biografischen Lebenserfahrungen prägt. Jeder Mensch hat andere Ansprüche an die Landschaft, die ihn umgibt. Die einen erholen sich besser in Meeresnähe, haben eine tiefe Beziehung zum Wasser, andere bevorzugen die schroffen Formen der Felsen eines Gebirgszuges. Gerade bei Stressfolgeerkrankungen geht ein natürlicher und entspannter Bezug zur Natur verloren. Diesen gilt es wiederherzustellen durch das vertiefte Wahrnehmen von Jahreszeiten, Wetterphänomenen, von Pflanzen- und Tierwelt, aber auch der Nahrungskette, in die der Mensch eingebunden ist. Geeignete Aktivitäten beinhalten stets eine achtsamkeitsbasierte multisensorische Komponente. Hierzu kann ein Waldpfad mit Stationen unterschiedlicher Bodenbeschaffenheiten oder ein Wasserweg zu verschiedenen Erscheinungsformen des Elements in Form von Rinnsalen, Brunnen oder Kneippanlagen ebenso dienen wie ein Hörerlebnis mit zahlreichen Vogelstimmen.

3 Wissenschaftliche Hintergründe

Auch in der Psychosomatik gibt es Bestrebungen, das bio-psycho-soziale Menschenbild um eine Umweltdimension zu erweitern und die ökologische Sicht zu ergänzen. Eckhard Meinberg (1995) beschreibt als erster den Homo Oecologicus. Seiner Ansicht nach ist der Mensch ein Naturwesen, und die Orientierung an der natürlichen Umwelt mit der sinnlichen Wahrnehmung der Natur sind wesentliche Elemente des Menschseins. Mit dieser ökologischen Erweiterung wird der Weg geebnet zu einem systemischen Menschenbild. Das bedeutet, dass nicht der Symptomträger in den Focus rückt, sondern das System, in welchem sich die Symptomatik entwickeln konnte. Ohne eine intakte Natur ist konsequenterweise keine gesunde menschliche Existenz möglich. Daher kommt der Fürsorge der Natur eine wichtige Rolle im Hinblick auf eine gesunde Lebensführung des Menschen und letztlich auf therapeutische Interventionen zu, da nur eine gesunde Natur auch gesundend auf den Menschen zurückwirken kann. Gerade vor dem Hintergrund des Klimawandels und des Artensterbens gewinnt der Blick auf den Zusammenhang von Ökologie und psychischer Gesundheit eine zunehmende Bedeutung. Nach Hilarion Petzold ist Ökopsychosomatik eine integrative Therapie und Gesundheitsförderung, die positive und belastende Umweltfaktoren berücksichtigen muss, positive Umweltpotenziale nutzen und destruktive beseitigen sollte. Es sollte zu einem Einbeziehen von Natur in Form von Gärten, Wäldern, Tieren und Pflanzen kommen, um alternatives und korrektives ökologisches Erleben zu ermöglichen. Zudem möchte Petzold durch diese Therapieform für umweltzerstörende menschliche Aktivitäten sensibilisieren und zugleich das heilsame Potenzial der Natur zu nutzen lehren (Sieper & Petzold, 1975).

Bei der NBT handelt es sich um einen therapeutischen Ansatz, der persönliches Wohlbefinden, ein besseres Gemeinschaftsleben und Nachhaltigkeit miteinander verknüpft. NBT bedeutet, durch einen Dienst in der Natur Beziehungen und emotionale Bindungen, Selbstwirksamkeit, Resilienz und Nachhaltigkeit zu stärken. Es gibt verschiedene Formen von Naturbasierter Therapie, wobei die in diesem Buch vorgestellte durch therapeutische Interventionen gekennzeichnet ist, die Pflanzen, Naturmaterialien, Outdoor-Umgebungen und therapeutische Teilhabe umfassen. Manche NBT-artige Aktivitäten könnten auch als Ökotherapie, Green Care, Green Exercise, Grüne Therapie oder Gartentherapie bezeichnet werden, neben weiteren Spezialformen der Naturtherapie. Das Phänomen der „park prescriptions" – der Verschreibung von Parkaufenthalten – in urbanen Umgebungen ging wie das Shinrin Yoku ebenfalls von Asien aus und wird mit seinem Fokus auf städtische Wälder und Parks zunehmend zum internationalen Trend. Die in den letzten Jahren sich verbreitende Praxis des Waldbadens, Shinrin Yoku, als eine Form von Landschaftsmedizin, nimmt diese Themen in vielfältiger Weise auf. Zahlreiche wissenschaftliche Artikel sind erschienen, welche versuchen die Wirksamkeit eines Waldaufenthaltes zu untermauern. (Stier-Jarmer et al., 2021). Als Resultate wurden positive Wirkungen nach waldbasierten therapeutischen Interventionen beschrieben, sie wirken sich etwa positiv auf den Blutdruck, das Stressempfinden und psychische Störungen aus, z. B. bei Depression und Angst. In diesem Übersichtsartikel wurde jedoch empfohlen, die entzündungshemmende Wirkung von therapeutischen Waldaufenthalten und Auswirkungen auf das Immunsystem jeweils geografisch und in Bezug auf die Beschaffenheit des jeweiligen Waldes zu überprüfen und zu belegen.

In den letzten Jahren scheint der Fokus auf Erfahrungen in Naturumgebungen gelegen zu haben – Spazieren gehen, Aufsuchen von und Verweilen an ruhigen Orten, dem Reden mit und Betrachten von Bäumen, Wandern, Tier- und Pflanzenbeobachtung, Kontemplation und Meditation. Neuere Studien zeigen jedoch, dass die meisten Menschen Naturumgebungen eher zufällig aufgesucht haben oder nur deshalb in Wälder und Parks gingen, weil sie in der Nähe ihres Wohnorts lagen (Oh et al., 2020). Die Untersuchungsergebnisse von Oh et al. weisen aber auch darauf hin, dass häufige Besuche von Parks und Wäldern in der Nähe des Wohnortes gesundheitsfördernder sind als gelegentliche Ausflüge in, sagen wir, weiter weg gelegene Berge.

Auch die NBT setzt auf nahegelegene Naturumgebungen, das therapeutische, aber auch individuell fortgesetzte Aufsuchen der vor der Haustür liegenden Natur. Nach der Studie von Oh et al. (2020) umfasst der naturbasierte Therapieprozess sechs Schritte: Stimulation, Akzeptanz, Reinigung, Einsicht, Wiederaufladen, Veränderung. Diese sechs Schritte der NBT lassen sich weiter in drei Aspekte unterteilen: emotionale Veränderung, kognitive Veränderung und Verhaltensveränderung. Sie beschreiben den NBT-Prozess als einen hochkomplexen, multidimensionalen Mechanismus, in dem Körper, Geist und emotional-kognitives Verhalten mit der Natur interagieren. Und sie beschreiben, wie die „Kommunikation mit der Natur“ bei den Proband*innen einen Wandel hin zu positiven Emotionen auslöst und die „Kommunikation mit sich selbst“ einen kognitiven Wandel bewirkt. In der Folge ändern Proband*innen, die eine emotionale und kognitive Veränderung in der Naturumgebung durchgemacht haben, auch ihre Lebensführung und gehen in ihren täglichen Verrichtungen, ihrem Sozialverhalten und ihren zwischenmenschlichen Beziehungen eine intensivere und gesündere „Kommunikation mit der Welt“ ein.

Diese Ergebnisse stehen im Einklang mit der Biophilie-Hypothese von Wilson (1984). Einige Ebenen dahinter könnte auch die bereits erwähnte Natherpia-Hypothese (Adevi, 2012) einbezogen werden. Des Weiteren könnte man auch einbeziehen, was für Patient*innen die wesentlichsten Faktoren für den Nutzen der Gartentherapie und die ausschlaggebendsten Gründe für die effiziente Entwicklung des Heilungsprozesses zu sein scheinen. Dabei entsteht ein komplexes Bild vielfältiger Aktivitäten, die alle zur Stresslinderung bei der Gartentherapie beitragen. Drei Faktoren ragen dabei besonders heraus: Sinneseindrücke; die eigene Wahl des Ortes im Garten und die Interaktion zwischen konkreten und symbolischen Aktivitäten (Adevi & Lieberg, 2012). Im Rahmen dieses Befunds spielen das Selbst, die Umgebung und andere Menschen eine große Rolle und müssen auch berücksichtigt werden. Nach Meinung von Naor und Mayseless (2020) stützen sich NBT-Ansätze weitgehend auf die Bedeutung der Natur als besonderes Setting. Dabei kristallisierten sich vier Hauptkategorien heraus: (A) Ein grundlegender Glaube unter Praktiker*innen, dass die Natur aktiv den therapeutischen Prozess beeinflusst sowie signifikante und relevante persönliche Informationen liefert. (B) Die Beziehung der Praktiker*innen zur Natur und deren Rolle im therapeutischen Prozess. (C) Die praktische Arbeit mit der Natur, die zu einer bewussten Anerkennung und Integration ihres Inputs führt. (D) Die Schaffung von Bedingungen für die Einlassung der Patient*innen mit der Natur als Ressource.

4 Stressfolgeerkrankungen und Burnout

Für das Pilotprojekt Naturbasierte Therapie wurden Patient*innen ausgewählt, die an einer psychophysischen Erschöpfung litten, begleitet von verschiedensten psychosomatischen Symptomenkomplexen. Typische Beschwerden der Erschöpfung zeigten sich in Form von Schlafstörungen und Beeinträchtigung des Tag-Nacht-Rhythmus, zugehörig bestand oft ein Gewichtsverlust oder eine ungewollte Gewichtszunahme, meist auch als Folge der Störung des Biorhythmus und der stressbedingten endokrinologischen Dysbalance. Die letztendlich limitierenden Beeinträchtigungen bestanden in ausgeprägten und nicht mehr überwindbaren Störungen der Aufmerksamkeit, in Gedankenkreisen, Verminderung der Konzentration und der Merkfähigkeit, was häufig zu einer Beeinträchtigung der Umstellfähigkeit, des Antriebs und der Entscheidungsfähigkeit führte. Spätestens im Rahmen dieses Symptomenkomplexes traten Probleme in der Ausführung des Berufes auf, und hinzu kam eine starke Beeinträchtigung der Funktionalität im privaten Alltag. Begleitend traten oftmals Ängste, Nervosität, depressive Verstimmungen sowie Verstärkung von vorbestehenden Zwängen auf, was zu sozialem Rückzug und Isolation führen konnte. Dies wiederum steigerte Versagensgefühle und den Verlust des Selbstwerts, was zuletzt sogar in quälenden suizidalen Gedanken gipfeln konnte. Als körperliche Begleiterscheinungen von Stressfolgeerkrankungen zeigten sich oft Herzrasen, Rücken- und Kopfschmerzen durch verstärkte Muskelverspannungen oder eine ganze Bandbreite an nervösen Verdauungsstörungen: Beispiele sind diverse, nicht nachweisbare Unverträglichkeiten von Nahrungsmitteln, begleitet von starken Blähungen oder einem ständigen Wechsel zwischen Verstopfung und Durchfall. Zusätzlich kam es zu Gehörsturz und Ohrgeräuschen, Bluthochdruck und chronischer Müdigkeit. Rezidivierende Infektanfälligkeiten und Erhöhung der Körpertemperatur, Anstieg der Blutfette, vermehrtes Schwitzen rundeten die typischen Erscheinungen ab, welche mit einem chronisch erhöhten Stresspegel assoziiert waren.

5 Stress, PNI, Epigenetik, Persönlichkeit und Lifestyle

Aufgrund der psychosomatischen Symptome, die mit dem Burnout-Syndrom verbunden sind, empfiehlt die *Psychoneuroimmunologie* (PNI), als interdisziplinäre Wissenschaft an der Schnittstelle zwischen Sozialwissenschaften, Psychologie und Medizin, einen ganzheitlichen Blick auf die Erkrankung zu werfen. Die PNI liefert Hinweise darauf, dass bei Burnout ein gestörtes Stresssystem mit erhöhten Entzündungswerten und immunologisch vermitteltem Krankheitserleben und -verhalten vorliegt. Jedoch ist die Forschungslage inkonsistent. Anstatt weitere kostenintensive Studien mit höheren Fallzahlen zu fordern, wird es, so die Vertreter der PNI, für behandelnde Kliniker und andere Player des Gesundheitssystems, höchste Zeit, einen kritischen Blick auf die mit Burnout einhergehenden biopsychosozialen Entfremdungsphänomene in Gesellschaft und Wissenschaft zu werfen. (Schmidt et al., 2019)

Epigenetik gilt als das Bindeglied zwischen Umwelteinflüssen und Genen. Durch Veränderung von Lebensgewohnheiten können Teile unserer Gene aktiviert oder auch stumm geschaltet werden, die u. a. dafür zuständig sind, ob ein gewisses Hormon produziert wird. Dies kann z. B. den Blutzuckerspiegel oder den Blutdruck beeinflussen. Veränderungen der täglichen Gewohnheiten hin zu einem „gesunden" individuellen Rhythmus können die Aktivitäten des Epigenoms positiv beeinflussen und dafür sorgen, dass weniger schädigende Mechanismen im Körper aktiv sind. Der Begriff „Epigenetik" ist zusammengesetzt aus den Wörtern Genetik und Epigenese, also der Entwicklung eines Lebewesens, was bereits darauf hinweist, dass in einer Entwicklung auch Veränderungen möglich sind, und es sich bei diesem Ansatz nicht nur um ein vorgegebenes System handelt. Die Entdeckung der Epigenetik hat die zunächst angenommene Idee, dass die Eigenschaften eines Organismus durch das vererbte Genmaterial (Genom) unveränderbar bestimmt wird, umgestoßen. Inzwischen gilt die These, dass Krankheiten oder die Veränderung von Persönlichkeitsmerkmalen epigenetisch beeinflusst sein können, so z. B. in der transgenerationalen Weitergabe von Traumata.

Alltägliche ungünstige Gewohnheiten beeinflussen unsere Gesundheit und sie können z. B. in der Summe als Voraussetzung für die Entwicklung einer Erschöpfungsdepression verantwortlich sein und mit somatischen Begleiterkrankungen einhergehen. Oft ist eine *Persönlichkeitsakzentuierung* oder gar eine *Persönlichkeitsstörung* die Grundlage für diese Gewohnheiten, welche ein „Ausbrennen" begünstigen. Auffallend viele betroffene Menschen hatten in ihrer Kindheit traumatisierende Erlebnisse wie Missbrauch, emotionale Vernachlässigung durch die Eltern, Mobbing in der Schule. Der Automatismus der Selbstentwertung und das Streben nach Anerkennung nimmt bei manchen Personen während des ganzen Lebens seinen Lauf und gipfelt oft in einer Tendenz, alles für andere Menschen oder für die Arbeit zu tun, sich nicht genügend abzugrenzen und stets das innere Gleichgewicht durch Leistung und Rastlosigkeit zu stabilisieren. Weil der ursprüngliche Stresspegel durch die Traumatisierungen bereits erhöht ist, können diese Personen weniger gut entspannen, haben beeinträchtigte Schlafmuster und Schlafgewohnheiten, ihr Freizeitverhalten ist oft durch ungenügende Selbstfürsorge oder sogar Risikoverhalten geprägt. Forschungsresultate der Psychoneuroimmunologie wiesen darauf hin, dass ständiger emotionaler Stress, wie er bei Traumatisierten zu beobachten ist, mit einer erhöhten Bereitschaft zu entzündlichen Prozessen im Körper einhergehen kann (Schubert, 2015).

Der *Lebensstil* unserer heutigen Zeit mit den dazugehörigen Anforderungen kann erheblich zur Verschlechterung von Erschöpfung und deren somatischen Begleiterkrankungen beitragen; sei es durch ständiges Multitasking als Überforderung für das Gehirn, die Neigung, zu viel Zeit vor dem Computer zu verbringen, was ohne zugehörige regelmässige Pausen die Konzentration beeinträchtigt oder durch körperliche Zwangshaltungen, was Verspannungen und Fehlhaltungen fördert. Letztere führen zu Schmerzen und im Weiteren zu Schmerzmittelkonsum oder z.B. zu erhöhtem Alkoholgebrauch. Instant-Food ist mit seinen Nebenwirkungen noch nicht genügend wissenschaftlich untersucht, die Annahmen reichen von einem erhöhten Risiko, an Bluthochdruck, Übergewicht oder Diabetes mellitus zu erkranken bis zu einer möglichen Steigerung des Krebsrisikos durch Zusatzstoffe für Backwaren oder Frischhaltebeigaben. Doch auch die Art, *wie* man isst, beeinflusst das Wohlbefinden und auch die Gesundheit. Der „moderne" Mensch isst nicht mehr zu geregelten Zeiten zu Hause im Kreise der Familie. Vielmehr verführt der wohnsitzferne Büroalltag die Menschen dazu, haltbar gemachte Sandwiches und Fast-Food in Plastikverpackung in einer lieblosen Kantine oder im besten Fall draußen auf den Stufen zum Haupteingang eines Bürohochhauses zu konsumieren. Man isst zu schnell und unaufmerksam, macht zu große Bissen, die das Verdauungssystem über Gebühr strapazieren, was zu Verdauungsbeschwerden jeglicher Art beitragen kann. Dazu werden stark zuckerhaltige, eisgekühlte Getränke konsumiert, die die Anpassungsfähigkeit des Körpers weiter fordern. Oft landet das Verpackungsmaterial aus Unachtsamkeit dann irgendwo, wo es nicht hingehört.

Zum Lebensstil gehören ebenso Selbstregulations- und Selbstheilungsversuche durch Gebrauch von Suchtmitteln. Es geht den Betroffenen unbewusst darum, Entspannung zu finden, abschalten zu können oder mit der eigenen Aggression oder dem verminderten Selbstwert umzugehen. Die Sucht kann von einer Abhängigkeit von elektronischen Medien, Alkohol oder Cannabis, Beruhigungs- und Schlafmitteln, bis hin zum Kokainabusus und zum Konsum anderer harter Drogen reichen. Zu Beginn steht das Bestreben, die eigene Funktionstüchtigkeit trotz psychischer und körperlicher Beschwerden aufrechtzuerhalten, bei weitgehend erhaltenem oder gesteigertem Wohlbefinden, – zunächst im Sinne eines gesellschaftlich akzeptierten Konsumverhaltens, welches dann aber in einen schädigenden Gebrauch übergeht und schließlich in der Substanzabhängigkeit enden kann.

Die Weltgesundheitsorganisation WHO stuft Stress als eine der größten Gesundheitsgefahren des 21. Jahrhunderts ein. Reizüberflutung im Beruf und im privaten Umfeld, Zeitmangel, ein Zerfall der Wertesysteme, der Lebensrhythmen, aber auch eine Unwissenheit über die Zusammenhänge der beeinflussenden Faktoren tragen zu einer Ausbreitung von gesundheitsschädigenden Gewohnheiten bei. Letztendlich sind Menschen durch Schlafmangel und die daraus resultierende Müdigkeit leichter beeinflussbar, akzeptieren schneller und unkritischer die in der Werbemaschinerie zum Verkauf angebotenen „schnellen Lösungen" und sind oft bereits zu erschöpft, um im Alltagsdruck des „Funktionieren-Müssens" Umstellungen der ungesunden Lebensgewohnheiten vorzunehmen. Dauergefühle von „Kranksein“ und psychophysischer Erschöpfung sind dann bereits zum Normalzustand geworden und der Mensch ist kaum mehr motiviert, noch ins Freie zu gehen und sich durch einfache naturnahe Tätigkeiten und Erlebnisse Erholung zu verschaffen. Nicht zu vergessen ist hier auch der durch die schlechte Eigenbefindlichkeit zunehmende interpersonelle Stress, der sich in Anspannung und Streit in Familienbeziehungen, im Freundeskreis, aber auch am Arbeitsplatz bemerkbar macht. Die Menschen sind dünnhäutiger, schneller genervt, weniger belastbar und fühlen sich überfordert. Die psychische Balance im Alltag kann erheblich beeinträchtigt sein.

Naturbasierte Therapie ist als Prävention gedacht, die mit einfachen Mitteln und Interventionen Hilfestellung bietet, um im Alltag zu neuer Energie, Entspannung und Wohlbefinden zu finden. Durch das Zurückgreifen auf „alte“ positive Erfahrungen in der Kindheit – also auf letztendlich Bekanntes und Vertrautes – ist die Wahrscheinlichkeit, diese mit Erfolg wieder in das gegenwärtige Leben zu integrieren, größer und deren Wirkung tiefgreifender. Viele Menschen sind sich ihrer ungenügenden Freizeitgestaltung gar nicht mehr bewusst. Je einfacher das Setting und die Anleitung zu Aktivitäten, desto effektiver können kleine Veränderungen im Alltag erreicht werden.

6 Therapiesetting und Ablaufschema der NBT-Aktivitäten

6.1 Patient*innenauswahl

Für die Teilnahme am Pilotprojekt mit NBT wurden „durchschnittliche" Burn-out-Patient*innen ausgewählt, die aus unterschiedlichen Umfeldbedingungen und Lebens- oder Persönlichkeitsumständen in eine psychophysische Erschöpfung geraten waren. Die Proband*innen wurden dahingehend geprüft, ob ihnen aufgrund ihrer psychischen und körperlichen Verfassung ein Aufenthalt im Freien von mehreren Stunden Dauer zugemutet werden konnte. Nachdem sich die Patient*innen ein paar Tage in der Klinik befanden, wurden sie über den Zweck und die Art der therapeutischen Intervention informiert. Sie wurden gebeten, Fotos aus ihrer Kindheit mitzubringen, die sie an ihre persönlichen intensivsten Naturerlebnisse erinnerten oder – falls Fotos nicht zur Hand waren – Bilder aus Illustrierten auszuwählen, die sie mit solchen Situationen in Verbindung brachten. Diese Anregung wurde von allen Patient*innen gern angenommen und manche von ihnen entwickelten einen erstaunlichen Eifer darin, passende Bilder auszuwählen, was ihnen dabei half, bereits tiefer kognitiv und emotional in die Fragestellung nach intensiven und positiven Kindheitserinnerungen in der Natur einzutauchen.

6.2 Naturanamnese

In der Naturanamnesesitzung von zwei Stunden Dauer wurden die Patient*innen anhand eines Fragekatalogs (s. Anhang) über ihre individuellen Naturerlebnisse in der Kindheit befragt. Der Schwerpunkt lag auf den durchweg positiven Erinnerungen, und die Verknüpfung derselben mit dem jeweiligen familiären oder sozialen Umfeld. Es war erstaunlich, wie wenig Mühe die Patient*innen mit diesem Naturbezug hatten; alle konnten Geschichten von ihrer Kindheitsnaturumgebung erzählen, den Ferienwelten, Erlebnissen mit Eltern, Großeltern, in Kindergarten und Schule, mit Geschwistern oder Freunden. Die Naturanamnesen berücksichtigten sowohl einzelne Erlebnisse als auch Aufzählungen von Naturphänomenen, welche in der Vergangenheit emotional von großer Bedeutung waren. Später im Lebenslauf aufgetretenen Naturbezüge wurden kenntlich gemacht oder es wurde auf deren Darstellung verzichtet. Durch die Auflistung der Bezüge und Vorlieben ergaben sich Rückschlüsse auf die Erlebenswelten der einzelnen Personen zur damaligen Zeit, auf funktionale und dysfunktionale Familienstrukturen, aber auch auf das Erleben von Geborgenheit oder Einsamkeit. Das Kernthema war, die tiefere Bedeutsamkeit der einzelnen Erlebnisse zu erfassen sowie die Wirkmächtigkeit von Naturbegegnungen auf die damaligen Emotionen und die damalige Befindlichkeit: Was konnte Verbundenheit mit der Welt schaffen, was eine stärkere Wahrnehmung des Selbst und dessen Wert, wie wichtig war die nonverbale Kommunikation z. B. mit Tieren, woran erkannte man einen Rhythmus und ließ sich von diesem mittragen, durch welche Naturphänomene lernten die Personen das Wachstum, das Werden-Sein-Vergehen kennen, welche Metaphern waren geblieben, welche seither dazu gekommen? Begriffe wie Verantwortung, Trost, Hoffnung, aber auch Geschicklichkeit, Identität, Selbstregulation tauchten auf. Bereits während der Befragung kristallisierten sich klare Hinweise darauf heraus, was diesen Personen heute fehlte, welche Begabungen sie in den letzten Jahren, die sie in eine Erschöpfung geführt hatten, nicht ausleben konnten, welche Träume auf der Strecke geblieben waren, weil sich die äusseren Einflüsse und Begrenzungen nicht auflösen ließen. Das Ziel der Naturanamnese war es, einen feinen Sinn für die Sehnsüchte der Menschen zu entwickeln und dann während der Aktivitäten deren Erfüllungsmöglichkeiten in winzigen Erlebnissen aufzuzeigen und so im Zusammenspiel mit der Therapeutin Möglichkeiten für eine Selbstregulation zu entwickeln. Wie später noch ausführlicher diskutiert, ist die spielerische Atmosphäre während der Übungen eine der Grundvoraussetzungen dafür, dass Emotionen frei fließen können, der Zugang zu ihnen nicht versperrt bleibt durch Zurückhaltung und Scham. Während der Interviews zeigten sich ganz unerwartete Neigungen und Verhaltensmuster in der Haltung der Natur gegenüber, die die Autorinnen manchen Patient*innen zu Beginn nicht zugetraut hätten.

6.3 Kernthemen, Ziele und Vorbereitung der NBT-Aktivitäten

Aus der Naturanamnese wurden Kernthemen herausgefiltert und Ziele für die Entwicklung der Patient*innen erarbeitet, die sie mittels der Übungen erreichen sollten. Die Ziele in der NBT wurden angelehnt an jene entwickelt, welche im Rahmen des Klinikaufenthaltes bereits bei Eintritt in die Behandlung definiert worden waren. Sie wurden jedoch praxisorientiert formuliert. Im Anschluss wurden Übungen im Garten der Klinik oder im nahen Umfeld des Klinikgeländes entworfen, welche auf die geschilderten positiven Erfahrungen zugeschnitten waren. Es wurde darauf geachtet, einerseits die Erlebensintensität für die einzelnen Personen zu gewährleisten, indem die Übungen individuell möglichst attraktiv gestaltet wurden, andererseits durften die Aufgaben die Patienten nicht überfordern, indem sie etwa körperlich eine zu große Herausforderung darstellten, oder die Patient*innen vor Zufallspublikum exponierten und gar bloßstellten. Inhaltlich waren die Übungen so komponiert, dass sie an frühere Erlebnisse anknüpften, z. B. in der Begegnung mit Kühen, Bienen, Wald, Wasser. Doch wurden auch Übungen in beliebig zur Verfügung stehenden Naturumgebungen durchgeführt, welche zu einer Erweiterung oder gar Befreiung aus der aktuellen Situation beitragen konnten, mit neuen, unerprobten Aktivitäten. Ein Beispiel dafür war die Erkundung der Umgebung mit verbundenen Augen, um andere Sinneswahrnehmungen zu stärken. Für die Vorbereitungen waren oft umfangreiche Umgebungsabklärungen nötig. Dafür wurden Gespräche mit Nachbarn, Eigentümern, der Gemeindeverwaltung oder mit dem Forstamt geführt, um die Nutzungsmöglichkeiten verschiedener Gelände im Vorfeld abzuklären, um unliebsame Störungen während der NBT zu vermeiden. Es gab z. T. auch lustige Begegnungen und Unterhaltungen, sei es beim Transport einer Staffelei in der Straßenbahn oder bei den endlos erscheinenden Telefonaten mit dem Forstamt wegen der Nutzung eines Hochsitzes im Wald. Die Frage beim Gemeindeamt, ob man die Brunnen des Städtchens auch für Kneipübungen verwenden dürfe, klingt inzwischen antiquiert, weil seit den letzten heißen Sommern sich jedermann ungeniert in einen kühlen Brunnen setzt.

6.4 NBT-Aktivitäten

Die Aktivitäten fanden über mehrere Stunden im Freien statt, in spezifischen Naturumgebungen, die durch die Therapeutin ausgewählt wurden, entweder in Wald-, Wiesen- und Gartenlandschaften oder am Wasser eines Teichs, am nahegelegenen Fluss mit seinen Sandbänken oder in einer Auenlandschaft mit alten Bäumen. Nach und während der Übungen waren die Patient*innen angehalten, ihre Gefühle wahrzunehmen und sich Notizen über ihre Selbstbeobachtung zu machen oder in Stichworten festzuhalten, welche Erinnerungen auftauchten. Bei manchen Patient*innen wurde jedoch nach Rücksprache mit ihnen oder aus einer eventuell eintretenden Ablenkbarkeit vom Erleben darauf verzichtet. Die Therapeutin machte die Übung mit, doch sie hielt sich mit ihrem eigenen Tun und Erleben zurück. Die meiste Zeit wurde geschwiegen, außer die Person benötigte Motivation und Halt durch eine verstärkte Präsenz der Therapeutin, wenn z. B. Zuschauer durch ihre Anwesenheit oder Kommentare das Setting beeinflussten und die Patient*innen sich nicht mehr frei genug fühlen konnten, um eigenen Befindlichkeiten Raum zu geben. Gelegentlich war es notwendig, behutsam den Ort der Aktivität zu verlagern, die Schaulustigen abzublocken oder ein Klima der vertieften Komplizenschaft zu schaffen, um einen Schutzraum zu gewährleisten.

6.5 Entwicklung von Präventionsmöglichkeiten

Am Schluss des Übungstages wurde über das Erlebte reflektiert, die Brücke zu den Kindheitserlebnissen geschaffen und vertieft sowie die vorbereitete Naturkiste überreicht oder auch mit Gegenständen aus der Übung ergänzt. Wichtig war es, jeweils Perspektiven zu entwickeln, in welcher Form die als positiv erlebten Erfahrungen später in unmittelbarer Wohn- oder Arbeitsplatzumgebung reproduziert werden könnten. Das Ziel dabei war, den Patient*innen zu helfen, die Tätigkeiten ohne großen Mehraufwand im künftigen Alltagsablauf unterzubringen und dies ein- bis zweimal in den Wochenplan zu integrieren. Als naheliegende Möglichkeit bot sich z. B. an, den Arbeitsweg umzudenken, diesen entweder zu Fuß oder mit dem Fahrrad auf einem weniger befahrenen Weg zurückzulegen oder eine Station früher aus dem öffentlichen Verkehrsmittel auszusteigen, um das letzte Stück zu spazieren. Möglichkeiten wurden aufgezeigt, das Gelände des Arbeitsplatzes in der Mittagspause zu erkunden oder sich eine nahegelegene Naturoase zu suchen, ein Stück barfuß zu gehen, die Füße im nahen Fluss oder in einem Brunnen zu baden, sich in einem Park auf eine Bank oder in die Wiese zu legen, um Wolken zu beobachten und den Vögeln zu lauschen. Die neu entstandenen inneren Bilder von multisensorischen positiven Naturerlebnissen während der NBT-Aktivitäten können später bewusst in Pausen, aber auch in emotional schwierigen Situationen zum Einsatz kommen und zur Aktivierung der positiven Gefühlszustände durch die reine Imagination führen. Dies wird in der Psychotherapie z. B. bei traumatisierten Patient*innen mit Anwendung eines „Safe Place", den man sich in der Vorstellung gemeinsam mit der Therapeutin erarbeitet hat, praktiziert.

6.6 Naturkiste

Parallel zur Besprechung der verschiedenen individuellen Präventionsmöglichkeiten von Stress im Alltag wurde zum Abschluss der Aktivitäten die Naturkiste überreicht und deren Inhalt besprochen. Im Rahmen der Übungsvorbereitung und der dazu notwendigen Materialbeschaffung, aber auch während der Aktivitäten direkt, hatte die Therapeutin diese Naturkiste mit kleinen Gegenständen gefüllt. Diese Gegenstände sollten als Symbole für die durchgeführten Übungen, die Emotionen im Zusammenhang mit den Kindheitserlebnissen, aber auch als Erinnerung an die zu fördernden individuellen Alltagsaktivitäten in der Natur dienen. So kann z.B. ein Stoffpinguin aus der Naturkiste, der im Kleiderschrank seinen neuen Platz gefunden hat, daran erinnern, den Badeanzug einzupacken, um in der Mittagspause kurz im See schwimmen zu gehen. Die Spielzeugfigur eines Pferdes z.B., die später auf dem Büroschreibtisch der Patientin platziert wird, symbolisiert den Drang nach Bewegung und den Mut zum Eigensinn. Die Naturkiste wird auch, wenn möglich, während der Übungen ergänzt. So kann etwa ein Tannenzapfen, ein besonderer Stein, ein Glas mit dem Wasser eines speziellen Brunnens auf dem Fenstersims oder dem Nachttisch landen, um die Erinnerung an die gesundheitsfördernden Tätigkeiten wachzuhalten. Materialien für die Naturkiste, die nicht aus der Natur oder natürlichen Ursprungs waren, wurden zu Recht von einer der Teilnehmerinnen kritisiert, wenn man schon von Naturbasierter Therapie spricht. Doch die „Statthalter“ für die Essenz der Übungen wurden bereits im Vorfeld ausgesucht und sollten haltbar sein und auch z.T. einen kindlichen Teil in den Patient*innen ansprechen, was meist in Form von Spielzeugfiguren geschah.

6.7 NBT-Fragebögen

6.7.1 NBT-Fragebogen zwei Wochen nach dem Aktivitätstag

Zwei Wochen nach dem Übungstag wurde den Patient*innen ein Fragebogen ausgehändigt, in dem sie sich zum Erlebten schriftlich äußern sollten. Sein Zweck lag darin, durch die vertiefte Reflexion der Emotionen und Erinnerungen und durch die nochmalige Versprachlichung die Nachhaltigkeit der Übungen zu steigern. Niemand von den Patient*innen hatte ein negatives Erleben zu beschreiben und die Ideen zur Alltagsumsetzung des Erlebten hatten sich bereits zu kristallisieren begonnen. Es war bei den meisten Teilnehmer*innen auch ein Funke der Begeisterung, die Idee eines Neubeginns und die Möglichkeit von Verhaltensänderungen spürbar. Aus den Antworten wurden Fließtexte zusammengestellt, wobei inhaltliche Änderungen vermieden, jedoch Anschlüsse und grammatikalische Ungereimtheiten ausgebessert wurden. Diese Fließtexte wurden den Patienten*innen zusammen mit den Falldarstellungen zu ihrer Geschichte und den dazugehörigen Fotografien, die während der Übungen das Geschehen dokumentieren sollten, zuletzt zur Genehmigung vorgelegt.

6.7.2 NBT-Abschlussseminar

Im April 2016 wurden alle Patient*innen nochmals angeschrieben und zu einem gemeinsamen Treffen eingeladen, zu dem sich fünfzehn „Ehemalige“ einfanden und ihre Erfahrungen nach der Entlassung aus der Klinik und der Umsetzung der Übungen in ihrem persönlichen Alltag mitbrachten. Niemand hatte Mühe mit der durch das Treffen verlorengegangenen Anonymität, und es fanden ein intensiver Austausch und wertvolle Begegnungen statt. Zum Erstaunen der Autorinnen hatten sich einige Patient*innen ausführlich auf das Treffen vorbereitet, hatten sogar Powerpointpräsentationen mit unzähligen Bildern dabei oder warteten mit eindrücklichen Erzählungen und Geschichten aus ihrer Umsetzungspraxis auf. Zuletzt wurde von den teilnehmenden Patient*innen ein Fragebogen ausgefüllt, wobei der NBT-Aktivitätstag bei manchen bereits über ein Jahr zurücklag, bei manchen sechs Monate.

6.7.3 NBT-Fragebogen sechs Jahre nach Abschluss der Therapie

Die Fertigstellung dieses Buches erfolgte aus verschiedenen Gründen erst sechs Jahre nach dem NBT-Aktivitätstag. Es wurde wiederum ein kurzer Fragebogen an die Patienten verschickt. Der Rücklauf war mit vielen positiven Reaktionen unerwartet. Einige der Patient*innen meldeten sich hocherfreut über die Kontaktaufnahme mit ausführlichen Darstellungen ihrer aktuellen Lebenssituation, was auch auf die positive Konnotation in Bezug auf die damaligen NBT-Übungen einen Rückschluss zulässt, beziehungsweise auch mit der engen therapeutischen Beziehung, die sich gebildet hatte. Aufgrund des langen Zeitraums seit Hospitalisation und NBT-Aktivitätstag lässt sich von einigen Patient*innen auch etwas über die Nachhaltigkeit dieser Methode erfahren, jedoch ohne statistische Auswertung, denn es geht hier darum, die Wirksamkeit der Übungen und deren Folgen für den einzelnen Menschen in Form eines individuellen Narrativs darzustellen.

6.8 Kommentar

Die Kommentare zu den jeweiligen Übungen und Verläufen sollen dazu dienen, die therapeutischen Absichten und Hintergründe zu erläutern sowie die im Pilotprojekt gemachten Erfahrungen mit wissenschaftlichen Thesen und Untersuchungen zu verknüpfen.

6.9 Falldarstellungen

Im Verlaufe der schriftlichen Ausarbeitung der einzelnen Fallbeschreibungen kristallisierte sich ein Pseudonym für die jeweiligen Patient*innen heraus, mit dem auch die Anonymisierung gewährleistet werden sollte. Diese neuen Namen entstammen der Naturanamnese und drängten sich sozusagen den Autorinnen in der Auseinandersetzung mit dem jeweils Spezifischen und dem Kernthema des Falles auf. Es war überraschend festzustellen, dass bis auf einen Patienten alle mit ihren Pseudonymen sehr zufrieden, ja sogar berührt und sehr einverstanden waren.

7 Praxisorientierte Anmerkungen

7.1 Zuhören in der Naturanamnese

Es empfiehlt sich, die Patient*innen bereits im Rahmen der Erhebung der Naturanamnese gut zu beobachten, um Rückschlüsse auf ihren Zustand ziehen zu können. So sollen Anzeichen von gehemmter Aggression, körperlicher Schwäche, Bewegungseinschränkungen, Angetriebenheit, Ängstlichkeit oder ein Morgentief bei der Planung der Aktivitäten – deren Anstrengungsgrad und zeitlicher Ablauf – berücksichtigt werden, um psychisch und körperlich allzu herausfordernde, anstrengende oder für die Patient*innen uninspirierte Übungssituationen zu vermeiden. Fühlen sich Patient*innen z.B. durch einen Ortswechsel überfordert, kann es ratsam sein, an einem einzigen Ort mehrere Aktivitäten durchzuführen, die verschiedene Sinne anregen. Bei anderen kann es sinnvoller sein, zwischen den Übungen längere Wegstrecken zurückzulegen, um den inneren Erlebnisbogen in Spannung zu halten. Kleine Randbemerkungen während des Interviews können wichtig sein, und die Therapeut*innen sollten hellhörig darauf achten, wenn z.B. Patient*innen die Abwechslung in der Natur besonders hervorheben: Dies kann in den Übungen durch eine abwechslungsreiche Abfolge von sehr unterschiedlichen Aktivitäten und Lokalitäten zu einem zusätzlichen Wohlfühlfaktor und zu größerer emotionaler Offenheit beitragen. Von besonderer Wichtigkeit ist das Herausfiltern negativer Erlebnisse in der Kindheit, um die Patient*innen nicht ungewollt in diese zurückzuführen. Dies gilt besonders bei zeitlich längeren und allein durchgeführten Achtsamkeitsübungen, bei denen früh in der Kindheit traumatisierte Patient*innen eine unkontrollierte Regression in negative Gefühlszustände erfahren können. Es muss den Therapeut*innen aufgrund einer genauen Naturanamnese klar sein, ob sich durch eventuell früher belastende Erlebnisse plötzlich ein Gefühl der Leere, Einsamkeit, der Lähmung oder gar eine Vernichtungsangst einstellen kann. Diese Situationen können zu dissoziativen Zuständen führen. Ausdrücklich richtet sich dieses Buch an Psychotherapeut*innen mit genügend Erfahrung im Umgang mit traumatisierten Patient*innen, da durch die Intensität der Erlebnisse in Naturumgebungen und die Konfrontation mit Material aus der Kindheit die Gefahr einer Retraumatisierung besteht, wenn es z.B. zu Missbrauchssituationen in einer bestimmten Naturumgebung wie einem Wald gekommen war.

7.2 Notizen während der NBT-Aktivitäten

Sie sollen den Aspekt der Achtsamkeit beinhalten und immer die Möglichkeit bieten, der Aktivität mit allen Sinnen zu folgen und die Wahrnehmungen, die sich dabei einstellen, tiefer einsinken zu lassen. Dies geschieht durch das Notieren von Wahrnehmungen und v.a. Gefühlen, aber auch durch das anschließende Sprechen darüber. Notizen passen nicht zu jeder Aktivität und auch nicht zu allen Patient*innen. Es gilt vorher abzuschätzen, ob das Notieren sogar eine vertiefte Wahrnehmung behindert und ob Patient*innen sich aus verschiedenen Gründen durch das Notieren beeinträchtigt fühlen (schwache Rechtschreibung, ungeübt im Schreiben generell, Wunsch alles richtig zu machen, um zu gefallen) oder ob es sich um Personen handelt, die viel zu schnell auf den Intellekt umsteigen und so das eigene Erleben zurückdrängen. Die Entscheidung für oder gegen Notizen müssen die Therapeut*innen im Vorfeld aufgrund von Informationen über die Persönlichkeit, aufgrund des eigenen Eindrucks während des Erstinterviews und v.a. in Absprache mit den Patient*innen selbst fällen.

7.3 NBT-Aktivitäten trotz starker zivilisatorischer Einflüsse

Natur gibt es überall, man muss sie nur sehen und zu nutzen wissen. Selbst ein kleiner Park in der Stadt, um den der Strassenverkehr tobt, kann für eine NBT-Aktivität geeignet sein. Bei den Therapeut*innen ist Anpassungsfähigkeit und Fantasie gefragt, denn man kann nicht warten, bis sich die ideale und besonders geeignete Naturlandschaft auftut und eine Aktivität ermöglicht, genauso idyllisch wie die Naturerinnerungen, von denen Patient*innen schwärmerisch erzählt haben. Es geht darum zu zeigen, wie man Natur im „Kleinen“ und im „Nichtidealen“ nutzen kann. Eine Autobahn oder Schienenverkehr in unmittelbarer Nähe spiegelt auch die Realität unserer zersiedelten Landschaft wider, aus der wir im Alltag nur selten entfliehen können. Trotzdem gilt es ausgerechnet hier, die Natur zu entdecken und zu nutzen. Es geht um die Vermittlung der Grundhaltung: Natur ist überall, auch im Industriegebiet. Während der Übungstage in der Klinik fanden wir in unmittelbarer Nähe eine abwechslungsreiche Umgebung vor, diese war jedoch auch immer wieder beeinträchtigt durch das Getöse des Verkehrs. Es ging darum, den Umgang mit diesen alltäglichen Belastungen bewusst zu gestalten und die Wahrnehmung für das zu schärfen, was man im täglichen Erledigungsdruck gar nicht mehr wahrnimmt.

7.4 Das Eintauchen der Therapeut*innen

Um ein geschütztes und unverstelltes Erleben in der Natur zu gewährleisten, ist die eigene Involviertheit der Therapeut*innen bei den Aktivitäten wichtig. Das gemeinsame Tun mit den Patient*innen ist einerseits die Quelle der Verstärkung von erwünschtem Verhalten, das eigentlich aus der Kindheit bekannt ist, aber aufgrund der Lebensumstände und der biografischen Entwicklung nicht mehr möglich war. Das Tragen von Freizeitkleidung verwischt die sonst deutlicher markierten Grenzen zwischen Therapeut*innen und Patient*innen. Die Naturumgebung löst die bisher anerkannten Grenzen auf, wobei hier ein feines Sensorium für Grenzüberschreitungen entwickelt werden muss, um die therapeutische Rolle trotz des gemeinsamen Erlebens in der Natur und der nebeneinander durchgeführten Aktivitäten aufrechtzuerhalten. Es ist wichtig, den Patient*innen Begleitung und Unterstützung sein zu können, aber auch Schutzschild gegen unerwünschte Außeneinflüsse, z.B. neugierige Beobachter, Hindernisse oder Bedrohungen durch den Verkehr. Oft fühlen sich Patient*innen zu persönlichen Fragen animiert, weil man gemeinsam eine Wegstrecke zurücklegt, nebeneinandersitzt oder in eine spielerische Stimmung versetzt wird. Manchmal taucht man sogar durch gemachte Beobachtungen oder gemeinsam Erlebtes in einen gemeinsamen Gefühlsraum ein, in den man sogar eintauchen muss, um das Erleben der Patient*innen nicht durch die enthaltsame Beobachterposition der Therapeut*innen zu verhindern.

Selbstbezogene Patient*innen, die sehr auf ihr Äußeres achten, verdecken damit oft ihre innere Unsicherheit. In diesen Fällen kann es innerhalb einer Übung sinnvoll sein, in bequemer Kleidung auch schmutzig werden zu können, sich bewusst dem Dreck auszusetzen und im Anschluss, im Schutz und in der Gemeinschaft mit den ebenfalls verschmutzten Therapeut*innen sich in der Öffentlichkeit zu zeigen. Hier kann das gemeinsame Tun den Aktivitäten das potenzielle Bedrohungspotenzial nehmen, kann sogar als lustvoll und befreiend erlebt werden. Und es kann gerade durch ein neues positives Erleben eine nachhaltige Änderung im Verhalten und in der Selbstwahrnehmung der Proband*innen begünstigen.

8 Fallbeschreibungen des Pilotprojektes NBT

8.1 Herr Angelrute

Wenn die Vögel singen und die Blumen ihren Duft verströmen, weiß man, wie das Paradies sein kann (Chao-Hsiu Chen)

Allgemeine Anamnese

Der Patient ist in einer Stadt in der Innerschweiz aufgewachsen. Die Eltern waren aus Italien eingewandert, und daher war die Familie oft in den Ferien dort am Meer. Der Patient konnte durch viel Selbstdisziplin und Fleiß sowie durch seine gewinnende Persönlichkeit eine steile Karriere in einem Sicherheitsdienst absolvieren und war in den letzten Jahren in leitender Position tätig. Zur Mutter hatte er eine sehr enge Beziehung. Sie ist im Jahr zuvor nach einem langen körperlichen Leiden, das sie sehr eingeschränkt hatte und das letztendlich auch ihre Persönlichkeit veränderte, mit einer Sterbehilfeorganisation aus dem Leben geschieden. Diesen Tod der Mutter hat er schwer verwunden. Bis vor ein paar Jahren ist sein Leben im Großen und Ganzen ohne Probleme verlaufen. Er war erfolgreich, konnte Karriere machen, sei immer strebsam und fleissig gewesen; das habe er von seinem Vater gelernt, der sich von ganz unten hinaufgearbeitet habe. Er selbst wurde vor einiger Zeit geschieden und hatte nurmehr eingeschränkten Kontakt zu seinen drei Buben. Vermehrt zog er sich von seinen sozialen Kontakten wie auch der Familie zurück, fühlt sich unter Menschen schnell gestresst und überfordert.

Herr A. leidet an einer Erschöpfung und ausgeprägten Rückenschmerzen – v.a. im Lendenwirbelbereich. Jahrelange Arbeitsüberlastung mit häufigem Bereitschaftsdienst sowie ein langer Arbeitsweg haben ihre Spuren im Leben von Herrn A. hinterlassen. Er hatte kaum Zeit, den für ihn wichtigen Sport zu betreiben mit Joggen und Radfahren, zudem war er im letzten Jahr viel zu erschöpft und konnte sich nach der Arbeit nicht dazu aufraffen. In der Arbeit war er zuletzt nur mehr unkonzentriert, fühlte sich nutzlos, konnte keine Entscheidungen mehr treffen, obwohl das in seiner Position als Leiter unumgänglich ist. Seit Monaten schläft er schlecht, fühlt sich am Morgen wie gerädert und hat Mühe, in die Gänge zu kommen. Wenn ihm etwas zu viel wird, neigt er zu einer Gereiztheit, die er von sich sonst nicht kennt. Er habe immer nach außen seine harte Seite zeigen müssen, sonst hätte er in seinem Beruf keine Möglichkeit gehabt, vorwärtszukommen, doch diese Härte sei eigentlich ein Betrug, sich und anderen gegenüber.

Diagnosen: Anpassungsstörung mit Depression, Erschöpfungssyndrom, chronische Rückenschmerzen.

Naturanamnese

Kernthemen: Schwimmen, Wellen, Strand, Fische, Sonne, Blautöne im Wasser, Aquarium, Wasserschildkröte, Geruch und Geschmack von Pflanzen, Handarbeit mit Holz, Katze.

Aufgewachsen ist Herr A. in einer Stadt mit Bergen, See und Fluss, mit dieser Kindheitslandschaft verbindet er den Geruch des Sees, das Gekreische der Möwen sowie die eher häufigen Regentage. Er hält sich nur selten in der Gegend auf, habe jedoch nach wie vor einen sehr starken Bezug zum Wasser. Der Geruch des Meeres, eines Sees, die Stille auf dem Wasser, die Tierwelt im und am Wasser erfreuen ihn und erfüllen ihn mit Zufriedenheit. Herr A. erzählt, er würde sich am liebsten stundenlang am Strand aufhalten, barfuß im Sand laufen und sich durch das Rauschen der Wellen innerlich berühren lassen. Wellen in unterschiedlichen Formationen, Fische, Salz, Rauch, all das verbinde er mit dem Meer. Als guter Schwimmer fühle sich sein Körper nach Kontakt mit dem Wasser lebendiger an, und er sei in seiner Wahrnehmung als Mensch größer. Ebbe und Flut, Haie, Rochen, Wasserschildkröten würden ihn in Staunen versetzen. Das Meer verleihe ihm Wohlbefinden, es gäbe ihm positive Energie. In der Schweiz würde er am liebsten an einem See leben. Mit zwölf Jahren sei er oft mit einem anderen Jungen beim Eglifischen an einem See gewesen, das sei für ihn in Gesellschaft des anderen unglaublich beruhigend gewesen. Als Kind habe er zu Hause große Aquarien besessen und selbst Fische gezüchtet, außerdem habe er sich um die Katzen und Schildkröten gekümmert. Er erinnert sich an Schmetterlinge in einer Wiese, wie sie mit Leichtigkeit von einer Blume zur anderen flogen. Er schätze den individuellen Geruch und Geschmack von Blumen und Kräutern und er stelle Gewürzsalze her. Er habe in einer Zeit der Erschöpfung vor ein paar Jahren herausgefunden, wie sehr er sich in einem Bad mit Lavendel, Arnika, Granatapfel, Zeder, Tanne oder Melisse entspannen oder beleben könne. Die Düfte müssten jedoch Naturdüfte sein, nichts Künstliches. Seine Mutter konnte nicht allzu weit spazieren gehen, weil sie durch ihre Gelenksschmerzen eingeschränkt war, doch eine Nachbarfamilie nahm ihn als Kind oft zum Wandern in den Wald oder zum Beerenpflücken mit. Die Wohnbedingungen zu Hause waren eher beengt, doch eine Erinnerung berührt ihn sehr, als er von seiner Mutter lernte, wie man eine Mütze strickt. Er arbeitet gerne im Garten, v.a. ohne Handschuhe und ist immer wieder erstaunt, wie hart und kraftvoll, aber auch empfindsam die Hände sein können. Während seiner ersten Ausbildung arbeitete er mit Holz und Metall. Holz riecht für ihn ganz wunderbar und es sei für ihn etwas Besonderes gewesen, mit diesem Material zu arbeiten.

NBT-Ziele

- Kein Selbstbetrug, kein Schauspiel, keine Lügen mehr
- Sich selbst verzeihen, keine Bitterkeit gegen sich selbst
- Langsamer und achtsamer handeln
- Mehr Gefühle zulassen, die Tränen anlocken, um richtig weinen zu können
- Träume leben und den Träumen nachgehen
- Wieder mehr die Naturumgebung im Alltag nutzen.

NBT-Aktivitäten

Übungen: Holzhacken (Aggressionsabfuhr, Achtsamkeit), Stricken im Freien (Gefühl zulassen, weiche Seite leben), Fischen (Träume leben) Lavendelbad (Entspannung, Gegenpol zur Arbeit)

Holzhacken

Übungsziel: Diese Übung soll die Wahrnehmung des Patienten für seinen Körper stärken und ihm dabei helfen, den Unterschied zwischen Anspannung und Entspannung wahrzunehmen sowie auch die Ermüdung seines Körpers. Zudem soll er lernen, die Kräfte richtig einzuteilen und mit der Arbeit an einem vertrauten Material wieder mehr mit der Welt der Dinge in Kontakt zu treten (**Abb. 8-1**).

Beobachtung der Therapeutin: Herr A. erweckte den Eindruck, gerne körperlich zu arbeiten und er wollte ohne Handschuhe holzhacken. Er konnte die Balance zwischen Anstrengung und präziser konzentrierter Arbeit wahrnehmen, ebenso die länger andauernde Steigerung der Sensibilität in den Händen, nachdem die Arbeit beendet war. Herr A. wirkte erfreut über die Exaktheit beim Holzhacken mit System. Es umgab ihn eine Aura der Selbstverständlichkeit, der Perfektion, mit der er die Tätigkeiten ausführte. Er wirkte gesund und zufrieden mit dem was er tat, es war kein Schauspiel. In der Beobachtung erschien er eins mit der Hacke und dem Holz, er war gezwungen, kleine Pausen einzuschalten, denn er strengte sich physisch an, doch war ihm die Freude beim Tun anzusehen.

Kommentar des Patienten: Die Arbeit ist anstrengender als von ihm zunächst angenommen. Holzhacken sollte er öfter, denn er muss es im Freien verrichten und es dient auch der Aggressionsabfuhr, es riecht gut und hat zudem einen meditativen Charakter. Er würde sehr gerne wieder vermehrt im Garten arbeiten, doch wäre dies nur sinnvoll ohne den Anspruch, dass alles perfekt sein müsse.

Notizen des Patienten: Klang/Ruhe, Kraft/Anstrengung, Gefühl/Präzision, Koordination, Feinheit, Wärme/Wind, Vögel, Insekten, Befriedigung, Zeit, Erholung, Timing, Kontakt, Bewegung, Dosierung, Zufriedenheit, Geräusche, Kontrolle, Zeit, Konzentration, Wahrnehmung, Einteilung, Beobachten, Hören, die Bewegung der Muskeln spüren, Form, Farbe, Zustand Holz, Metall-Holz, Müdigkeit.

Stricken am Weiher

Übungsziel: Diese Aktivität sollte die weibliche Seite des Patienten berühren und stärken, um ihm vielleicht zu ermöglichen, die Tränen zuzulassen, wenn er Traurigkeit in Bezug auf den Tod seiner Mutter empfindet.

Beobachtung Therapeutin: Er hat in der Kindheit gemeinsam mit der Mutter eine Mütze gestrickt. Diese Erinnerung ist für ihn mit intensiven und positiven Gefühlen besetzt. Herr A. nutzte die Chance, um seine Strickkenntnisse aufzufrischen (**Abb. 8-2**). Im Freien zu stricken war ungewohnt, aber auch angenehm für ihn. Der Moment des gemeinsamen Strickens schien von Vertrautheit durchzogen. Obwohl die Aktivität zunächst nach so vielen Jahren fremd für ihn war, fand er sich bald zurecht und wirkte in seinem Tun selbstverständlich.

Kommentar des Patienten: Er habe sich jahrelang selbst belogen, habe stets auch seine

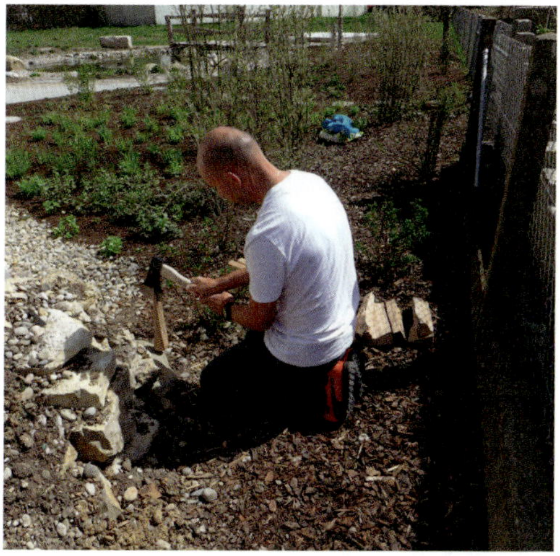

Abbildung 8-1: Die Wahrnehmung des Körpers durch Holzhacken stärken (A. Aderi, M. Breznik)

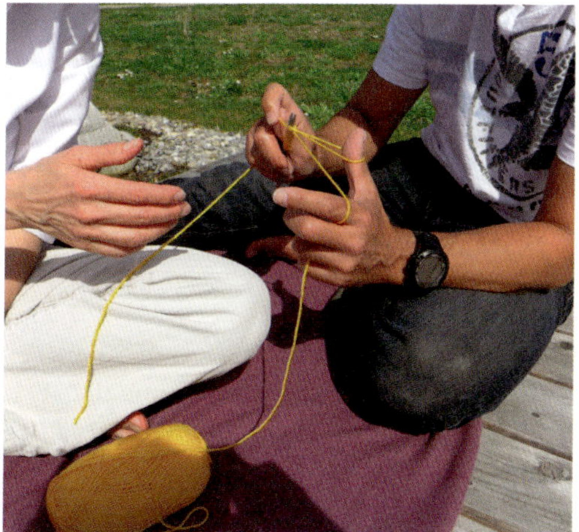

Abbildung 8-2: Stricken als Erinnerung an gemeinsame Stunden mit der Mutter (Quelle: A. Adevi, M. Breznik)

Umgebung belogen, weil er nach außen immer den harten Kerl gezeigt hat, dem alles nichts anhaben kann, und der keine Gefühle zeigt. Er hat gute Erinnerungen daran, wie er als Bub mit seiner Mutter gemeinsam gestrickt hatte, doch hat er bisher nie in der Natur gestrickt.

Notizen des Patienten: Feingefühl, Nervosität, Stolz, Erinnerung, gutes Resultat.

Fischen
Übungsziel: Ruhe erfahren in der Natur. Keine hektische und leistungsbezogene Aktivität, die ihn aber trotzdem nähren und befriedigen kann (**Abb. 8-3**).

Beobachtung der Therapeutin: Herr A. ließ sich in großer Selbstverständlichkeit auf die Aktivität ein, denn eigentlich war es unnatürlich, sich mit einem Stock an ein Flussufer zu setzen und die daran befestigte Schnur ins Wasser zu halten. Für ihn schien es das Natürlichste auf der Welt zu sein, mit der Therapeutin eine Stunde lang schweigend am Ufer zu sitzen, während Passanten immer wieder neugierig zu ihnen hinsahen. Die Übung war intensiv, es wurde nicht gesprochen. Die gemeinsame Aktivität fand zunächst in einem kumpelhaften Einverständnis zwischen Therapeutin und Herrn A. statt und entwickelte im Verlauf der Zeit den Charakter einer existenziellen Ehrbezeugung dem Tun und der Naturumgebung gegenüber. Auf dem Weg zur Aktivität berichtete Herr A. über eine längst vergessene Zeit aus seiner Jugend und erzählte, dass er oft mit einem Freund am frühen Morgen am See zum Fischen war.

Kommentar des Patienten: Herr A. war früher stark mit dem Wasser, dem Meer und dem See verbunden, doch in den letzten Jahren gab es kaum Möglichkeiten, die Sehnsucht nach dem Wasser zu befriedigen wegen seines ausgeprägten beruflichen Engagements und der großen zeitlichen Belastung durch das Pendeln zum Arbeitsplatz. Er hat während der Aktivität das Geräusch der Angelrute, das Rauschen des Flusses intensiv wahrgenommen, er fühlte sich verbunden mit dem Element und auch lebendiger in der Nähe des Wassers.

Notizen des Patienten: Natur, Ruhe, Entspannung, Spannung, Wärme, Wasser, Zufriedenheit, das Leben des Wassers, der Frühling erwacht, mein Schatten im Wasser, Strömung, Beobachtung, Leine, frische Luft, Energie tanken, Zeit mit sich selbst, Spielen mit der Schnur, vertrautes Geräusch: das Surren der Angelspule, in sich gehen und „alte Zeiten" heraufbeschwören.

Lavendelbad
Ziel der Übung: Sich selbst etwas Gutes tun, den Körper bewusst entspannen nach Arbeit und Anstrengung. Auf Entspannungsreize zurückgreifen mithilfe von Düften und dem Element Wasser.

Beobachtung der Therapeutin: Herr A. wirkte überrascht und erfreut über die Möglichkeit zu baden, freute sich über die Schildkröte, die er in der Naturkiste vorfand. Als Mensch, der dem Wasser sehr zugetan ist, stellte das Bad als

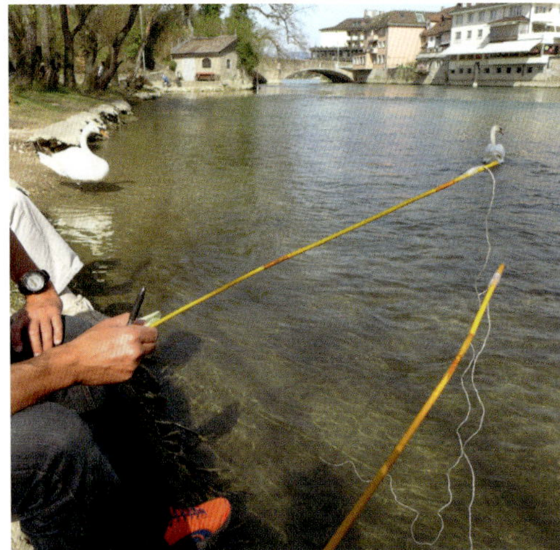

Abbildung 8-3: Mit einem Stock als Angelrute beim Fischen Entspannung finden (Quelle: A. Adevi, M. Breznik)

Quelle der Erholung zum Abschluss der Aktivitäten ein persönliches Geschenk dar. Bereits im Erstinterview äußerte Herr A., dass er die Abwechslung in der Natur schätzt, daher wurde auch für die Aktivitäten ein abwechslungsreiches Programm zusammengestellt. Insgesamt zeigte sich Herr A. offen, unvoreingenommen und dankbar unabhängig von der Aktivität, die mit ihm durchgeführt wurde. Er konnte mit großer Intensität in die Übungen eintauchen.

Kommentar des Patienten: Er habe in den letzten Jahren immer sehr streng gearbeitet und er freute sich darauf, in der Badewanne Ruhe und Entspannung zu finden. Herr A. mag Lavendel in allen Formen, dieser begleitet ihn schon sein ganzes Leben.

Gefühle und Gedanken nach NBT-Aktivität: Erinnerungen aus Kindheit mit Glücksgefühlen (Fischen), sich auf alte Erfahrungen verlassen können (Holzhacken), Behütetheit (Stricken), innere Ruhe, Entspanntheit, Befriedigung (im Bad nach Abschluss der Aktivitäten)

Alternative Aktivitäten Aggressionsabfuhr: Verbrennen, Wegwerfen, Sinne vertieft benutzen: Geruchsübungen mit vertrauten Düften im Garten.

Naturkiste

Ein kleines **Swimmingpoolmodell**, weiß außen und blau innen, soll an das Wesen des Wassers und dessen erfrischende und belebende Wirkung für Herrn A. erinnern. Eine **Plastikschildkröte**: Herr A. hatte als Kind mehrere Aquarien und er hätte auch gerne wieder ein Aquarium zu Hause. **Bunte Papieraufkleber mit verschiedenen Schmetterlingen**: Herr A. hat von verschiedenen Schmetterlingsarten erzählt, die er in der Kindheit gerne beobachtet hatte. **Strandschuhe und Sand**: Barfuß im Sand zu gehen bedeutet für Herrn A. zu leben. **Stöckchen und eine Schnur mit einem Stofffisch** sind ein Symbol für das Angeln in seiner Jugend. **Blumen und Düfte**: In der Naturkiste findet Herr A. auch **Rosen als Stellvertreterinnen** für die vielfältigen Düfte der Pflanzen und für die Naturparfums, die ihm über den Geruchssinn Entspannung ermöglichen (**Abb. 8-4**).

Feedback

Beurteilung durch Herrn A. zwei Wochen nach der NBT-Aktivität

Bei mir sind in allen Aktivitäten Glücksgefühle aufgekommen. Es war mir irgendwie alles so vertraut und bekannt und gab mir Sicherheit. Am intensivsten habe ich das Angeln und mein Sein am Wasser empfunden. Mir sind sehr viele Erinnerungen aus der Kindheit gekommen. Dabei habe ich festgestellt, dass einst bekannte Geräusche oder auch Bewegungen (z.B. Angelrute auswerfen, das Surren der Angelspule etc.) automatisch wieder abrufbar waren, obwohl ich diese Tätigkeiten seit Jahren nicht mehr praktiziert hatte. Beim Stricken ist mir aufgefallen, dass, wenn ich abgelenkt war, die Aktivität wie ein Automatismus wieder funktionierte. Wenn ich mich vom Verstand löse und einfach den Ist-Zustand zulasse, z.B. in aller Ruhe am Weiher (Wasser) sitzen, die ganze Umgebung und die Situation direkt auf mich wirken lasse. Eigent-

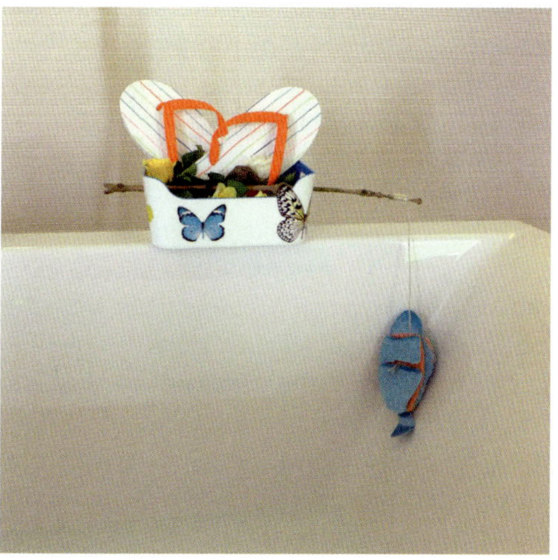

Abbildung 8-4: Die Naturkiste für Herrn Angelrute (Quelle: A. Adevi, M. Breznik)

lich ist mir bewusst geworden, dass mir die Natur noch viel mehr gibt, als ich bis jetzt gedacht hatte. Sie ist mein Pol der Ruhe und Sinnlichkeit. Bei allen Tätigkeiten empfand ich eine große Vertrautheit, während das Stricken eine gewisse „Behütetheit" vermittelte, spürte ich bei den anderen Aktivitäten eine große innere Ruhe, Entspanntheit und Befriedigung. Das Stricken ermöglichte mir v. a. die Erinnerung an diese Aktivität mit meiner Mutter: Abrufen von Bildern. Mit den anderen Tätigkeiten sind auch viele Geräusche, Gerüche und Bewegungen verknüpft. Insgesamt war es für mich eine sehr intensive und tiefgreifende Erfahrung. Ich verfüge jetzt über mehr Sicherheit und Wissen, um gezielt meine Sinne nach Bedarf einsetzen zu können. Dazu habe ich deutlich gespürt bzw. erfahren, dass ich mit kleinen Schritten große Wege gehen kann.

Beurteilung durch Herrn A. sechs Monate nach der NBT-Aktivität

Ich habe dank der NBT die Natur in aller Form noch mehr kennen und schätzen gelernt und kann mir auf unterschiedliche Art Ruhe, Energie und Kraft holen, z. B. in unserem neu gestalteten Garten. Dies kann bei leichter Gartenarbeit oder auch nur beim Sitzen geschehen. Einfach den Geräuschen lauschen, den Wind spüren und die positive Atmosphäre geniessen. Generell hat mir der Tag das bewusste Tun/Handeln und die Wirkung auf mich aufgezeigt. Mein Drang, ja sogar die Liebe zum Wasser war das eindrucksvollste Erlebnis. Für mich ist die Achtsamkeit sehr bewusst erlebbar geworden. Ich kann auf ganz unterschiedliche Arten mein Bewusstsein fokussieren und ausrichten. Generell habe ich für mich noch mehr die Wichtigkeit der Natur und Tierwelt entdeckt und gelernt, daraus die Ruhe und Kraft für mich zu holen. Für mich wäre eine Steigerung der Erlebnisse der direkte Kontakt mit Tieren gewesen. Sei es bei einem Besuch in einem Tierheim, auf einem Bauernhof oder eines großen Aquariums (dann hätten sie mich aber nicht mehr zurück in die Klinik gebracht).

Beurteilung von Herrn A. sechs Jahre nach der NBT-Aktivität

Ich habe sehr oft an die NBT-Aktivitäten gedacht, weil ich mich gerne an die Zeit in der Klinik und die dort gemachten Erfahrungen zurückerinnere. Ich verwende nicht exakt die gleichen Übungen in meinem Alltag. Generell nehme ich die Natur und aktuell meinen Garten und meine große Terrasse sehr intensiv und bewusst wahr. Zum Beispiel gieße ich unsere vielen Blumen, Sträucher und Pflanzentöpfe mit der Gießkanne und dies sind für mich wertvolle zwanzig Minuten, in denen ich mir bewusst Zeit nehme. Des Weiteren nehme ich beim Biken die Natur viel intensiver wahr, denn inzwischen geht es mir nicht mehr um die Leistung, sondern das Erlebnis und die Wahrnehmung der Aktivität in der Natur. Falls ich noch einmal die Möglichkeit hätte, würde ich – ohne zu zögern – wieder eine solche Therapieform wählen. Ich hatte nach fünfzehn Monaten ein zweites und noch viel intensiveres Burnout. Ich war sehr froh und dankbar über diese weitere Erfahrung aus der Therapie, die ich wiederum vom Klinikaufenthalt mitnehmen durfte. Es war eine intensive und lehrreiche Zeit, die mir viele Veränderungen beschert hat. Unter anderem hatte ich den Mut und die Kraft, den Willen und die Fähigkeit, mich beruflich zu verändern. Ich bin nach wie vor noch in meinem angestammten Metier zuhause, aber habe die Abteilung und den Arbeitsort gewechselt. Ich diskutiere sehr offen über meine Geschichte und hatte die Chance, bei uns im Geschäft zusammen mit einer Psychologin Resilienz-Workshops anzubieten. Dies war äußerst interessant und lehrreich für mich, und wir konnten aufgrund des hohen Interesses zusätzliche Tage anbieten. Vielleicht mag es komisch erscheinen, aber ich wünsche mir manchmal die Zeiten in der Klinik mit den ganz unterschiedlichen Therapieformen und insbesondere der NBT zurück. Nichts in meinem Leben hat mich so intensiv geprägt wie die beiden Burnouts und die entsprechenden Therapieformen dazu. Ich würde mir wünschen, dass wir in der Schweiz häufiger und intensiver mit NBT arbeiten würden. Da sind uns die skandinavischen Länder weit voraus und ich hatte diesbezüglich damals während der Therapie sehr interessante Gespräche mit der NBT-Therapeutin. Ich würde sofort und jederzeit, ohne zu zögern, heute wieder an einer für mich maßgeschneiderten NBT-Aktivität teilnehmen! Falls im Rahmen ihres Projektes noch Personen gesucht werden, würde ich mich sehr freuen, sie bei ihren Arbeiten unterstützen zu dürfen. Vielen herzlichen Dank für ihre tolle Arbeit und den unermüdlichen Einsatz!

Kommentar

Thema: Die Nähe zwischen Therapeutin und Patient

Während dieser Aktivität wurden sowohl die Methoden der ungerichteten als auch gerichteten Begeisterung (Kaplan, 1995) aufgezeigt und während der Tätigkeiten „ausgeführt". Der Patient hatte seit seiner Kindheit gemeinsam mit seiner Mutter nicht mehr gestrickt und wollte dies gerne wieder erlernen, als ihm die Möglichkeit hierzu geboten wurde. Er konzentrierte sich, nutzte seine gerichtete Begeisterung intensiv (Aufmerksamkeit) und ließ so wenig Raum, um an andere Dinge zu denken. Auf der anderen Seite saß er im Gegensatz hierzu während dieser Tätigkeit an einem plätschernden Teich; diese ungerichtete, mitfühlende Begeisterung hatte in seiner Aufmerksamkeit eine andere, moderatere Intensität, gerade genug, um die Aufmerksamkeit zu halten und doch aufkommende Gedanken und Reflektionen kommen und gehen zu lassen. Diese Aktivität zeigte, dass beide Arten von Begeisterung eine erschöpfte gerichtete Aufmerksamkeit zur Ruhe bringen.

Die unterschiedlichen mit diesem Patienten durchgeführten Aktivitäten enthüllten eine typische Eigenart von NBT: Sie zeigten, wie viel näher die Therapeutin, der Therapeut dem Patienten kommen kann und natürlich auch umgekehrt. Eine im Freien durchgeführte Therapie bietet viele Anlässe, tief in Stimmungen, Lebenssituation oder persönliche Sichtweisen des Patienten einzudringen, ihm hierdurch sehr nahe zu kommen und Dinge zu teilen, die er zuvor nur mit sehr wenigen Personen geteilt hat. Die Therapeutin ist auch ein menschliches Wesen und am Ende der therapeutischen Beziehung kann es für sie eine größere Herausforderung sein, den Verlust zu bewältigen, als es bei einem traditionellen „Indoor-Setting" der Fall ist. Es besteht hier ohne Zweifel eine andere Art von atmosphärischer Beziehung durch das gemeinsame „Outdoor-Erlebnis"; die Wechselseitigkeit der therapeutischen Beziehung kann durch die manchmal sehr erfolgreichen Ergebnisse in kurzer Zeit große Auswirkungen haben. Natürlich sollten sich beide Seiten der Notwendigkeit bewusst sein, keine Beziehung über den therapeutischen Nutzen hinaus weiterzuführen. Manche Patient*innen haben Probleme, Grenzen zu setzen oder generell Abschied zu nehmen vom therapeutischen Rahmen. Manchmal kann es jedoch ebenso für Therapierende schwer sein, sich hinter einem professionellen Ansatz zu verschanzen, nachdem die gemeinsame therapeutische Reise beiden wertvolle Erkenntnisse gebracht hat. Doch genau diesen Abschied professionell zu gestalten hat höchste Priorität. „Indoor-Therapeuten" dürften – so ist generalisierend zu vermuten – distanzierter erlebt werden. Diese Tatsache macht das Abschiednehmen in der NBT etwas komplizierter, da es nicht unbedingt zwanzig Therapiesitzungen benötigt, um die Nähe einer therapeutischen Beziehung herzustellen, sondern dies oft schon nach zwei Treffen geschieht. Es ist ratsam, dies frühzeitig mit den Patient*innen zu besprechen. Diese Klärung kann am Ende der Rehabilitationsphase die Ablösung erleichtern und helfen, den Fokus wieder auf sich selbst und die Zukunft zur richten. Denn es ist ja auch die Zukunft, die durch die später selbstständig durchgeführten NBT-Aktivitäten erleichtert werden soll.

Manchmal ist es nötig, dass die Therapeut*innen sich eine gewisse Kontrolle über das Umfeld des Ortes verschaffen, an dem die NBT stattfinden soll. Es kann wichtig sein, naturgegebene Elemente vorauszuplanen. Dies kann z. B. bedeuten, dass die für das therapeutische Setting gewählte natürliche Umgebung im gewählten Zeitraum nicht von anderen Menschen aufgesucht wird und als „Safe Space“ dienen kann. So kann ein durch große Steine begrenzter Platz eine geschützte Umgebung schaffen (Santostefano, 2004). Bei diesem Patienten bestand eine besondere Aufgabe der Therapeutin darin, beim Fischen zu vermeiden, dass andere Personen diese kindliche Art des Fischens (Stock mit Schnur statt einer richtigen Angelrute) durch Kommentare stören. Ein Grund für den tiefer greifenden Ansatz von NBT mag daraus resultieren, dass es keinen typischen, die Situation prägenden Therapieraum gibt, sondern einen von beiden Beteiligten gemeinsam geschaffenen sozialen Raum, und gerade dieser musste während der Angel-Aktivität besonders gestärkt werden. NBT verlangt eine starke Individualität und Persönlichkeit des Therapeuten, weil dies die notwendige Sicherheit mit gleichzeitig weichen und fließenden Übergängen zwischen der therapeutischen und sozialen Beziehung bietet. Für NBT-Therapeut*innen ist somit eine ausreichende eigene Lebenserfahrung von Vorteil, denn in der NBT gibt es eine gesteigerte Wahrnehmung und ein erhöhtes Maß an Vitalität, welche auch die therapeutische Begegnung intensivieren und von unschätzbarem Wert für den Patienten sein kann.

8.2 Frau Avocado

Schau tief in die Natur hinein, und Du wirst alles besser verstehen (Albert Einstein)

Allgemeine Anamnese

Die Patientin ist in einer Stadt im deutschen Sprachraum geboren und lebt seit vielen Jahren in der Schweiz. Sie entwickelte in der Pubertät eine Essstörung, konnte sich jedoch stabilisieren und absolvierte ein Studium. Sie arbeitet in einem Forschungsteam an der Universität und beschäftigt sich mit einem Forschungsthema, das sie, weil sie sich immer dünnhäutiger fühlt, zusehends auch seelisch belastet. Sie hat in der letzten Zeit mehrere einschneidende familiäre Ereignisse erlebt, wie den Tod des Vaters, die Krankheit des Bruders sowie die Trennung vom Lebenspartner, was sie stark verunsichert hat. Sie habe das Gefühl, die Hälfte ihres Lebens sei weggebrochen. Sie könne in den letzten Monaten kaum mehr halbtags ihrer Arbeit nachgehen und auch kaum ihren Alltag mit Haushalt und Erledigungen neben diesem Pensum aufrechterhalten, sie habe sich sozial zurückgezogen; auch ließ die zunehmende Erschöpfung keinerlei Spielraum für Freizeitaktivitäten mehr und die Schmerzen im Nackenbereich nahmen immer stärkere Ausmasse an.

Diagnosen Anpassungsstörung mit Depression, Erschöpfungssyndrom, latente Essstörung, chronische Nackenschmerzen.

Naturanamnese

Kernthemen: hügelige Landschaft, Stall, Wiese, Garten, Linde, Wald, Moos, Heidelbeeren, Duft nach Tannennadeln, Farben in der Natur, Skifahren, verbrannte Erde, Kirschbäume, Sonne, Meer, Sand.

Geboren wurde die Patientin in einer großen Stadt, doch wegen zahlreicher Allergien zog die Familie aufs Land und so war die Kindheitsumgebung geprägt durch eine hügelige Landschaft. Im Umfeld fanden sich ein Stall, Wiesen, ein Garten, eine große Linde, viele Obstbäume, Mischwälder ringsum mit Lichtungen und wilden Wiesen. Die Patientin verbindet damit Leichtigkeit und Sonne. Die Sommerferien wurden am Meer verbracht. Sie liebte das Salzwasser und die Geräusche von Sand, den Rhythmus des Strandlebens und war gern in der warmen Sonne. Die Patientin mag Stimmungen, Farben und Düfte in der Natur und besonders mediterrane Duftkombinationen. Obwohl sie Mühe mit der Kälte hat, erinnert sie sich doch auch gern an die Skiferien, an gut riechende Holzhäuser und die kalte Luft. Die Patientin mochte das Hochplateau in den Bergen, die weichen Tannenböden mit Moos, Heidelbeeren und den Geruch von nassen Tannenbäumen. Sie schätzt die Geborgenheit des Waldes. Am offenen Feuer zu braten ist für die Patientin gleichbedeutend mit Sommergeruch. Ein „Weidebrand" riecht für die Patientin gut, denn er bedeute einen Neuanfang. Die Geduld in der Natur ist für sie beeindruckend und sobald sie eine Blume aus dem Asphalt sprießen sieht, wird sie innerlich froh. Sie selbst habe keinen „grünen Daumen", so ließ ihr Zustand es kaum mehr zu, die Bepflanzung ihres Balkons zu beginnen.

NBT- Ziele

- Lernen, sich in der Natur zu Hause zu fühlen und sich im Einklang mit der Natur innerlich von den Belastungen zu befreien
- In sich selbst zuhause sein; innere Freiheit und Frieden entwickeln
- Sich durch Arbeiten in der Natur selbst nähren
- Sich in der Natur von anderen unbeobachtet fühlen
- Soziale Kontakte können positiv sein.

NBT-Aktivitäten

Übungen: Dinge in der Natur sammeln für Wörter und Themen, sich selbst durch die Sammlung darstellen: Neuanfang, Geduld, Natur als Kraftquelle; Avocadokern-Pflanzübung in unterschiedlichen Töpfen mit Pflanzenerde, nährende Zukunft pflanzen.

Naturmaterial für Wörter suchen
Übungsziel: Dinge in der Natur sammeln für Wörter und Themen. Die Patientin ist intellektuell veranlagt und soll erlernen, die Verknüpfung zwischen Naturmaterialien und Wörtern zu fühlen. Im Anschluss soll sie versuchen, durch die Sammlung der Naturmaterialien Themen wie Neuanfang, Geduld, Natur als Kraftquelle, soziale Kontakte, Respekt darzustellen. Weitere Übungsziele sind: sich nicht beobachtet fühlen, in der Naturumgebung bei sich bleiben, Raum für eigene, von anderen unabhängige Gefühle schaffen, einer inneren Freiheit nachspüren, inneren Frieden finden und in sich selbst zu Hause sein.

Beobachtungen der Therapeutin: Die Patientin war therapeutisch gut zu erreichen und hat diese Aufgabe im Klinikgarten mit großem Interesse und großer Neugier durchgeführt. Es war, als ob sie sich nach dieser Übung bereits gesehnt oder darauf gewartet hätte. Plötzlich war sie von Freude und Energie ergriffen, und die Übung schien wie maßgeschneidert, denn die Patientin führte sie mit sehr viel Sorgfalt, Liebe und Aufmerksamkeit durch und nahm sich Zeit und ihren Raum.

Kommentar Frau A.: Sie war erstaunt und positiv überrascht darüber, wie ausgesprochen viele Assoziationen sie zu den Themen produzierte.

Avocados pflanzen
Übungsziel: Einpflanzen von Avocadokernen. Dies ist eine symbolische Übung. Die Liste mit Begriffen, welche die Patientin in der ersten Übung als Symbole in der Natur zu finden versuchte, wurden auch bei der Avocado-Pflanzübung verwendet, sodass die Patientin diese Worte mit den Avocadokernen bewusst in eine Erde setzen konnte, damit sie dort in der Pflanzenknolle wachsen sollten. Es war wichtig, dass diese Übung etwas mit Nahrungsmitteln zu tun hatte wegen der erneut aktivierten und sehr behindernden Essstörung der Patientin. Die Avocadokerne waren sozusagen positive Stellvertreter dafür, sich selbst zu nähren.

Beobachtungen der Therapeutin: Die Patientin war bei der Übung engagiert und konzentriert. Sie wühlte mit Freude in der Erde und war bei der Übung ganz bei sich.

Naturkiste
Pflanztöpfe mit Erde und Avocadokernen als Symbol dafür, sich selbst durch ein heranwachsendes Lebensmittel zu nähren, dem sie beim Werden zusehen kann, was die unmittelbare Verbindung zur Natur sichtbar macht (**Abb. 8-5**). Das Pflanzen als Vorübung und Anregung dazu, den eigenen Balkon wieder zu begrünen. **Liste mit den Begriffen**, zu denen die Patientin Naturmaterialien gesammelt hatte, welche ursprünglich aus dem Naturinterview stammen und als Grundlage der Übungen zur Herstellung einer Verbindung zwischen Sprache und Natur dienen sollten. Anhand dieser Begriffe ist es der Patientin immer wieder möglich, diese für sie sehr anregende Übung in unterschiedlichen Umgebungen später für sich selbst zu wiederholen.

Feedback
Beurteilung durch Frau A. zwei Wochen nach der NBT-Aktivität
Die Aufgabe zu ausgewählten Begriffen aus meinem Interview, Entsprechungen in der Natur aufzuspüren, hat meine Wahrnehmung vertieft. Alte Begriffe, die mich während meines

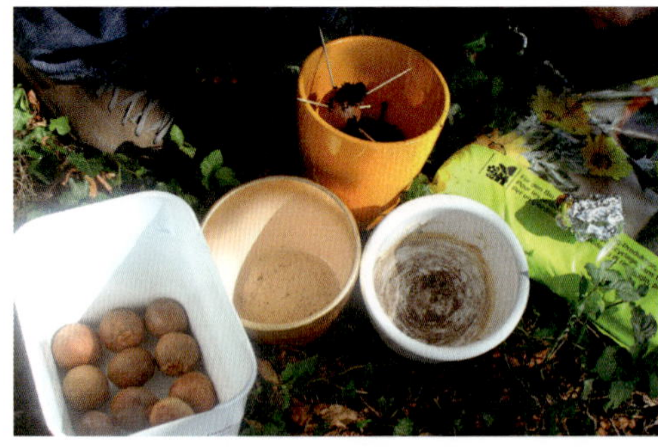

Abbildung 8-5: Avocadokerne zum Einpflanzen (Quelle: A. Adevi, M. Breznik)

Aufenthaltes in der Klinik beschäftigt und Teil meiner gedanklichen Auseinandersetzung waren, waren dann – verknüpft und in Verbindung mit der Natur – plötzlich fassbar für mich. Dadurch, dass diese Themen bereits während des Klinikaufenthaltes präsent waren, hatte ich das Gefühl, aus dem Vollen schöpfen zu können. Bislang hatte ich Gedanken nur in schriftlichem Ausdruck gebannt. In den Stunden mit der NBT-Therapeutin wurde die Natur plötzlich zu einem sinnlichen Träger der Gedanken, wenn mir auch dazu das Gegenüber sehr wichtig war: das offene Ohr, der Austausch und die Möglichkeit, direkt zu formulieren und auf Verständnis zu stoßen. Die Gedanken konnten eine konkrete Form finden. So war die Natur ein Teil des „In-Fluss-Kommens". Genauso wichtig, wenn nicht sogar wichtiger, war mir das Gegenüber, das den Gedanken Halt und Struktur gegeben hat. Die Formen und Bilder aus der Natur haben das Gespräch getragen, ihm ein Gefäß gegeben. Es zeigte sich, wie wichtig Wort und Sprache sind, um mit mir selbst und meinem Umfeld in Verbindung zu kommen. Es hilft mir über meine Brüchigkeit, meine Schwäche und meinen Schmerzkörper hinwegzukommen, über sie hinauszugehen. Die Sinne bleiben für mich sehr ambivalent. Sie sind mehr eine Sehnsucht als ein direktes Ziel. Zu sehr bringen sie mich „aus dem Lot". Sie sind zwar die Verbindung zur Welt, aber allzu oft bedrohlich. Sie führen (noch) zu Gefühlen, denen ich mich nicht gewachsen sehe. Das Wort und die Sprache können mich schützen vor der Überflutung. Das heißt, eine Situation, in der die Sinne im Zentrum stehen, überstehe ich am besten, indem ich mich auf Worte gestützt darin „bewege". Die Übungen waren wie ein „flow", die Gedanken konnten fließen. Das Gespräch hat mich mit der Natur verbunden. Ich hatte das Gefühl, einen Ausdruck finden zu können und mich darin verstanden und bestätigt gefühlt. Es war ein Moment der Stärkung und nicht des Zweifelns. Ein gutes Gefühl, das mich auch dem Schreiben wieder nähergebracht hat und auch der Erkenntnis, welche Bedeutung es für mich hat. Ich prallte immer wieder auf mein „Idealbild", wie mein Leben sein sollte und zu sein hat, darin sind viele Wünsche und Ziele, die sich durch meine Erschöpfungszustände nicht umsetzen lassen. Ich stelle mich oft gegen diese Erscheinungen und renne innerlich dagegen an, habe große Mühe, diese „Realität" für mich anzunehmen. Die Gefahr ist dabei, umso mehr über meine Grenzen zu gehen und die Erschöpfung dadurch zu fördern. Auf meine realen Grenzen zu hören, ihnen nachzugeben, erschreckt mich, weil der Radius so eng erscheint. Je weiter ich im Erkenntnisprozess voranschreite, desto mehr wächst mein Verständnis für diese Zusammenhänge. Ich konnte dazu aus der Klinik so einiges mitnehmen, was sich nun im Nachhinein gefestigt hat. Das hilft beim Thema Geduld und Akzeptanz. Ich bin daran, die Notwendigkeit, kleine Schritte anzuerkennen, weiter auszubauen. Es geht darum, das Maß zu finden, mit dem ich etwas bewältigen kann und doch auch ausreichend Ruhe zu finden, ohne mich infrage zu stellen. Es ist ein Weg der kleinen Schritte, die therapeutisch begleitet sind, mit ausreichend Ruhepausen. Als innere Notwendigkeit muss ich schreiben, um Halt und Klarheit zu finden. Die Natur ist für mich zur jetzigen Zeit eine tragende Kulisse, es tut mir gut in der Natur zu sein. Allerdings kann ich nicht einfach dorthin aufbrechen, um in meinen „verengten Zuständen" dort Trost, Kraft und Halt zu finden. Im Gegenteil: Genau dann zeigt sie mir die Diskrepanz zwischen dem Gefühl von Verbunden sein (als mein Ideal) und meiner tatsächlich empfundenen Taubheit, Kraftlosigkeit und inneren Zerstückelung. Das macht es noch schwieriger, diesen Zustand zu ertragen. Derzeit versuche ich, mit kleinen Bewegungen zu Hause, besprochen und begleitet, mich mir selbst anzunähern und die Sinneswahrnehmungen so zu dosieren, dass sich nicht gleich wieder alles verschließen muss. Für mich hat bereits das Vorgespräch neue Anregungen geliefert und gewohnte Gedankengänge aufgebrochen. Es bekamen meine Themen einen neuen Bezug und Kontext. Das hat die innere Färbung zum

Positiven verändert. Es hat sehr gutgetan, sich auf die von außen gestellten, persönlichen Fragen einzustimmen und sich in diesem Fokus neu zusammenzusetzen. Die Avocado habe ich vor meiner Abreise nicht mehr alle einpflanzen können. Es wäre ein gutes Sinnbild gewesen, allerdings weiß ich nicht, ob ich im Herbst mit meiner extremen Müdigkeit die zarten Pflanzen ins Leben hätte bringen können. Nun habe ich schon mal ein Bild vor Augen, wie ich im Frühling meinen Balkon – in Anlehnung an die Naturbasierte Therapie – bepflanzen könnte. Schon allein das tut gut.

Beurteilung durch Frau A. sechs Jahre nach der NBT-Aktivität

Ich erinnere mich gerne an die Tage in der Klinik, die Gespräche mit der Therapeutin und das Projekt „Naturbasierte Therapie“. Es freut mich sehr, dass NBT auch in der neuen Klinik von Ihnen angeboten wird. Meine Erschöpfungszustände haben mich in den Jahren danach auch weiterhin sehr belastet. So ist im Anprasseln aller Notwendigkeiten, um mich halbwegs organisieren zu können, das NBT-Projekt mit seinen Inputs leider untergegangen. Ich erinnere mich an einige, wenige Flashs, z. B. meine Sehnsucht nach moosigem Waldboden. Ich weiß noch, dass ich das Interview und die Gespräche sehr anregend und interessant empfunden habe, aber die Inhalte sind nicht mehr greifbar. Ich bedaure das sehr.

Ich habe damals das Projekt mit einer „Mitstreiterin“ auf der Abteilung eingehend besprochen, wir fanden es beide faszinierend, spannend, erkenntnisbringend; die Fragen zur Natur haben verborgene, innere Räume geöffnet und Formulierungen in Bezug auf sich selbst hervorgebracht, die einen selbst überrascht haben. Sie haben mir Teile der eigenen Persönlichkeit gezeigt, die so noch nicht ausgeleuchtet waren. In Bezug zur Natur hat man sich selbst, auf konstruktive, auch kreative Art neu entdecken können, an das alles erinnere ich mich, aber leider nicht an die Inhalte. Nach meiner Rückkehr hatte ich auch meiner Therapeutin davon erzählt. Es hat damals eine Sehnsucht in mir ausgelöst, aber die Energie für die Umsetzung hat außerhalb der Klinik im normalen Alltag gefehlt.

Ich würde diese Therapie nochmals machen. Der Aspekt, Kraft aus der Natur zu ziehen, bleibt ein starker Anreiz. Vielleicht setze ich auch – unbewusst – einige der Anregungen von damals um. Ich bin gerne im Grünen, an Gewässern, suche dort die Ruhe, auch wenn ich die Eindrücke mehr dosieren muss, als es mir damals bewusst war. Ich könnte mir diese Therapie vorstellen, aber in einem regelmäßigeren Austausch. Gerade unter beschwerten Zuständen – wenn der Energierahmen eng wird – rückt dann auch die Wahrnehmung für die Natur in den Hintergrund. Da komme ich dann von allein nicht mehr hin. Ich weiss nicht, ob in diesen Momenten dann ein neuer Impuls hilfreich wäre, damit sich diese Kraftquelle besser erschließen und integrieren ließe. Aus meiner persönlichen Erfahrung setzt diese Therapie (vielleicht nicht so, wie sie ist, aber so, wie ich mich erinnere) voraus, dass man bereits die Kraft hat, den Schritt auf die Natur zuzumachen, auch wenn es manchmal genügen würde, nur innerlich den Fokus auf ein nahes Naturelement zu richten. In engen Momenten geht das leider verloren. Da wäre vielleicht eine Gruppe, an die man sich wenden kann, oder eine Ansprechperson wieder eine Brücke zu dieser Quelle.

Alternative Aktivitäten Abgrenzung mit Kreis aus Naturmaterialien, Nähe/Distanz zur Therapeutin ausprobieren, Handwerkliches unter freiem Himmel, Übungen für alle Sinne, Moosspaziergang barfuß, Moos imaginieren und Assoziationen beschreiben.

Kommentar

Thema: Sich wieder bedeutsam und wirksam fühlen

Die meisten NBT-Interventionen stammen ursprünglich aus der Gartentherapie, die während der beiden Weltkriege in England und den USA entwickelt wurde. Die Heilwirkung von Tätigkeiten wie Säen oder Jäten sind unbestritten (Söderback et al., 2004). Der Fokus auf die Tätigkeit in der Gartentherapie kommt aus der Beschäftigungstherapie (Shoemaker, 2002). Zur Erklärung der Heilwirkung eignet sich am besten Kielhofners MOHO-Modell (Kielhofner, 1997). Im „Model of Human Occupation" (MOHO) wird erklärt, dass der Mensch gerne aktiv ist und sinnvolle, interessante Tätigkeiten ausführt, die ihm Energie zurückgeben. Hat eine Person die Möglichkeit, solchen angenehmen Tätigkeiten nachzugehen, fühlt sie sich belohnt und anerkannt. Sinnvollen Tätigkeiten im Freien, im Garten nachzugehen, wird vielleicht als besonders lohnend empfunden (Kielhofner, 1997). Gärtnerische Tätigkeiten sind mit der Steigerung körperlichen, geistigen, emotionalen und sozialen Wohlbefindens verbunden – wobei v. a. vier Werte als wirksam für die Heilung angesehen werden (Relf, 1999):

- die physische Abhängigkeit von Pflanzen (z. B., indem man von der Ernte profitiert),
- die ästhetische Betrachtung (die Freude an den Formen von Pflanzen und Tieren), die Überzeugung, am Leben teilzuhaben (was wiederum dazu führen kann, dass man weniger mit persönlichen Problemen beschäftigt ist)
- die Fürsorge für ein anderes Leben, das Hegen und Pflegen eines Lebens außerhalb des eigenen Körpers, indem man sich den Bedürfnissen und der Entwicklung eines anderen Lebewesens widmet, was zu einer neuen Form der Bindung führen kann,
- soziale Interaktion z. B. durch den Austausch von Erfahrungen im Umgang mit Pflanzen.

Bei den beiden NBT-Aktivitäten dieser Patientin handelt es sich um rein gartentherapeutische Interventionen. Im Interview kristallisierten sich drei wesentliche Themen heraus – Themen von absoluter Wichtigkeit für sie: „Neuanfang", „Geduld„, „Natur als Kraftquelle". Diese Themen stachen auch dahingehend besonders heraus, dass sie sich als tägliche Mantras auf dem künftigen Weg aus der Erschöpfungsdepression eigneten. Ihr Problem waren z. B. ineffiziente Bewältigungsstrategien und die NBT-Aktivitäten konzentrierten sich darauf. Die Patientin benötigte neue Strategien und Methoden für den Umgang mit Druck und Stresssituationen. Ihre eigenen Rehabilitationsziele waren Erholung zu finden und ihre Arbeitsfähigkeit wiederzuerlangen und zu steigern. Eines der Therapieziele war, eine Stabilisierung herbeizuführen, und die gemeinsamen NBT-Stunden sollten einen Neubeginn signalisieren.

Ihre erste Aufgabe bestand darin, hinaus in die Natur zu gehen und diese Themen zu finden; natürliche Objekte als Stellvertreter. Sie sollte auch etwas in der Natur finden, das für sie selbst steht. Die Aktivität wurde zu einem enormen Stresslöser für sie und gab ihr sofort neue Energie. Eine Person kam in die NBT-Therapiesitzung – traurige Augen, niedergedrückte Körperhaltung – und eine andere Person verließ diese wieder – ein ungetrübt zufriedenes Lächeln im Gesicht und eine Körpersprache, die signalisierte, dass sie plötzlich über die Energie verfügte, mit der sie sich zuzutrauen schien, einiges in ihrem Leben in Angriff zu nehmen. Die Themen wurden von der Patientin positiv interpretiert. Sie hatte das Bedürfnis, die Schönheiten der Natur bewusst, aber frei zu betrachten. Teil ihrer Aufgabe war auch, die gefundenen natürlichen Objekte mit der Therapeutin zu besprechen, woraus eine natürliche, reibungslose, ruhige, soziale Interaktion entstand.

Ihre Vorgeschichte als ehemalige Anorexie-Patientin war mitverantwortlich für die Idee, sie eine Tätigkeit ausführen zu lassen, die positiv mit Nahrung assoziiert war. Sie bestand im Pflanzen von Avocadokernen, die man mit Zahnstochern auf drei Beine stellt, um sie nicht unmittelbar in ein mit Wasser gefülltes Gefäß zu stellen (**Abb. 8-6**). Die Patientin führte die Aufgabe mit viel Interesse und Freude aus. Sie sagte, sie habe es vermisst, etwas „Lebendiges" zu betreuen. Frau A. zeigte während der Übung eine sehr liebensfähige Seite ihrer Persönlichkeit und es verwundert nicht, dass sie ein gro-

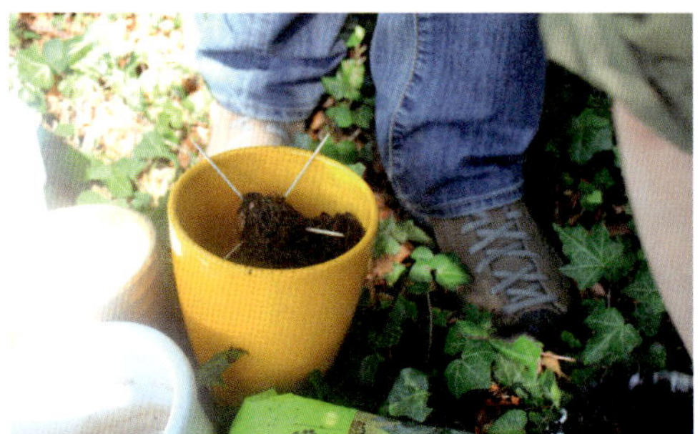

Abbildung 8-6: Avocadokerne werden mit Zahnstochern auf drei Beine gestellt (Quelle: A. Adevi, M. Breznik)

ßes Bedürfnis danach hat, etwas oder jemandem Fürsorge und Liebe zu schenken. Der soziale Aspekt der Aktivität bei der Ausführung gemeinsam mit der Therapeutin, aber auch die Aussicht auf das baldige Wachstum, die Ernte zu einem späteren Zeitpunkt, waren etwas, worauf sich die Patientin freuen und worüber sie anderen erzählen konnte. Sie freute sich auf die bevorstehende Entwicklung der Pflanzen, die sichtbar werden würde, die ihr aber auch einen Aspekt einer möglichen zukünftigen inneren Entwicklung aufzeigen würde.

8.3 Herr Bienenstock

Das Ziel des Lebens ist es, im Einverständnis mit der Natur zu leben (Zeno 335 v.C.)

Allgemeine Anamnese

Der Patient ist gemeinsam mit seinem jüngeren Bruder auf einem Bauernhof in Süddeutschland aufgewachsen. Die Eltern verstarben früh und der Bruder übernahm den Hof, während der Patient ein technisches Hochschulstudium absolvierte und seit fünfundzwanzig Jahren bei einer Versicherungsgesellschaft in der Schweiz tätig ist. Er lebt gemeinsam mit seiner Ehefrau und seinem zwanzigjährigen Sohn in einem Haus. In den letzten zwei Jahren kam es zu zunehmenden Spannungen am Arbeitsplatz, weswegen der Patient sich sozial eher zurückzog, am Wochenende Alkohol zu trinken begann, um sich zu entspannen und immer mehr in eine depressive Stimmung geriet – mit Müdigkeit, erhöhtem Schlafbedürfnis, Stressintoleranz, Konzentrationsstörungen und Grübelzwang.

Diagnosen: Anpassungsstörung mit Depression, Erschöpfungssyndrom, Schwierigkeiten im Berufsleben, Alkoholkonsum.

Naturanamnese

Kernthemen: Wald, Bäume, Baumfällen, Jahresringe der Bäume, Bauernhof, Maikäfer, Kühe, Bienen, Honig, Apfelmost, Maibaum, Schweine, Hühner, Eier, Katzen, Hunde, Karotten, Blumenkohl, Kartoffeln.

Der Patient ist als Kind in einer von Flachland und Wald geprägten Landschaft aufgewachsen, mit der er intensives Grün und Gelb sowie Bienen und zarten Frühlingsduft ebenso verbindet wie den von ihm als geruchlos geschilderten Winter. Er erinnert sich gerne an Maikäfer in den Bäumen und an Kühe auf den Wiesen, die seine Lieblingstiere waren, und deren Namen er heute noch weiß. Er half dem Vater beim Einzäunen der Weiden, auf denen dann Kühe und Schafe grasten. Er trank gerne Apfelmost, der auf dem Bauernhof aus verschiedenen Apfelsorten produziert wurde. Zum Betrieb gehörten Schweine- und Hühnerhaltung. Deshalb war es für ihn in der Kindheit ganz natürlich, am Schlachttag dabei zu sein, auch schlachtete er selbst, als er älter war. Es gab immer frische Eier und frische Milch. Mit seinem Großvater gemeinsam pflegte er die Bienenstöcke und aß gerne den selbstproduzierten Honig. Der Vater und der Großvater hielten auch Hunde und Katzen auf dem Hof. Die Mutter bepflanzte einen Gemüsegarten mit Karotten und Blumenkohl und Herr B. half im Herbst dem Vater dabei, die ersten Kartoffeln aus der Erde zu graben. Diese wurden dann mit Milch und Schwarzbrot gegessen. Die gesamte Familie hat viel gearbeitet. Es gehörte zum Alltag auf dem Hof zu helfen, wo man gebraucht wurde. Aber es wurde auch ausgiebig gefeiert, z. B. beim Volksfest des Maibaumaufstellens, bei dem getanzt, gegessen und gesungen wurde. Der Patient und seine Geschwister haben die Arbeiten auf dem Bauernhof mit großem Verantwortungsgefühl ausgeführt. Wachstum hatte Herrn B. bereits als Kind beeindruckt, v. a., wenn er es über eine gewisse Zeitspanne hinweg verfolgte, wie im Wald die Bäume an Größe zunahmen. Er war oft im Wald beim Holzfällen mit dabei und lernte das Alter der Bäume durch das Zählen der Jahresringe zu bestimmen. Inzwischen ist Baumfällen und Waldpflege zu seinem Hobby geworden, seit er gemeinsam mit einem Freund ein Waldstück bewirtschaftet, was er in den letzten Monaten jedoch vernachlässigte. Zudem fährt er sehr gerne mit dem Fahrrad, was ihn ablenkt und entspannt.

NBT-Ziele

- Eigeninitiative ergreifen
- mehr genießen und im Moment präsent sein
- Naturbeobachtung auffrischen und üben: Tiere, Pflanzen, die Ruhe in der Natur suchen
- Andere Werte als den finanziellen Erfolg suchen in der Wertschätzung der Natur
- Positive Kindheitserinnerungen an die Natur hervorholen.

NBT-Aktivitäten
Übungen: Fahrradfahren, Kühe beobachten, Bienen beobachten, Sinneswahrnehmungen und Beobachtungen im Wald.

Beobachtungen der Therapeutin: Die Therapeutin und Herr B. waren gemeinsam mit dem Fahrrad unterwegs zu einem Bauernhof in der Nähe der Klinik. Der Patient blieb auf Distanz vor einer zum Hof gehörenden Kuhweide stehen. Die Therapeutin bemerkte nicht, ob Herr B. direkten Kontakt mit den Tieren aufnahm, mit ihnen zu sprechen versuchte, zumindest schien er nicht in der Laune, sie an seinen „Kuhgesprächen" teilhaben zu lassen. Möglicherweise war es für die Situation auch behindernd, dass sich der Bauer in der Nähe befand. Herr B. versuchte fachmännisch zu betrachten, als müsse er wie in seinem Beruf die Situation beurteilen, ob sie bald in den Stall gehen, ob sie gut im Fleisch stehen oder ob sie genügend Milch geben würden (**Abb. 8-7**).

Danach fuhr man gemeinsam weiter zu einem Bienenstock und nahm in unmittelbarer Nähe Platz auf einem großen sonnenwarmen Stein neben einem Bach. Beim Anblick der bunten Bienenstöcke und den an- und abfliegenden Bienen wurde der Patient aktiver, wirkte mit einem Mal offener und emotionaler (**Abb. 8-8**). Erzählte vom Bienenstock seines Großvaters, den er mit ihm gemeinsam betreuen durfte, beschrieb das Abfüllen des goldgelben Honigs, von dessen intensiven Geruch und von der Schönheit der kunstvollen Bienenwaben.

Schließlich setzte man die Fahrt zu einem in der Nähe liegenden Wald fort, der angenehmen Schatten spendete an diesem heißen Sommernachmittag. Herr B. erzählte von den Waldarbeiten gemeinsam mit seinem Freund, die er nach dem Klinikaufenthalt wieder aufnehmen wolle. Er begutachtete den Zustand verschiedener Bäume, benannte verschiedene Baumsorten, betrachtete ein aus Ästen gefertigtes Häuschen, das ihm in seiner einfachen Machart gefiel und wirkte berührt, als er einen Baumstumpf fand, der beim Abzählen der Jahresringe fast im gleichen Alter war wie er selbst (**Abb. 8-9**). Insgesamt stellte sich zwischen dem Patienten und der Therapeutin eine entspannte, gelassene Stimmung ein, die Raum für philosophische Betrachtungen zu Leben und Natur ermöglichten.

Gefühle und Gedanken nach NBT: Ruhe, Entspanntheit, andere Werte, Lust auf Handwerk.

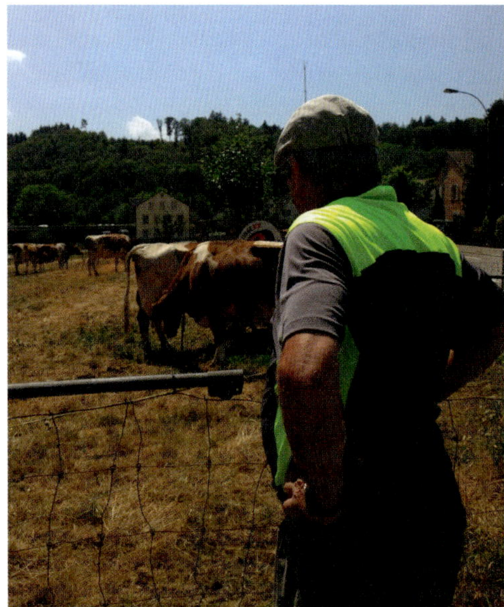

Abbildung 8-7: Der Patient beobachtet die Kühe auf der Weide (Quelle: A. Adevi, M. Breznik)

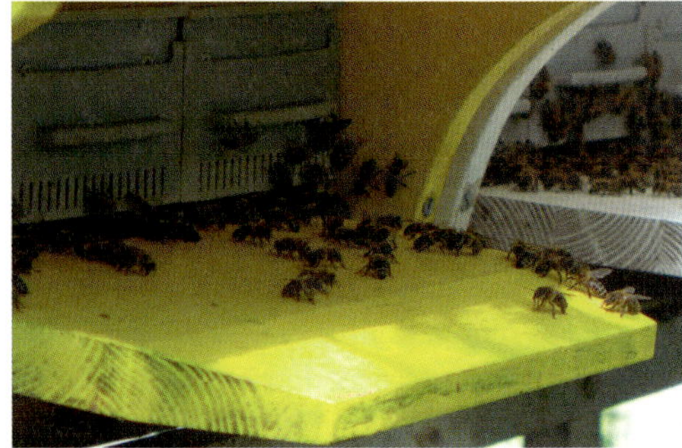

Abbildung 8-8: Der An- und Abflug an einem Bienenstock (Quelle: A. Adevi, M. Breznik)

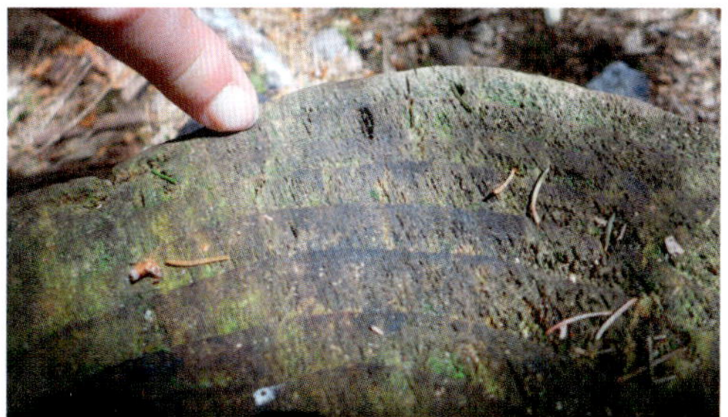

Abbildung 8-9: Die Jahresringe an einem Baumstumpf (Quelle: A. Adevi, M. Breznik)

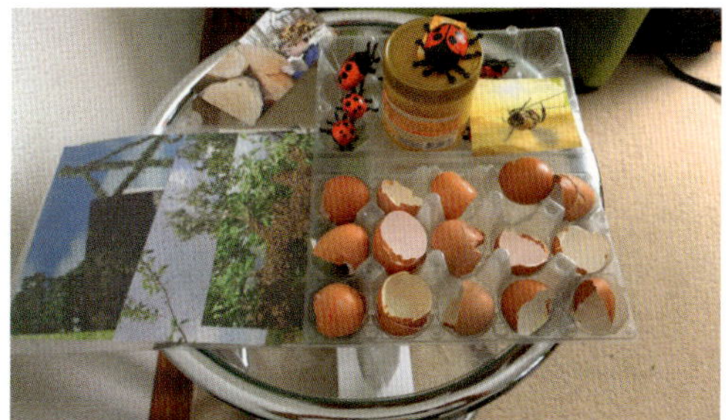

Abbildung 8-10: Die Naturkiste von Herrn Bienenstock (Quelle: A. Adevi, M. Breznik)

Naturkiste

Ein Plastikbehälter für Eier, gefüllt mit **Eierschalen**, als Erinnerungen an die Hühner und die anderen Tiere auf dem Bauernhof seiner Kindheit. **Schokoladekäfer** für die **Maikäfererinnerungen** und ein Glas mit Honig, wobei beides das Genießen verkörpert, das Herr B. in den letzten Jahren vernachlässigt hat. Naturfotos von Landschaften, die Herr B. zur Naturanamnese mitgebracht hatte, die ihn an die Gegend seiner Kindheit erinnern und ein **Foto von einem Maibaum**, um den fröhliche, in Tracht gekleidete Menschen tanzen, so wie es der Patient von seinem Dorf geschildert hatte. Herr B. hat in seinem Leben viel gearbeitet und erreicht, konnte jedoch nicht mehr seinen inneren Frieden und eine tiefe Entspannung finden. Vielleicht hat er vor lauter Frustration wegen der Schwierigkeiten am Arbeitsplatz auch „die Feier des Lebens" vergessen, woran ihn das Bild aus Kindheitstagen erinnern soll (**Abb. 8-10**).

Alternative Aktivitäten Morgendliche Atemübungen im Wald, Metaphern in der Natur in Bezug auf die eigene Persönlichkeit suchen, Gemüsegartenübungen, Aktivitäten mit Bienen, Honig, einen Maibaum bauen.

Feedback

Beurteilung durch Herrn B. zwei Wochen nach der NBT-Aktivität

Ich habe mich anhand der Übungen daran erinnert, dass ich eine gute Kinder- und Jugendzeit zu Hause gehabt habe, mit viel Anerkennung, weil wir immer mitgearbeitet haben. Die Aktivitäten, speziell das Sammeln der Fotos und die präsentierten Fotos haben in mir manche schlafenden, guten Erinnerungen geweckt, z. B. an die Imkerei gemeinsam mit meinem Großvater, dem ich gerne dabei geholfen habe. Ich konnte entdecken, dass mich die Natur sehr schnell in eine Entspannung führt. Ich denke auch mehr darüber nach, mit welcher Aktivität ich nach meiner Pensionierung anfangen möchte. Im Moment habe ich viele im Kopf, das ist besser als keine. Bin überzeugt, dass meine Aktivität sich sicher mit Wald, Natur und Handwerk beschäftigen wird. Raus in die Landschaft, Pflanzen und Tiere beobachten und darüber nachdenken, wie alles entstand. Grün ist eine beruhigende Farbe, bin gespannt, wie es im Winter wird. Während der Aktivitäten habe ich Ruhe, Entspanntheit, gute, glückliche Erinnerungen, andere Werte als beruflichen Erfolg erfahren können. Ich habe die Möglichkeit bei der Verschlechterung meines Zustandes, im Sinne einer depressiven Phase, mit Hilfe meiner Erinnerungen und der Natur wieder zurück zu meinem normalen Level zu kommen. Es gelingt mir immer besser, mich selbst zu definieren und nicht nur den erwarteten Werten zu entsprechen. Ich lebe in der Stadt, aber wenn es mir nicht gut geht, packe ich meine Stöcke und manchmal das Fernglas und gehe für mindestens eine Stunde die Natur beobachten. Lange Wanderungen oder Velofahrten, im Garten sitzen und Tiere und Vögel beobachten, regt bei mir mehrere Sinne gleichzeitig an. Ich bin dabei, das umzusetzen, was ich aus dem Aktivitätstag mitnehmen konnte, ich muss es nur noch regelmäßig tun.

Beurteilung durch Herrn B. sechs Monate nach der NBT-Aktivität

Der Aktivitätstag passte sehr gut zu meinen Therapiezielen, die ich mir für den Aufenthalt gesteckt hatte. Ich habe in der Klinik festgestellt, dass ich raus in die Natur muss, am besten laufen. Fahrrad war auch gut (**Abb. 8-11**), aber laufen war und ist immer noch besser. Das Schöne war, dass ich an die lieben Bienen erinnert wurde, die ich fast vergessen hatte. Wenigstens geistig. Bin im Wald und beschäftige mich mit Bienenvölkern. Sitze an einem Bienenstand mit genug Abstand und sehe den Tieren zu. Bienen regen bei mir viele Sinne gleichzeitig an. Hätte nicht gedacht, dass es für mich in der Vergangenheit so wichtig war. Habe meinen Opa immer sehr gern gehabt. Als Prävention in der Natur ist für mich das Beste Nordic Walking: Stöcke nehmen und laufen. Wichtig ist, immer die gleiche Strecke und die gleiche Zeit. Was hilft, ist die Natur zu beobachten. Die Natur hilft mir dabei, mich zu konzentrieren und auch gleichzeitig dabei abzuschalten. Die Natur zu beobachten hat mir am meisten geholfen.

Beurteilung durch Herrn B. sechs Jahre nach der NBT-Aktivität

Als ich im Juni 2015 die Klinik verließ, ging es mir sehr gut. Nach den Sommerferien war ich einen Tag bei der Arbeit und wurde entlassen. Das war hart. Fand jedoch bald, mit 62, eine neue Herausforderung. Ich gründete eine Beraterfirma und hatte bis Mitte 2019 einen Auftrag einer New Yorker Firma und war dadurch viel auf Reisen. Danach pensionierte ich mich. Mitte 2018 wurde eine Herzinsuffizienz festgestellt. Anfang 2020 eine spinale Stenose, Borreliose (im Wald beim Eichenpflanzen geholt) und danach konnte ich wieder Velotouren machen: fünfzig Kilometer am Tag. Anfang August 2020 hatte ich einen Hirnschlag mit halbseitiger Lähmung. Erfolgreiche Entfernung des Gerinnsels in der Uniklinik Zürich. Reha mit Erfolg: konnte wieder Bergwandern. Ende 2020 Verschlechterung der Herzinsuffizienz. Folglich bekam ich einen Herzschrittmacher. Bei dieser Operation im Februar 2021 entdeckte man ein Lungenkarzinom. Im April Entfernung des oberen Teils des rechten Lungenflügels, Reha und wieder fähig zu leichten Wanderungen. Leichter Befall von Lymphknoten. Daher Chemo. Die Chemo war und ist hart. Nieren-Insuffizienz, Anämie und alle möglichen Nebenwirkungen. Kann gerade nur noch ein paar hundert Meter gehen. Dank dem Aufenthalt in der Klinik und der NBT bin ich bei alldem nicht in eine Depression verfallen und immer noch optimistisch. Geniesse das eingeschränkte Dasein mit Familie und Freunden.

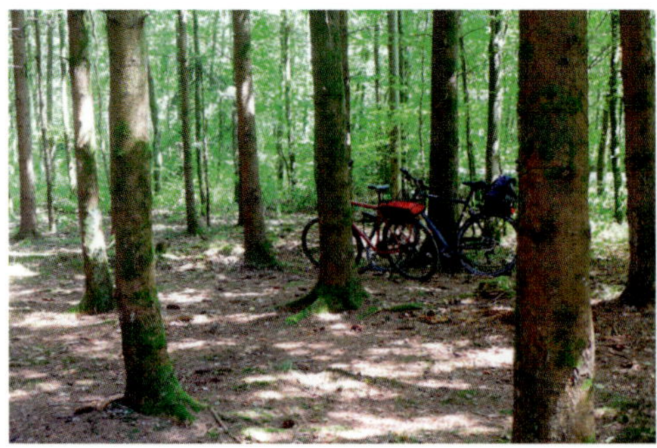

Abbildung 8-11: Mit dem Rad die Natur entdecken (Quelle: A. Adevi, M. Breznik)

Ich habe mich seit dem NBT-Aktivitätstag viel in der Natur aufgehalten, denn das gibt einem immer ein gutes Gefühl und entspannt mich. Schön ist es immer Bäume zu pflanzen und ihr Wachstum zu verfolgen. Leider hatte ich wenig Gelegenheit, mich mit Bienen zu beschäftigen.

Ich hatte und habe einige physische Krankheiten mit Schmerz und Atemnot und war des Öfteren etwas angeschlagen. Auch die unerwartete Entlassung aus meiner Arbeitsstelle hat mich stark betroffen. Wenn es möglich ist, bin ich im Wald und im Garten. Im Sommer sitze ich gerne unter unserer Eiche, kühl und ruhig. Falls ich mich dringend aufmuntern muss, gehe ich ungefähr eineinhalb Kilometer zu einem

Kuhstall. Das ist sehr beruhigend. Mit meiner Frau und meinem Sohn und meinen beiden Freunden, mit denen ich im Wald bin, habe ich über meine damaligen NBT-Aktivitäten gesprochen. Auch mit ihren Ehefrauen habe ich diskutiert (beide im medizinischen Bereich tätig). Alle sind überzeugt, dass die Natur uns alle entspannt. Grundsätzlich könnte ich mir eine erneute Teilnahme an für mich aktualisierten NBT-Aktivitäten vorstellen. Wenn mein körperlicher Zustand sich weiterhin nicht verbessert, benötige ich vielleicht psychologische Hilfe. Im Moment helfen mir noch die erlernten Instrumente, den Kopf überm Wasser zu halten.

Kommentar

Thema: Nichtmenschliche Begegnungen

Die Zusammenstellung der NBT-Aktivitäten für diesen Patienten beruhte im Wesentlichen auf der Idee, seine mit Tieren verbundenen positiven Kindheitserinnerungen zu aktivieren. Nach depressiven Episoden fällt es ihm schwer, Bewältigungsstrategien zu entwickeln, die für ihn funktionieren. Eines seiner eigenen Gesundheitsziele besteht darin, wieder Freude, Glück und Zufriedenheit im Leben zu finden. In vielen Stadien der kindlichen Gefühlsentwicklung spielen nichtmenschliche Entitäten wie Pflanzen, Wasser, Steine und Tiere eine Rolle. Diese nichtmenschlichen Entitäten kommunizieren mit uns auf einer direkten Ebene, der eine symbolische Bedeutung verliehen werden kann (Grahn & Stigsdotter, 2010; Searles, 1960). Im Genesungsprozess von Menschen mit Stressfolgeerkrankungen gewannen Bauernhöfe (Hassink & Dijk, 2006) und Tiere (Berget et al., 2008; Milonis, 2004) in den letzten Jahrzehnten zunehmend an Bedeutung. Eine geglückte Beziehung zur nichtmenschlichen Welt ist insofern von Bedeutung für das Wohlbefinden einer Person, als sie auch zur Entwicklung einer geglückten Bindung an ihre Liebesobjekte beiträgt (Searles, 1960; Spitzform, 2000). Es ist durch Studien belegt, dass kranke Personen abhängiger von der nichtmenschlichen Umwelt und empfänglicher dafür sind als gesunde. In Lebenskrisen und Krisensituationen besteht ein stärkeres Bedürfnis nach einer Verbindung mit einfacheren, weniger komplexen Dingen, da diese mehr Stabilität und Klarheit ausstrahlen als ein menschliches Gegenüber (Ottosson & Grahn, 2008). Je komplizierter eine Beziehung ist, umso schwieriger ist sie zu handhaben, v.a., wenn die Person unter großem Stress steht.

Dieser Patient erzählte von seinen Erinnerungen an eine wunderbare Kindheit, in der er von morgens bis abends in der Nähe von Kühen war, und beschrieb das Nichtweitergeben seines großen Wissens über diese herrlichen Tiere als eine Art Verlust. Er hat seine Kenntnisse der „Sprache der Kühe", ihres Verhaltens, „des Kuhseins" eigentlich nie mit jemandem geteilt und würde gern eine Gegend mit Kühen aufsuchen und zusammen mit der Therapeutin mit den Kühen „reden", ihr die Stimmungen der Tiere erläutern, wie sie funktionieren usw. Das wäre etwas ganz Besonderes, sagte er. In seiner Kindheit habe er eine innige Bindung und ein tiefes Mitgefühl für das Tier entwickelt, fühlte sich zeitenweise sogar „eins" mit der Kuh oder den Bienen und anderen Tieren. Eine solche Sonderbeziehung zu einem Tier zeigt sich nicht selten in der NBT. Ein positiver Effekt dieser Verbindung war, dass sie es dem Kind oder dem Jugendlichen ermöglichte, auch eine neue Beziehung zu und Kommunikation mit anderen zu entwickeln – eine, die meist verständnisvoller, weicher, empathischer war. Diese Form der Kommunikation geht für die meisten in schwierigen Phasen ihres Lebens verloren, doch ist es möglich, sie wieder Schritt für Schritt hervorzuholen, wenn das sorgfältig und bedacht geschieht.

8.4 Herr Eichenbaum

Wenn du einen grünen Zweig im Herzen trägst, wird sich ein Singvogel darauf niederlassen (Chinesisches Sprichwort)

Allgemeine Anamnese

Herr Eichenbaum wurde in der Schweiz als Kind von italienischen Einwanderern geboren. Er wuchs gemeinsam mit zwei Geschwistern zunächst in der Schweiz auf, ging jedoch mit zwölf Jahren gemeinsam mit der Mutter und den Geschwistern für zwei Jahre zurück nach Italien, wo er eine intensive Zeit bei seinen Großeltern in einem kleinen Dorf verlebte. Die Rückkehr in die Schweiz fiel ihm schwer, er konnte jedoch eine Berufslehre abschließen und arbeitet seit fünfundzwanzig Jahren in einem Chemiebetrieb. Er ist verheiratet und hat zwei halbwüchsige Kinder. Wegen Überlastung in der Arbeit und Problemen in der Paarbeziehung kam es zur Entwicklung einer depressiven Episode mit Konzentrations- und Gedächtnisstörungen und einer allgemeinen Erschöpfung.

Diagnosen: Anpassungsstörung mit Depression, Paarkonflikt, Erschöpfung, Probleme in Verbindung mit der beruflichen Situation, rezidivierender Reflux.

Naturanamnese

Kernthemen: Obst und Gemüsebau, besonders Tomaten, Bäche, natürliche Ernährung, Eier, Hühner, Schweine, Katzen, Hunde, Bäume, Wald, Dorf, Birnen, Natur als Kirche.

Der Patient ist in der Schweiz und Italien in eher hügeligen Landschaften aufgewachsen, wobei er sich an Wälder, Seen, aber auch das Meer und braune Felder erinnert. Noch heute verbindet er mit diesen Landschaften das Gefühl von Zugehörigkeit, Geborgenheit und Heimat. Er berichtet, dass es als Kind sehr wichtig war, genügend Sonne zu bekommen. Die Eltern waren immer im Schrebergarten. Der Großvater des Patienten bewirtschaftete einen riesengroßen Garten, mit dem er die Familie ernähren konnte. Es wurde Öl gewonnen und Wein gekeltert und aus den vielen Tomaten Tomatensauce produziert. Der Patient hatte in den Jahren seines Italienaufenthaltes zwischen dem zwölften und fünfzehnten Lebensjahr den Großvater immer am Nachmittag in den Garten begleitet und durfte dort Beeren und andere Früchte pflücken und essen. Er fütterte auch Tiere und sammelte Eier ein, denn der Großvater hatte viele Hühner, dazu Schweine, Katzen und Hunde. Im Garten gab es ein Garetnhäuschen, wo das Werkzeug untergebracht war. Herr E. pflückte auch im Spätsommer Birnen und verkaufte diese gemeinsam mit seinem Großvater auf dem Markt. Italien verbindet der Patient mit dem Garten seiner Jugend, dem Gemüse, dem guten selbstgemachten Essen und dem einfachen Leben. Diese Zeit in Italien ist für ihn angefüllt mit Licht und intensiven Farben und seither sucht er auch überall in seinem Leben dieses Licht und diese Farben. Die Ferien verbrachte die Familie später oft in Italien am Meer. Mit seiner Mutter verbindet Herr E. Spaziergänge und das Trocknen von Blumen. Er hat das Gefühl, die Natur rede mit ihm, sie sei wie eine Kirche. Besonders stark sei dies im Kontakt mit der Energie, die ihm die Bäume geben würden.

NBT-Ziele

- Eigene Bedürfnisse besser wahrnehmen, sie umsetzen und leben
- Sich selbst gerne haben
- Abgrenzen lernen
- Den Kontakt zur Natur vertiefen

NBT-Aktivitäten

Übungen: Baumberührung und Baumbeschreibung im Wald, Schrebergartenbegehung, Tomaten achtsam essen, eine Pflanze im Garten finden, die einem etwas sagen möchte

Baumkontemplation im Wald

Übungsziel: Sich mit einem Baum identifizieren, dessen Stärke und Ruhe in sich aufnehmen.

Beobachtungen der Therapeutin: In der Vorbereitung zeigt sich der Patient sehr aufgeschlossen, die Aktivität Baumumarmen auszuführen und er bat darum, zu „seinem" Baum, den er auf seinen Spaziergängen in der Nähe der Klinik gefunden hatte, zu wandern (**Abb. 8-12**). Er wisse nicht genau, wie alt dieser Baum sei, er schätze jedoch zwischen zwei- und dreihundert Jahren, und er habe im Verlauf der letzten Wochen eine Beziehung zu ihm aufgebaut. Der Patient bezeichnet sich als religiös, er würde jedoch die Kirche eher in der Natur finden. Bei der Baumumarmung stand dessen lange Existenz und die damit verbundene Geschichte als zentrales Thema im Raum. Als Antwort auf die Frage, welche Geschichte der Baum gehabt haben könnte, entwickelte Herr E. Vorstellungen über verschiedene Menschen, die im Laufe der Zeit vorbeigekommen sind und wie die Gegend vor zweihundert Jahren wohl ausgesehen hat. Die Aufgabe für ihn bestand darin, sich innerlich, während er sich mit dem Baum zu verbinden versuchte, mit seinen eigenen Entwicklungsschritten während seines bisherigen Lebens zu beschäftigen – und zwar mit dem, was für ihn in Zukunft wichtig sein würde. Dazu gehört z.B., sich selbst zu lieben, seine Gefühle wahrzunehmen, mehr bei sich selbst zu bleiben, nicht immer „Ja" zu sagen, sondern sich rechtzeitig bewusst zu werden, wenn er etwas nicht will und das auch nach außen zu kommunizieren. Unterstützung hierfür könne auch aus der Natur kommen, er solle offen sein für Lösungsansätze. Der Patient zeigte während der Übung Ehrfurcht und Zuneigung zum Baum, konnte sich auf dessen Rindenstrukturen einlassen und fand Narben, die dem Baum aber über die Jahrzehnte und Jahrhunderte nichts hatten anhaben können. Die Energie des Baumes war für ihn deutlich spürbar, diese würde sich bei jedem Besuch auf ihn übertragen.

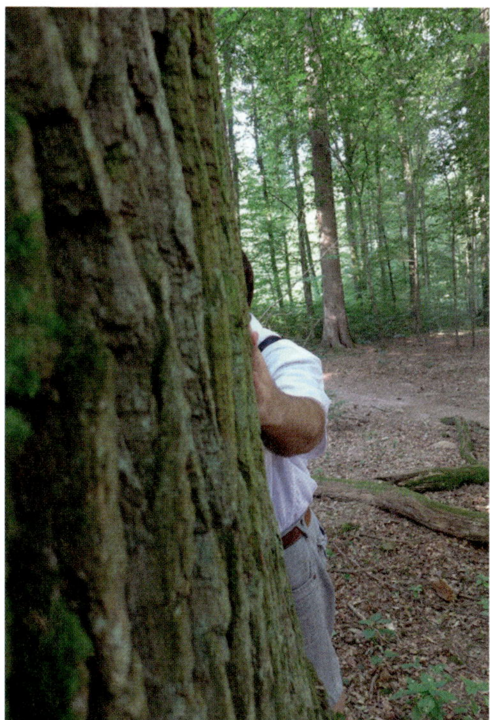

Abbildung 8-12: Einen Baum berühren, umarmen und eine Verbindung suchen (Quelle: A. Adevi, M. Breznik)

Gemüse-Genuss

Übungsziel: Anknüpfen an die Bodenverbundenheit des Großvaters, Erinnerung wecken an glückliche Kindertage, Selbstwirksamkeit wecken.

Beobachtungen der Therapeutin: Es wurde im Schatten vor einem kleinen Tomatentreibhaus in einem Schrebergarten Platz genommen und kleine, selbstgepflückte Biotomaten wurden schweigend, langsam und genussvoll gegessen (**Abb. 8-13**). Das Schweigen trug auch dazu bei, dass sich eine erhabene Stimmung einstellte. Nach einer Weile wurde das Erlebte miteinander ausgetauscht. Der Patient erzählte, wie er seine eigene Entwicklung im Verhältnis zum Wachstum und der Entwicklung z.B. von Tomaten sieht. Während er diesen Vergleich anstellte, war er überrascht, wie viele neue Erkenntnisse er in Bezug auf seine eigene Entwicklung in der letzten Zeit hatte machen können. Er war konzentriert, doch gleichzeitig entspannt in den Übungen anwesend. Er er-

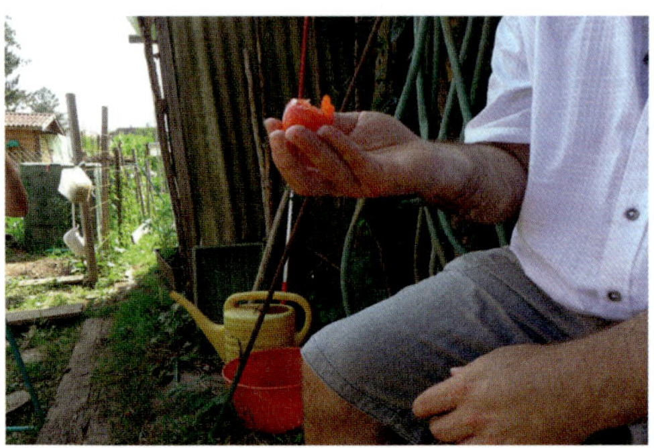

Abbildung 8-13: Genussvoll eine Tomate essen und sich über die Entwicklung Gedanken machen (Quelle: A. Adevi, M. Breznik)

weckte jedoch auch diskret den Eindruck, alles gut und richtig machen zu wollen, um sich den Respekt und die Aufmerksamkeit der Therapeutin zu sichern.

Welche Pflanze sucht mich
Übungsziel: Eigene positive Eigenschaften in der Natur entdecken mithilfe von Pflanzen.

Beobachtungen der Therapeutin: Die nächste Übung war freier gestaltet. Es stand der ganze Garten zur Verfügung und Herr E. sollte etwas pflücken oder etwas anschauen, mit dem er sich selbst als Person in Verbindung bringt. Herr E. betonte des Öfteren, wie ähnlich dieses Areal im Vergleich zum Garten seines Großvaters sei. Die Situation erinnerte den Patienten intensiv an das Dorf seiner Großeltern, denn er kannte zufällig die Leute, die den Nachbargarten bewirtschafteten und begann auch ein intensives Gespräch. Es war spürbar, dass sich der Patient ein Stück weit wie im Dorf seiner Kindheit fühlte. Gleichzeitig kam in ihm der Wunsch auf, diese Situation nicht wieder zu verlieren und er bot sich der Nachbarsgärtnerin an, ihr in Zukunft bei der Arbeit in diesem großen Garten zu helfen oder sich darum zu kümmern, selbst ein Stück Garten zu pachten. Im Gespräch betonte Herr E., es sei ihm sehr wichtig, dass die Pflanzen biologisch behandelt würden, denn er habe eine große Abneigung gegen die Anwendung von Umweltgiften in der Landwirtschaft. Nur ein biologischer Landbau würde den guten Geschmack des Gemüses garantieren, so wie er es aus dem italienischen Dorf kennt. Schließlich hat Herr E. Minze und Salbei gepflückt und erzählt, dass er sich jeden Tag mit frischen Kräutern und Früchten ein Smoothie zubereitet. Der Patient wirkte glücklich und gelöst in dieser Aktivität und zeigte sich zukunftsorientiert, motiviert und engagiert.

Zu Beginn der Übungen war eher eine Nähe zwischen Therapeutin und Patient geplant, so wurde bei der Baumbetrachtung intensiv miteinander über die Beobachtungen und Erfahrungen ausgetauscht und auch der Baum gemeinsam umarmt (**Abb. 8-14**). Mit fortschreitendem Übungsverlauf sollte die Individuation jedoch unterstützt werden und die Unabhängigkeit voneinander. Weder bei der Baumkontemplation noch im Garten war dies dem Patienten auf Anhieb möglich, da er die Nähe der Therapeutin suchte, um Dinge zu zeigen und mitzuteilen.

Gefühle und Gedanken nach NBT: Gelassenheit, Zufriedenheit, Ruhe, Verbundenheit mit der Natur, geistige Befriedigung, vertiefte Sinneserfahrung, präsent und wach sein, Sendungsauftrag, andere teilhaben lassen, andere Menschen diese Dinge lehren

Alternative Aktivitäten: Tomatensauce herstellen, Eier sammeln, Abgrenzungsübungen, Olivenöl verkosten und verreiben, Schriftübungen über Naturdinge, Gebet, Meditation in der Natur, Metaphern in der Natur suchen.

Naturkiste
Früchte und Obst aus Stoff in einem Körbchen, Weinranken, ein **Glas italienische Tomatensauce**, echte Weintrauben und Tomaten, das **Bild eines alten Mannes** anstelle des Großvaters, seine eigenen Fotos, die einen Garten zeigen und auch ein Bild, das ihn als **kleinen Jungen mit seinem Großvater** im Garten

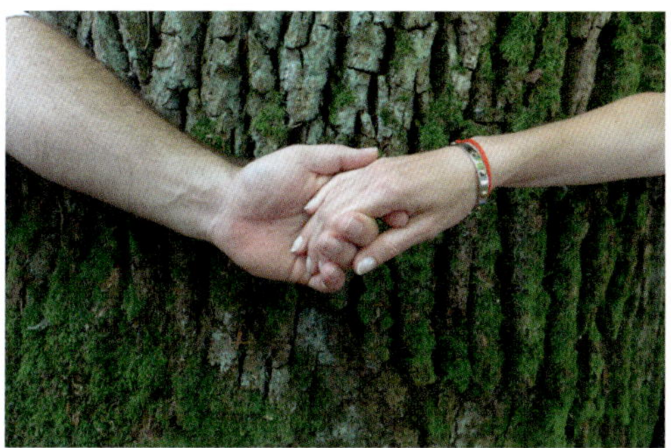

Abbildung 8-14: Nähe zwischen Therapeutin und Patient: gemeinsam den Baum umarmen (Quelle: A. Adevi, M. Breznik)

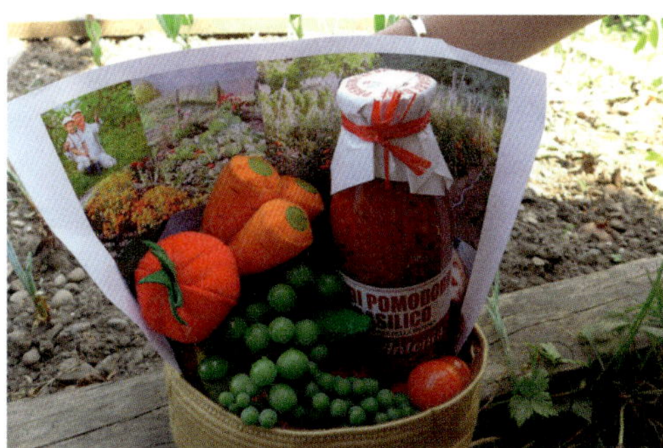

Abbildung 8-15: Die Naturkiste von Herrn E. (Quelle: A. Adevi, M. Breznik)

zeigt, um die Verbindung zu dieser Naturwelt weiterhin zu vertiefen (**Abb. 8-15**). Dies soll auch durch den Genuss **der Weintrauben** geschehen, die Herr E. unmittelbar nach der Übung essen wird, und später mit der Tomatensauce, die er nach Rückkehr nach Hause zubereiten wird. In diesem Sinne handelt es sich um zukunftswirksame Hilfen der positiven Erinnerung.

Feedback

Beurteilung durch Herrn E. zwei Wochen nach der NBT-Aktivität

Der Waldspaziergang zu der Eiche, welche ich während meines Klinikaufenthaltes im Frühling mehrmals besuchte, hat mich wieder an die schönen Momente der Gelassenheit erinnert. Die schönen und aufbauenden Gespräche während des Spaziergangs und schließlich das Interview im Schrebergarten zwischen den Gemüsebeeten haben mich besonders glücklich und zufrieden gemacht. Ich muss zugeben, dass mir noch mehr bewusst geworden ist, wie ich mich zur Natur hingezogen fühle, und dass ich mich in meinem Leben mehr und mehr mit diesem Thema beschäftigen möchte. Außerdem unterhalte ich mich sehr gerne darüber, tausche aus und gebe gern alles Wissen über die Natur weiter. Mein Traum wäre, Landwirt zu werden oder in einer Form therapeutisch einen Beruf zu erlernen, um mich und andere der Natur näher zu bringen. Düfte von Kräutern, der Geschmack einer süßen Tomate rufen viele Erinnerungen zurück. Die Farbenvielfalt stimmt mich positiv. Außer dem Sehen, Riechen, Schmecken und Hören fühle ich mein Bedürfnis nach Geistlichem speziell befriedigt. In der Natur sehe ich die Hand eines Schöpfers, ich fühle mich ihm näher. Meine Emotionen kann ich in einer solchen Umgebung erstaunlicherweise problemlos zeigen. Wie gesagt, werde ich versuchen mehr Aktivitäten in der Natur durchzuführen. Mit einem Freund sind wir auf der Suche nach einem eigenen Garten. Zum Beispiel versuchen wir eine Einstellung in einer biologischen Staudengärtnerei in der Nähe zu erhalten, auf freiwilliger Basis. Eine Alternative wäre sogar bei Frau H. in ihrem Garten auszuhelfen. Damit erhoffe ich mir eigentlich, ständig die gemachten Sinneserfahrungen zu wiederholen. Ich werde versuchen, im Alltäglichen aufmerksamer zu werden, das beginnt schon beim Essen, es mehr zu genießen, beim Spaziergang mehr zu erleben. Auch kann ich aus den Erfahrungen immer Kraft schöpfen und die Seele auftanken. Spaziergänge in den Wald oder die Gartenarbeit regen meine Freude besonders und viele Sinne gleichzeitig an. Die Farbenvielfalt, die Düfte, auch der Duft der Erde sind für mich einmalig und speziell. Da ich schon zuhause einen kleinen Garten pflege und aus therapeutischen Gründen ermuntert bin, regelmäßig spazieren zu gehen, setzte ich einiges schon um. Nun möchte ich es noch gewissenhafter tun und vermehren. Wie angesprochen habe ich mit einem guten Freund vor, mich auf irgendeine Weise auch beruflich in Richtung eines ganzheitlich naturbasierten Lebensstils zu bewegen. Wir sind sogar dabei, eine eigene Firma zu gründen.

Beurteilung durch Herrn E. sechs Monate nach der NBT-Aktivität

Die Aktivitäten haben mir geholfen, einen neuen Sinn im Leben zu finden, Lebenslust zu verspüren, was für mich in einer schwierigen Zeit eine Stütze und Motivation war. Der Bezug zur Natur hat sich verändert und ich bin aufmerksamer dafür geworden. Ich habe mir einen Schrebergarten gepachtet, um mehr im Garten zu sein. Ich habe eine Ausbildung zum Gartentherapeuten angefangen. Der Besuch des Gemüsegartens war für mich ausschlaggebend! Damit fand ich den Bezug zum Garten wieder. Der Garten hat für mich eine „heilende Kraft“, welche ich nun auch gerne weitergeben möchte. Die Gartentätigkeit hilft mir sehr bei meiner Genesung. Da sich mein Schrebergarten im Nachbardorf befindet, fahre ich sehr gerne mit dem Fahrrad dorthin und bleibe damit in Bewegung. In meinem Fall wurden die Aktivitäten perfekt ausgewählt! Der Spaziergang zu „meiner Eiche“ im Wald war sehr aufbauend. Das Interview im Obstgarten hat mich wieder zu vermehrter Lebensfreude bewogen. Vielen Dank! Ich bedanke mich hiermit nochmals herzlich für das passende Geschenk und für die Zeit, die ich mit den Therapeuten verbringen konnte. Ich fühlte mich sehr geehrt, an der NBT-Studie teilzunehmen und wünsche viel Erfolg!

Beurteilung durch Herrn E. sechs Jahre nach den NBT-Aktivitäten

Ich habe auch nach dem Verlassen der Klinik noch an die Übungen gedacht und anfänglich so gut es ging auch umgesetzt, habe sogar einen Kurs zum Naturtherapeuten in Deutschland besucht und war vor kurzem wieder bei „meiner Eiche“ zu Besuch. Es gibt schöne Erinnerungen an den Tag, doch muss ich zugeben, dass mit der Zeit und der Rückkehr in die Alltagsroutine und der Aufnahme von neuen Interessen, ich mich immer weniger damit befasst habe. Es existiert jedoch noch mein Notizheft vom Klinikaufenthalt und es ist hilfreich und eine Stützte, auch nur zu wissen, dass ich jederzeit hineinschauen und mich an die Ratschläge erinnern kann. Ich genieße meine Pausen, egal welche. Auch habe ich eine Zeitlang bei der damaligen Besitzerin des Schrebergartens ausgeholfen und schließlich selbst einen gepachtet. Gemeinsam mit meinen Söhnen habe ich mehr in der Natur unternommen, wir waren oft zusammen in meinem Schrebergarten, haben gezeltet oder einfach Spaziergänge in der Natur gemacht. Schließlich aber wurde ich geschieden und ich muss sagen, dass mir während dieser Phase die Gartenarbeit viel geholfen hat. Zwischenzeitlich habe ich meine frühere Arbeit aufgegeben und wollte nach Afrika auswandern, um noch mehr Reize aus der Natur zu erhalten. Insgesamt war ich etwa ein Jahr unterwegs, in Afrika und Italien, habe Menschen aus aller Welt getroffen, Schönes, aber auch Elend erlebt, habe Oliven geerntet von den Bäumen, welche mein Großvater gepflanzt hatte und Olivenöl produziert. Ich habe in dieser Zeit auch falsche Entscheidungen getroffen, falschen Leuten vertraut und habe Geld verloren, aber es waren meine Entscheidungen und ich bin glücklich, dafür gerade zu stehen. Doch bin ich wieder zurückgekehrt, und die Erfahrung hat mir geholfen zu verstehen, was für mich wirklich wichtig ist. Ich habe wieder einen Job in meinem Bereich gefunden, welche mir heute viel Freude bereitet, da ich in der Hinsicht selbstbewusster geworden bin und mir nicht alles gefallen lasse. Ich freue mich zu sagen, dass ich meine depressiven Phasen unter Kontrolle halten kann, ich fühle mich genesen, auch dank der therapeutischen Hilfe und Ratschläge, welche ich erhalten habe. Selbst wenn es mir heute besser geht, empfehle ich jedem eine auf ihn zugeschnittene NBT Aktivität durchzuführen.

Kommentar

Thema: Neue achtsame Gewohnheiten und Vertrauen in Neues

Menschen mit Erschöpfungsdepressionen leiden unter kognitiven und sozialen Beeinträchtigungen (Jonsdottir et al., 2013; Oosterholt et al., 2014; Sandström et al., 2011; Van Dam et al., 2012). Wenn die Beziehung zu anderen schwerfällt und soziale Kontakte ganz allgemein als herausfordernd empfunden werden, wird die Natur häufig als das Gegenteil erlebt. Von diesem Patienten wurde das klar ausgesprochen. Er beschrieb in eigenen Worten, dass die Natur ihm helfe, weil sie absolut keinen Anspruch auf soziales Feedback erhebe (Korpela & Staats, 2014). Darüber hinaus ist es in der Burnout-Rehabilitation überaus wichtig, ein Bewusstsein für Gewohnheiten und Alltagsroutinen zu schaffen. Beim Vorgespräch mit diesem Patienten vor dem Aktivitätstag betonte dieser, wie gerne er neue Gewohnheiten in seinen Alltag integrieren würde – Gewohnheiten, die auf seine individuellen Bedürfnisse und sein Wohlbefinden zugeschnitten sind, auf persönlichen Interessen und Fähigkeiten beruhen und sich ohne aufwändige Vorbereitung umsetzen lassen. Er war erfreut, wie viele neue Achtsamkeitsübungen er während seines Klinikaufenthalts erlernt hatte und wollte sogar noch weitere lernen. Als sinnvolle Gewohnheit wurde ihm auch nahegelegt, bei der Arbeit – egal welcher – Pausen einzulegen. Früher fiel es dem Patienten schwer zu verstehen, was eine Pause bedeutet, aber nun erkennt er, wie einfach man eine sinnvolle Pause einlegen kann. Es bedeutet nicht, mit anderen Menschen sozialen Kontakt zu pflegen. Die beiden NBT-Aktivitäten – der „Gemüse-Genuss" und die „Baumkontemplation" – waren Beispiele dafür, wie ein Innehalten, eine Pause beschaffen sein könnte, die weit davon entfernt ist, mit anderen Kaffee zu trinken oder ihnen etwas zu beweisen. Behandlungsziele für diesen Patienten waren u. a. „Psychoedukation bei Depression", Beobachtung seiner Gefühle, in der Gegenwart – „im Jetzt" – sein. Die Entwicklung seiner NBT-Aktivitäten war ganz auf diese Ziele ausgerichtet. Das Unvermögen, auf seine täglichen Routinen zu achten, war laut eigenem Bekunden einer seiner grössten „Fehler" vor dem Klinikaufenthalt. Seine Kindheitserfahrungen kreisten um einen riesigen Gemüsegarten – einfach da sein, den Familienangehörigen helfen, spielen, essen, funktionieren. Mit warmer Stimme erzählte er, wie natürlich es für ihn als Kind und Jugendlicher war, alles roh essen zu können oder Bioprodukte aus dem Gartengemüse herzustellen und sie einmal die Woche auf dem Markt im nächsten Dorf zu verkaufen. Wie sehr er es vermisse, dass alles so gut schmecke, er unverfälschte, gesunde Lebensmittel essen könne, ohne den langen Weg zu einem weit entfernten Bioladen auf sich nehmen zu müssen. Beim „Fabrikgemüse" fehle es ihm an Geschmack, Geruch und Haptik, weil er aus der Kindheit wisse, wie toll Gemüse eigentlich schmecken, riechen, sich anfühlen kann. Dieser Verlust, den er als Erwachsener erlitten hat, sollte sich eigentlich ohne allzu große Mühe rückgängig machen lassen. Vielleicht könne er anfangs ein- bis zweimal im Monat in einen Gemüsegarten gehen, um dort einfach „im Jetzt" zu sein. Der Besuch in einem nahegelegenen Gemüsegarten war – seinem Gesichtsausdruck und seiner Körpersprache nach – wie ein Geschenk des Himmels. Er war höchst erfreut und dankbar, zusammen mit der Therapeutin dort zu sein. Da in seiner Kindheit Tomaten ein wichtiges Thema für ihn waren – die Familie erzeugte alle möglichen Produkte aus den Tomaten in ihrem Garten – bestand die erste Aktivität in dem Versuch, in einem Tomatentreibhaus Achtsamkeitsübungen durchzuführen. Ich sage Versuch, weil es in der Sommerhitze unmöglich war, sich dort länger als eine Minute aufzuhalten. In einem solchen Tomatentreibhaus würden – so die Idee – unter normalen Wetterbedingungen alle erreichbaren Sinne angesprochen. Aber auch so fand nach dem Verlassen des Treibhauses, mit frischgepflückten Tomaten in Händen, ein metaphorischer Achtsamkeitsprozess statt. Dieser bestand in einem Gespräch mit drei Hauptthemen. Es waren seine eigenen Themen, auch wenn ihm anfangs nicht bewusst war, wie sehr diese Themen bereits in der Vorbesprechung eine Rolle gespielt hatten. Aussehen, Wachstum und Entwicklung: Ähnlichkeiten zwischen Tomaten und ihm selbst; Perfektionismus; Selbstsein, Selbstentwicklung, Für-sich-selbst-Einstehen usw. wurden in einem ruhigen, intensiven Gespräch erörtert. Am Ende probierten wir die jungen Tomaten so achtsam wie möglich, mit geschlossenen Augen und ohne zu sprechen. Der Patient überzeugte die Therapeutin bei dieser und noch zwei weiteren Gelegenheiten, wie sinnvoll es ist, dies gemeinsam zu tun. Der all seine Sinne in Anspruch nehmende direkte Kontakt mit den verschiedenen Tomatensorten half ihm, den Moment festzuhalten. Was in diesem Fall auch dazu beitragen könnte, die in ihm auftretenden Gefühle zu bewahren und an die positiven Kindheitserinnerungen des jungen, glücklichen, zukunftsfrohen Kerls anzuknüpfen, der er einmal war. Im Lauf des Lebens und als Erwachsener kam ihm dieser fröhliche kleine Junge allmählich abhanden. Bringt man Patienten bei, achtsam ein Gemüse, eine Frucht zu genießen oder eine Blume zu betrachten, bremst das die Geschwindigkeit und schafft ein neues Bedürfnis, öfter in einem solchen Moment zu verharren, indem sie sich verschiedenen sinnlichen Erfahrungen aussetzen.

Der Patient ist gerne draußen in der Natur, da diese für ihn etwas Allumfassendes ist. Er ist sich bewusst, dass sie ihm Seelenfrieden bringt, es ihm ermöglicht, seiner müden Seele Erholung zu verschaffen. Der Patient ist sich so sehr bewusst, dass ihn die Natur seinen inneren Gefühlen näherbringt, dass man ihm jede existenzielle NBT-Aktivität vorschlagen konnte, ohne dass er sie infrage stellte. Mit einem Patienten Bäume zu umarmen kann durchaus Probleme mit sich bringen. Wenn man als Therapeutin weiß, wie sicher und aufgehoben sich der Patient in der Natur fühlt, lässt sich eine noch tiefere Verbindung durch eine Aktivität wie das Umarmen von Bäumen erreichen. Es ist oft erstaunlich zu sehen, wie ein verletzlicher Patient so von der Natur umfangen wird (oder diese von ihm), dass sie wie ein Pflaster auf einer alten, schmerzhaften Wunde wirkt. Der Patient wurde zunächst aufgefordert, sich einen großen Lieblingsbaum im umgebenden Wald zu suchen und die Therapeutin hinzubringen. So konnte er einen Platz und einen Baum wählen, der mit seinen aktuellen Stimmungen und Bedürfnissen harmonierte. Es ist nicht immer so, dass die NBT-Aktivität den Patienten „umwirft“, aber wenn es geschieht, ist es berührend zu sehen, wie tief im Inneren die Natur einen Menschen erreichen kann. Am Ende der Baumumarmung sah der Patient alle möglichen Details am Baum, aber auch in seiner Umgebung. Er war erstaunt darüber, wie beflügelnd und beglückend es für ihn war. Auch die Naturgeräusche wurden auf Initiative von Herrn E. thematisiert. Da er sich offensichtlich für wissenschaftliche Befunde über den Einfluss der Natur auf das Wohlbefinden interessierte, wurde er ermuntert, Alvarsson et al. (2010) zu lesen, wo von einer Studie berichtet wird, wonach man sich in Anwesenheit von Naturgeräuschen besser von Stresssymptomen erholt.

Um den Patienten während der NBT zu schützen, gilt es einige Dinge zu beachten und zu kommunizieren, die sich von der Indoor-Therapie unterscheiden. Worum es dabei geht, ist eine Art Grundvereinbarung zwischen Therapeut und Patient über den Umgang mit schwierigen Gefühlen, die es gestattet, alles zu unternehmen, um den Patienten in seiner Verletzlichkeit zu schützen und dafür zu sorgen, dass es zu keinem Macht- und Vertrauensungleichgewicht kommt (Haug, 1999). So ist es z. B. für erschöpfte Menschen überaus wichtig, bei der Therapie im Freien, die meist auch ein wenig ermüdender ist, vorher die ungefähre Zeitdauer zu kennen. Es ist von Vorteil, wenn der Patient weiß, dass Therapie in der Natur unberechenbarer ist als ein Indoor-Setting. Bei der Indoor-Therapie bestehen keine großen Risiken, wie etwa jemanden aus seiner Vergangenheit zu treffen, außer vielleicht im Wartezimmer. Beim Aufenthalt im Freien könnte man einem Bekannten oder einem Menschen mit

Hund begegnen, der unangenehme Gefühle oder eine plötzliche Angstattacke heraufbeschwört. Verschiedene Szenarien oder Bedürfnisse sollten im Voraus durchgespielt werden. Der Patient oder die Patientin sollte darauf vorbereitet sein, dass, wenn man im Park auf den Rasen sitzt, eine eben erörterte besonders traurige oder schmerzhafte Erfahrung durch ein Kind unterbrochen werden könnte, das auf einen zuläuft oder eine Person, die man kennt. Letzteres war bei diesem Patienten der Fall. Glücklicherweise hatten die beiden nur positive Erfahrungen miteinander gemacht, aber es hätte auch anders sein können. Die Therapeutin sollte mit dem Patienten vereinbaren, was zu tun ist, wenn so etwas vorkommt. Die NBT-Aktivität war in einem Gemüsegarten in der Nähe der Klinik geplant. Die Besitzerin des Gartens wurde vorab informiert, dass einige der Tomatentreibhäuser an dem Tag als Therapie-Setting verwendet würden. Die Überraschung war groß, als sich herausstellte, dass die Gartenbesitzerin und der Patient sich seit vielen Jahren kannten. Derartige Situationen können das Therapieergebnis empfindlich beeinträchtigen. Wichtig ist auch, vorher über potenzielle Ängste, z. B. vor bestimmten Tieren, zu sprechen oder ob der Patient, die Patientin die Umgebung gut kennt oder ob er es nicht ausstehen kann, mit den Händen in der Erde zu wühlen, etc. Vielleicht sollte auch über die Möglichkeit gesprochen werden, die Therapiesitzung vorzeitig zu beenden, falls es den Patienten überfordert, wie geplant fortzufahren. Der Wetterbericht könnte darauf hindeuten, dass sich das Wetter während der Sitzung dramatisch ändern wird. Während einige Patient*innen völlig ruhig und offen sind für alles, was auf sie zukommt, macht es andere unsicher und nervös, wenn sie im Voraus wissen, dass es in ein, zwei Stunden heftig regnen oder stürmen wird. Einige Patienten müssen wissen, wer entscheidet, wo die NBT-Aktivitäten bei Schlechtwetter stattfinden, und wer festlegt, wo die Grenze zwischen Schlechtwetter und passablen Wetterbedingungen liegt. Meist ist das kein Thema, weil sich der Patient, die Patientin in Gesellschaft des Therapeuten sicher fühlt. Dennoch sind klare Vereinbarungen von Beginn an empfehlenswert und natürlich ist die Therapeutin dafür verantwortlich, möglichst viel Sicherheit zu gewährleisten. Keiner vorherigen Vereinbarung bedarf, wie der therapeutische Prozess genau abläuft. NBT muss von beiden Seiten mit der Bereitschaft betrieben werden, sich dem Prozess zu überlassen. Dialoge, Gespräche, Reflexionen ereignen sich im Moment, und es wird sich darum gekümmert, wenn sie auftreten. Erweist sich ein Patient im Freien als besonders sensibel, muss er darauf vertrauen können, dass ihn die Therapeutin vor jedem Kontakt mit anderen bewahrt, solange Tränen fließen. Eine mögliche Haltung, die der Therapeut oder die Therapeutin bei der Begegnung mit anderen Menschen einnehmen kann, besteht einfach darin, besonders fokussiert auf die Person zu bleiben, mit der gerade eine therapeutische Übung durchgeführt wird. Zur Sicherheit trägt auch bei, dass Therapeutin wie Patient normale Straßen- oder Freizeitkleidung und nicht etwa „weiße Mäntel“ tragen, sodass das Therapieverhältnis für andere nicht sichtbar wird. In manchen Fällen glotzen Passanten trotzdem, wenn bei NBT-Aktivitäten erwachsene Menschen mit Naturobjekten hantieren oder sie besprechen und Bewegungen ausführen, die nicht als „normal“ gelten. In der Schweiz ist es außerdem üblich, Höflichkeiten auszutauschen, wenn man sich begegnet. Die NBT-Aktivität ist oft ein sehr intensiver Prozess, sodass weder Patient noch Therapeutin die Höflichkeiten erwidern. Das ist vielleicht die einzig grobe Seite der NBT: Wir kümmern uns nicht um andere, weil die gerade stattfindende Therapie viel, viel wichtiger ist.

Faktoren, die dabei eine Rolle spielen, hängen selbstverständlich davon ab, wie vertraut der Patient im Umgang mit Emotionen, Nähe, Intimität ist. Natürlich läßt sich nicht alles vorausplanen, was draußen passieren kann; mit vielen Situationen wird man spontan und nach therapeutischer Notwendigkeit umgehen müssen. Tatsächlich könnte eine Situation – aufgrund der besonderen Umstände im Freien, etwa einer ungelegen kommenden Begegnung mit jemanden – Therapeutin und Patient einander sogar näherbringen. Am Anfang mag so ein Ereignis als unangenehm empfunden werden, aber öfter als man denkt, regt es den Patienten, die Patientin unmittelbar danach zum Weiterdenken an („.... dieses Thema das mich beschäftigt hat letztendlich gar keine große Bedeutung. Das wurde mir klar, als ich diesen sehr alten Mann sah, der an uns vorüber ging und uns anlächelte."). Nur selten ist es so überwältigend, dass der Patient nicht damit umgehen kann. Das Schlimmste, was meist eintritt, ist, dass der Patient, die Patientin dermaßen überrascht ist, dass er/sie vergisst, worum es ging, oder weshalb er/sie geweint hat. Hier kann die Therapeutin behutsam wieder an das anzuknüpfen versuchen, was sich vorgehend zeigen wollte.

Eigene NBT-Aktivitäten: Schrebergarten bearbeiten, Ausbildung Naturtherapeut.

8.5 Frau Feuerritual

Naturschauspiel: Entstehen und Vergehen
(Ivo Moosberger)

Allgemeine Anamnese

Die Patientin ist in einer mittelgroßen Industriestadt, die in eine hügelige Waldlandschaft eingebettet liegt, geboren und aufgewachsen. Die Familienverhältnisse waren instabil und traumatisierend, da die Mutter an einer schweren Suchterkrankung litt, und der Vater früh verstarb. Frau F. wuchs ab ihrem siebenten Lebensjahr in einem Heim auf. Später absolvierte sie eine Ausbildung in einem medizinisch-therapeutischen Beruf, konnte diesen in den letzten Monaten jedoch nur reduziert und zuletzt nicht mehr ausüben, wegen starker Schmerzen in Händen und im Nacken sowie wiederkehrender Kopfschmerzen, depressiver Verstimmung mit starker innerer Unruhe, Existenzängsten und Schlafstörungen und daraus resultierender Erschöpfung. Seit Jahren leidet sie an Bluthochdruck und erhöhten Blutfetten. Sie lebt in einer Wohnung im Haus ihrer einzigen Tochter, welche selbst zwei kleine Kinder hat. Sie hütet gerne und oft ihre Enkel.

Diagnosen: Anpassungsstörung mit depressiver Episode, Erschöpfungssymptomatik, sozialer Rückzug, arterielle Hypertonie, Hypercholesterinämie, Schmerzen in den Händen.

Naturanamnese

Kernthemen: Bäume, in der Natur lesen, Geborgenheit, Apfelbäume, Trauerweide, Birken, Freiheit, Wolken, Lagerfeuer.

Die Patientin schildert eine enge Beziehung zu Bäumen, die begann, als sie ins Kinderheim kam, und die ihr immer Zuflucht und Schutz gewährten. Sie erinnert sich an einen Ort, wo die Bäume mit ihren Ästen die Wasseroberfläche berührten, dorthin konnte sie sich als Mädchen zurückziehen und in Ruhe lesen. Als Kind und Jugendliche hatte sie zu allen Jahreszeiten in der freien Natur Bücher gelesen und sich mit Inbrunst in die Rollen der handelnden Personen versetzt, was ihre Fantasie beflügelte. Sie tauchte dabei in eine selbsterschaffene Welt ein, über die sie die alleinige Kontrolle hatte. Es gab im Garten des Kinderheims auch zwei Apfelbäume, bei denen sie Zuflucht fand, und an die sie sich im Wechsel der Jahreszeiten erinnert. Zwischen dem vierzehnten und siebzehnten Lebensjahr saß sie immer wieder unter einer Trauerweide am See, wo sie ein Gefühl von „Zuhause-Sein“ empfand. Dorthin flüchtete sie sich manchmal, um zur Ruhe zu kommen und ihren Gedanken und Plänen nachzuhängen. Im Laufe der Zeit hat sich die Patientin Wissen über die Mythologie und Symbolik von Bäumen angeeignet, wobei es ihr die Birken am meisten angetan haben. Sie praktizierte über die Jahre auch Baummeditationen und Baumumarmungen, um die Kraft der Bäume für sich zu nutzen. Sie erinnert sich gern an Lagerfeuer, v.a., wenn Tannenholz verbrannt wurde. Feuer habe eine reinigende Wirkung und helfe ihr, wenn sie wütend sei. Sie gehe gerne in den Wald, fühle sich zudem stark zu Wolken hingezogen. Sie habe oft das Gefühl, dass die Wolken von einem Geist beseelt sind, und sie betrachtet sie gerne am Himmel.

NBT-Ziele

- Belastendes loslassen
- Die Wut in die Kraft der Fantasie und in Zuversicht umwandeln
- Naturnähe wieder aktivieren.

NBT Aktivitäten

Übungen: Feuerritual am Wasser unter Bäumen, Luftballons steigen lassen.

Am Fluss unter Bäumen ein Feuer entfachen
Übungsziel: Frau F. trägt sehr viel Belastendes aus ihrem Leben mit sich herum und scheint es nicht wirklich hinter sich lassen zu können, dabei soll ihr das Ritual helfen, indem sie diese

Dinge auf Zettel schreibt, die verbrannt und deren Asche in den Fluss gestreut wird (**Abb. 8-16**). In ihrer Art im Hier und Jetzt mit Menschen umzugehen, wirkt sie vorsichtig. Sie macht auch manchmal einen unfreundlichen Eindruck, der es aufgrund ihrer schnell gefassten Vorurteile dem Gegenüber bisweilen nicht einfach macht, ihr vorbehaltlos zu begegnen, was wiederum negativ auf Frau F. zurückwirken kann.

Beobachtungen der Therapeutin: Es wurde mit der Patientin nach einem Ort gesucht, an dem man ein Feuer entfachen konnte, um „Altes, das einen wütend macht", zu verbrennen. Als geeigneter Platz wurde eine in den Fluss hinausragende, kleine Felsplattform ausgewählt, wo man sich unter tiefhängenden, großen Ästen alter Bäume am Ufer einrichten und auch vor dem Regen schützen konnte. Zunächst nahmen sich die Therapeutin und die Patientin genügend Zeit, um stumm jede für sich Erinnerungen auf einen Zettel zu schreiben. Danach wurde dieser verbrannt und die Asche ins langsam vorbeigleitende Wasser des Flusses geblasen, um die Erinnerungen den Wellen anzuvertrauen und das langsame Davongleiten der Aschenteile zu beobachten. Frau F. und der Therapeutin wurde bald bewusst, dass dieser Felsvorsprung bei normalem Wasserstand unter dem Wasserspiegel liegt und diese Plattform nur wegen der lang andauernden vorangegangenen Trockenheit und dem ausnehmend niedrigen Wasserpegel zur Verfügung stand (**Abb. 8-17**). Das Bewusstsein von diesem vorübergehenden, in diesem besonderen Moment nur der Patientin und der Therapeutin zur Verfügung stehenden Ort, schuf eine besondere Rahmenstimmung für das Ritual. Die Patientin berichtete, dass sie dies in ihrem Leben bereits öfter praktiziert hatte. Frau F., welche vorher in der Naturanamnese etwas kritisch gewirkt hatte, war plötzlich gelöst, präsent und achtsam, es herrschte eine ruhige Stimmung, getragenes Schweigen im Schutz der altehrwürdigen Bäume und auf dem, wie es schien, extra für dieses Ritual „aufgetauchten" Felsen.

Mit Luftballons die Fantasie beflügeln

Übungsziel: Die Patientin sollte in der nächsten Übung der Beflügelung ihrer Fantasie nachspüren, die sie früher unter Bäumen in der Belebung ihrer Protagonisten aus den Büchern erlebt hatte, was ihr die Welt erweiterte und auch das Leben im Kinderheim erträglicher machte. Jetzt ging es um die Neubelebung der Fantasie nach dem Verbrennen von „Altlasten" und die Perspektivenöffnung in Bezug auf das eigene Leben nach der Klinik. Die Luftballons verschwanden wie Wolken am Himmel, zu denen Frau F. eine besondere Beziehung hat, über der Wasseroberfläche (**Abb. 8-18**).

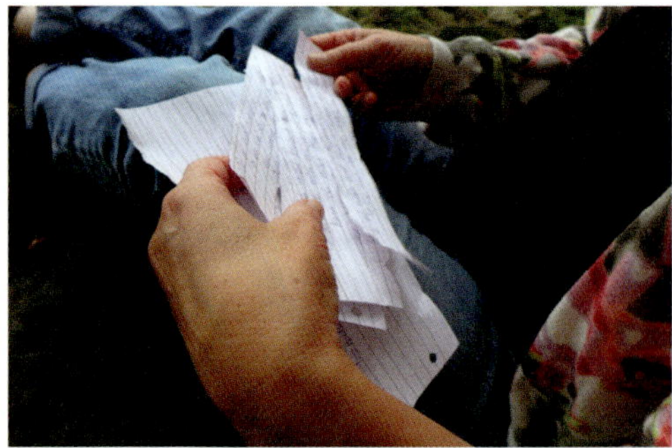

Abbildung 8-16: Belastendes aufschreiben und verbrennen kann helfen, etwas Negatives hinter sich zu lassen (Quelle: A. Adevi, M. Breznik)

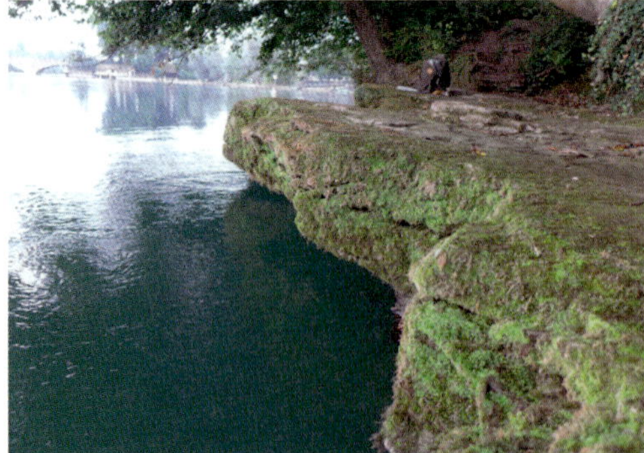

Abbildung 8-17: Ein besonderer Ort für ein Ritual in der Natur (Quelle: A. Adevi, M. Breznik)

Beobachtung der Therapeutin: Auch diese Übung mit Luftballonaufblasen wurde von der Patientin mit großer Sorgfalt und Aufmerksamkeit ausgeführt. Die Stimmung war belustigend und erheiternd, im Gegensatz zu der fast sakral anmutenden Stimmung während der Verbrennungsaktion von Altlasten. Der spielerische Charakter dieses Übungsteils wurde durch die Schmetterlinge unterstrichen, welche dann auf die Ballons aufgeklebt wurden. Auch das Überreichen der Naturkiste in Form einer bunten, mit Süssigkeiten gefüllten Dose, worin sich obendrein Schmetterlinge aus Papier und Luftballons befanden, die Frau F. später in den Himmel steigen lassen konnte, förderte die Leichtigkeit. Das alles hatte etwas Zukunftsfrohes und etwas Beflügelndes an sich. Nach Abschluss der Übung, welche teilweise bei strömendem Regen, jedoch im Schutz der Bäume ausgeführt worden war, und beim Verlassen der Felsplattform am Fluss passierte man wieder einen großen, alten, mit Efeu überwachsenen Baum. Dieser war bereits beim Abstieg zu dieser Flussstelle von Frau F. bemerkt worden. Beim Wiederaufstieg konnte man dem Baum für seine, wie man sich gegenseitig mitteilte, schützende Präsenz und Behütung der Situation durch Auflegen der Hände an seine zerklüftete Rinde danken.

Gefühle und Gedanken nach NBT: Mut für das weitere Vorangehen, Zufriedenheit, Gelassenheit, Ressourcen in ruhigen Stimmungen an einem Platz in der Natur, Aha-Erlebnisse bei Ritual in der Natur, alle Sinne werden gebraucht.

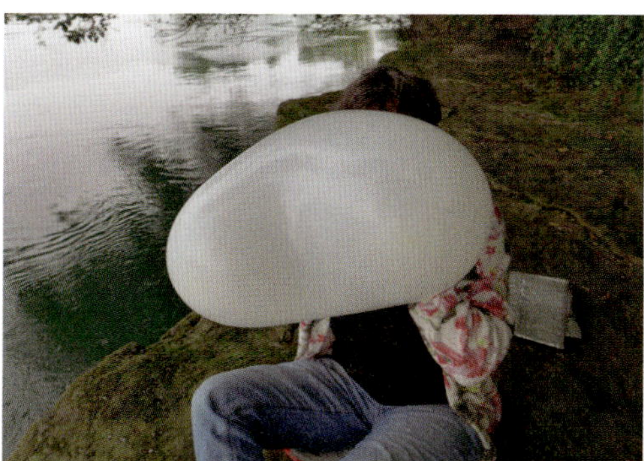

Abbildung 8-18: Mit Luftballons die Fantasie beflügeln (Quelle: A. Adevi, M. Breznik)

Naturkiste

Herzförmige Luftballons, Schmetterlinge in Form von Papieraufklebern als Zeichen der Befreiung und Erleichterung nach dem Verbrennen der „Altlasten" und als Botschafter der Fantasie, die für die Patientin in ihrer Kindheit und Jugend für sie „lebensrettend" war. Die Luftballons symbolisierten auch das Spirituelle, das die Patienten in den Wolken findet. Hier ergibt sich die Möglichkeit zur Anknüpfung an „etwas Größeres und vom Geist beseeltem", das helfen kann, über frühere traumatische Erlebnisse hinwegzukommen. Eine **Dose mit Süssigkeiten**, beklebt mit **bunten Papierschmetterlingen** als Zeichen, dass das Leben auch „Süsses" für einen bereithält und es nicht immer nur Schweres und Bedrohliches zu erwarten gibt, wie es die Patientin zum Teil in ihrer Familie erleben musste (**Abb. 8-19**).

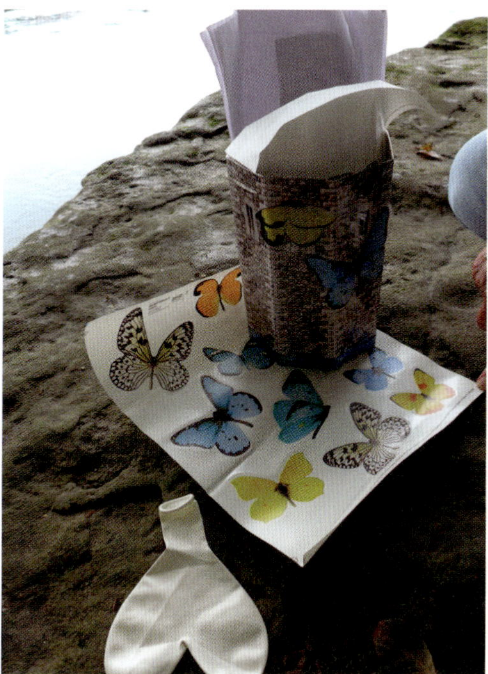

Abbildung 8-19: Die Naturkiste von Frau Feuerritual (Quelle: A. Adevi, M. Breznik)

Feedback

Beurteilung durch Frau F. zwei Wochen nach der NBT-Aktivität

Unser Ritualplatz war ein ganz Besonderer. Wenn das Wasser im Rhein steigt, ist er nicht mehr sichtbar. Meine Gedanken dazu: Manche Chancen zeigen sich im richtigen Moment. Mein Feuer war leicht anzuzünden. Meine Gedanken: „Es muss nicht immer schwierig sein". Das Wasser nahm die Asche mit. Dieses Bild trage ich gerne in mir und es hilft mir, einige Dinge fliessen zu lassen. Diese Erlebnisse erfüllen mich mit Gelassenheit, Freude und Glück. Wenn ich mir Zeit nehme in der Natur zu verweilen, fühle ich mich mit mir und der Umwelt verbunden. So ist es möglich, auch schwierige Situationen aus einer anderen Perspektive wahrzunehmen. Ich erlebte Freude und Mut für das weitere Vorangehen. Ich nahm Zufriedenheit und Gelassenheit in mir wahr. In Stresssituationen und anderen schwierigen Situationen weiß ich, dass meine Ressourcen an einem ruhigen, stimmigen Platz in der Natur liegen. Umsetzungsmöglichkeiten: Immer wieder eine Pause einlegen, bewusstes Wahrnehmen meiner Umgebung, meinem Atem folgen, bewusstes Gehen. Ich kann mir vorstellen, eine kleine Auszeit zu nehmen, um in die Natur zu gehen. Ich möchte mich immer wieder von Wahrnehmungen in Verbundenheit mit der Natur inspirieren lassen und meine Mitte finden. Zentrieren mit bewusstem Gehen fördert die Klarheit. Schnelles Gehen mit anschließendem Sitzen und Beobachten. Diese Aktivitäten ermöglichen einen wachen Geist und einen Körper, der froh ist zu ruhen. Manchmal passieren dabei Aha-Erlebnisse. Beinahe alle Sinne werden benötigt, um ein Ritual vorzubereiten und durchzuführen.

Beurteilung durch Frau F. ein Jahr nach der NBT-Aktivität

Es war ein ganz besonderer Morgen für mich. Oft schon habe ich Rituale gestaltet oder einfach mitgewirkt, doch irgendwie hat einfach an diesem Morgen alles gepasst und somit wirkt das Ritual nach. Einige Bilder kommen mir immer wieder in den Sinn und veranlassen mich, entweder Themen (oder was auch immer) fließen zu lassen oder geben mir einfach eine gelassenere Stimmung und machen mir Mut. Ich habe mich wohl gefühlt. Danke, dass Sie aktiv an dem Ritual mitgewirkt haben.

Beurteilung durch Frau F. sechs Jahre nach der NBT-Aktivität

Ich hatte schon immer einen guten Zugang zur Natur. Von daher habe ich mich öfters an das Ritual, an die für mich maßgeschneiderte Übung, gedacht. Es war eine kraftvolle Übung, was sicher auch die Begleitung durch die Therapeutin verstärkte. Doch möchte ich Ihnen auch mitteilen, dass ich mir das Ritual in der Natur ausschließlich mit natürlichen Materialen wünschen würde. Der Luftballon landete schlussendlich im Rhein, für Rheinbewohner (Enten, Taucherli, Fische...) nicht toll oder kann sogar gefährlich werden! Ich suche meine Kraft immer wieder in der Natur. Ich spaziere regelmäßig und tanke in der Natur, dabei übe ich mich immer wieder in der Achtsamkeit und in der Wahrnehmung im Hier und Jetzt zu sein. Ich habe die gleiche Übung wie damals mit meiner Familie gemacht, sogar mit Kindern. Wir haben für das Ritual nur Naturmaterialen verwendet. Zuerst alte unerwünschte Dinge, Gedanken oder was auch immer in Worte zu fassen und dem Feuer übergeben. Das allein ist schon ein schönes Ritual. Die Suche nach den geeigneten Materialien, um ein Boot zu bauen, ebenfalls eine schöne und spannende Übung. Es hat Freude bereitet und es sah auch sehr schön aus, als unsere brennenden Boote den Fluss hinab fuhren, gefüllt mit unseren Wünschen. Ich könnte es mir durchaus vorstellen, wieder eine für mich zu meiner aktuellen Situation passende Übung in der Natur zu machen, allerdings sollte ich die Therapeutin kennen. Auch wünschte ich mir eine längere mentale Vorbereitungszeit. Und natürlich sollten natürliche Materialien verwendet werden.

Kommentar

Thema: Loslassen

Die Patientin sollte etwas mitbringen, von dem sie sich verabschieden wolle. Sie sagte, sie habe eine Menge Dinge zu Hause, die sie gern ins Feuer werfen würde. Als sich die Gelegenheit dazu ergab, brachte sie leider keines dieser Dinge mit, aber immerhin wurden dann Notizen über schlechte Gefühle und Erinnerungen im Rahmen der durchgeführten NBT-Aktivität dem Feuer übergeben. Loslassübungen sind eine beliebte NBT-Aktivität und oft schlichtweg notwendig. Für den Patienten ergibt sich ein extra Schub, wenn er das mit einem Therapeuten durchführt, weil es anscheinend besser wirkt, wenn die Situation, das Problem dir
kt ange-
sprochen und gemeinsam betrac
rd. Um
ein Feuer machen zu könne
etter
stimmen, zum dafür ge
as
bisweilen schwieri
nicht überall
darf (z.B
mer). Ei
und zum
kommen. D
funktioniert m
stark besetzt. De
was im Feuer verb
bringlich verloren. Be
das übrigens bei jeder W
wird der Patient dazu aufg
objekt, also den Stein, mit ei
laden. Er soll den Stein in die Ha
z.B. den Ärger, den er loswerden m
hineinlegen. Er soll spüren, wie die
Ärgers durch ihn hindurch in den Ste
Wenn er damit fertig ist – wenn er den Ä
den Stein verlagert hat – wirft er diesen
vorzugsweise in ein Gewässer wie einen Flus
wo er gereinigt werden kann. Das Besprechen einer problematischen Situation oder einer schmerzlichen Erfahrung kann mit deren Wegwerfen oder Verbrennen enden, einem Reinigungsritual, um sich davon zu befreien. Durch einen solchen Akt stellt sich später leichter eine – emotionale und spirituelle – Neuorientierung ein. Entlastungsrituale werden an irgendeinem Punkt des Erholungsprozesses dringend gebraucht. Erfahrungsgemäß scheuen sich jedoch viele Patienten, dies in einem Gruppentherapie-Setting zu tun. Selbst wenn sie dabei, etwa an einem Strand, physisch Distanz halten, kann es bei der Durchführung mit anderen Menschen zu „Blockaden“ kommen, z.B. durch Scham, die mit dem Therapeuten allein nicht auftreten. Es ist wahrscheinlicher, dass sich der Patient voll der Aktivität hingibt, wenn diese nur unter vier Augen stattfindet und in diesem Kontext zuvor ein Vertrauensverhältnis aufgebaut werden konnte.

Alternative Aktivitäten: Ein Dankbarkeitsspaziergang: Kraft, Energie, Liebe, Einsichten, soziale Herausforderungen und Peinlichkeiten gemeinsam mit der Therapeutin in der Öffentlichkeit aushalten, sich z.B. mit schmutzigen Kleidern nach einer NBT-Übung zeigen.

hingekritzelte Worte, ein frisch verfass-
armherziger Brief an jemanden oder
hrere verschiedene Personen, die ei-
n verletzt haben, ein paar ernste
anden, von dem man sich
nnt hat, ein alter Brief oder
immer man gerne loswer-
r Sitzung mitgebracht
rf es der Niederschrift
sung des Schiefge-
ber auch darum,
n loszulassen,
ockiert. Der
uhig und
ist. Ein
Lass
in-
ei
bin
Feuer
diese Ak
rgie
gesteckt, ist
die Flam-

men das Vergangene ins Nichts befördern – sodass man es ein für alle Mal los ist. Der Therapeut hilft dem Patienten mit ruhigen Worten dem Ritual Endgültigkeit zu verleihen. Dazu gehören eine gewisse Entschlossenheit und Bestimmtheit vonseiten der Therapeut*innen. Manchmal empfinden Patient*innen die Notwendigkeit, hinterher mit einem Stock oder sogar den eigenen Fingern in der Asche zu rühren, der Umwandlung in eine andere Materie haptisch, optisch und auch durch den Geruchssinn nachzuspüren. Für einige ist dies genauso wichtig wie die eigentliche Feuerzeremonie. Das „Lebewohlsagen" kann neue Emotionen hervorrufen – Tränen oder Lachen. „Loslass-Aktivitäten" sind herausfordernd und müssen oft viele Male wiederholt werden, bis das Problem wirklich verschwunden und bearbeitet ist. Je mehr Akzeptanz die Aktivität erfährt, desto besser das Ergebnis. Für einige Patienten ist das Loslassen die einzige Aktivität, die durchgeführt wird, Woche für Woche, einfach weil es notwendig ist, um sich trennen zu können. Je mehr Übung der Patient darin hat, umso eindringlicher und zielgerichteter betreibt er sie. Mitunter dauert es Wochen, bis der Patient sie ehrlich, mutig, demütig und gelassen durchführen kann. Meist signalisieren Patienten, wenn sie mit dem Prozess des Loslassens fertig sind. Je aktiver sie ihn betreiben, umso spiritueller, symbolischer, sichtbarer und klarer wirken die Ergebnisse. Je nach Persönlichkeit oder Art des Problems können unterschiedliche „NBT-Loslass-Aktivitäten" zum Einsatz kommen. Alle möglichen Aktivitäten sind denkbar, wenn sie mit dem inneren Frieden des Patienten korrespondieren. Für den einen oder die andere könnte auch infrage kommen, sich an eine hochgelegene Stelle zu begeben und Federn fallen zu lassen. Um die kümmert sich dann der Wind. Manche Patienten, v.a. Küstentypen – Näheres zu Landschaftstypen beschreibt Adevi (2012) – bevorzugen Aktivitäten mit Sand, ihn z.B. an einem windigen Strand durch die Finger rieseln zu lassen. Bei wieder anderen ist es sinnvoller, etwas gen Himmel zu schicken. Bei dunklem Himmel ist eine Himmelslaterne eine gute Möglichkeit (hier sollte jedoch der Brandschutz bzw. lokale Verbote beachtet werden), tagsüber können mit Text beschriebene farbige Luftballons ein Problem aufsteigen und verschwinden lassen. Bei Kummer kann eine besondere Blume auf einem Bach davonschwimmen. Kreative Patienten können auch Papierschiffchen oder etwas ähnliches vorbereiten und sie auf einem Fluss aussetzen. Sorgen, Kummer – es gibt immer etwas, das man loswerden möchte. Aber nie vergessen: Etwas loszulassen, aufzugeben, ist ein Geschenk für die Person, die loslässt, nicht für die, die sie verletzt hat. Auch in diesem Wissen steckt eine Kraft. Viele Patienten versuchen, Emotionen zu vermeiden. Die NBT versucht jedoch, die Distanzierung von diesen Emotionen zu beenden. Für einige kann es eine Zeitlang dauern, bis sie alle in ihrem Inneren eingeschlossenen Emotionen loszulassen vermögen. Die NBT bietet Möglichkeiten, Bitterkeit, Hass, Ärger, Kummer, Trauer, die Depression selbst, Angst, Scham usw. loszulassen. Wird das zusammen mit einem Therapeuten unternommen, beobachten beide die eingeschlossenen Emotionen, anerkennen ihre Anwesenheit, beschreiben sie und lassen sie los. Ein wichtiger Schritt dabei ist, die Emotion als Welle zu begreifen, als etwas, das kommt und geht (Linehan, 1993), und zu verstehen, dass man nicht die Emotion *ist*. Auf diese Weise loszulassen – die Vergangenheit, das Ablösen eines schmerzhaften Teils von einem selbst – ist oft unmittelbar befriedigend. Aufgrund dieses unmittelbaren Resultats fällt es plötzlich viel leichter, sich eine hellere Zukunft vorzustellen. Der nächste Schritt sollte irgendeine kleine Feier beinhalten; vielleicht eine gemeinsam eingenommene Tasse warmen Tees oder ein anderer kleiner kraftvoller Akt in Hinblick auf die unmittelbar folgende Zukunft. Die haptisch wahrgenommene Qualität der Wärme der Teetasse in den Händen und später im Körper stimmt positiv, erzeugt ein psychophysisches Wohlgefühl und unterstreicht damit auf diesen Ebenen die Zäsur positiv.

8.6 Herr Gärtner

Das größte Geschenk des Gartens ist die Wiederherstellung der fünf Sinne (Hanna Rion)

Allgemeine Anamnese

Herr G. entstammt einer gutbürgerlichen Familie, ist behütet in einer Stadt gemeinsam mit seinen vier Geschwistern aufgewachsen, zu denen er guten Kontakt hat. Er ist in der Verwaltung tätig und konnte dort eine Karriere aufbauen, wobei er im letzten Jahr zum Abteilungsleiter aufgestiegen ist. Der Tod des Vaters vor drei Jahren zwang ihn dazu, mehr Verantwortung für seine Mutter zu übernehmen. Seine Ressourcen gibt er mit Bücherlesen, Reisen und Freundschaften pflegen an, wobei er dazu in jüngerer Zeit nicht mehr in der Lage war. Er kommt mit einer psychophysischen Erschöpfung durch jahrelange hohe Arbeitsbelastung in die psychosomatische Klinik. Diese Belastung sei auch durch seinen Hang zum Perfektionismus entstanden, der ihm das Gefühl vermittelte, den von ihm an seinen Beruf gesetzten Ansprüchen nicht mehr genügend nachzukommen. Er konnte sich eher schlecht gegenüber seinen Mitarbeitern abgrenzen und stand ständig zur Verfügung, wenn jemand etwas von ihm wollte. Zuletzt war er unfähig, Entscheidungen zu treffen, fühlte sich innerlich gelähmt und vernachlässigte sein Privatleben und seine Freizeitaktivitäten. Er konnte sich nicht mehr konzentrieren, verspürte oft ein inneres Zittern, Schamgefühle, Angst und zunehmende Deprimiertheit. Das zermürbende Gedankenkreisen war willentlich nicht mehr zu unterbrechen, was ihm den Schlaf raubte. Körperlich hat er seit einigen Jahren eine Neigung zu Bluthochdruck und erhöhten Blutfetten, zeitweise kam es zum Auftreten von Herzrhythmusstörungen. Zu seinen Gefühlen hatte er kaum mehr Zugang, fühlte sich wie von Teflon überzogen und konnte auch seine Mitmenschen und die Umgebung nicht mehr richtig wahrnehmen.

Diagnosen: Anpassungsstörung, perfektionistische Persönlichkeitszüge, Probleme in Verbindung mit der beruflichen Situation, Hypertonie, Herzrhythmusstörung, erhöhte Blutfette.

Naturanamnese

Kernthemen: Katze, Zelt, Ferienhaus, Tannenwälder, Schneeschmelze, Wiese, Kühe, Grün, Himmelblau, Sicherheit.

Aufgewachsen ist der Patient in einer Stadt im Flachland. Er hat intensive Erinnerungen an das Ferienhaus der Familie mit einer großen Wiese davor, umgeben von Wäldern. Insgesamt verbrachte Herr G. dort fünf Jahre seiner Lebenszeit, wenn er alle Ferien bis zu seinem fünfzehnten Lebensjahr und spätere Aufenthalte zusammenrechnet. Sechs Wochen pro Sommer schlief er gemeinsam mit seinen Geschwistern im Zelt vor dem Ferienhaus, wo es in den Nächten manchmal Gewitter gab und man die Kühe auf der Wiese in unmittelbarer Nähe grasen hörte. Das Ferienhaus ist immer noch ein wichtiger Sammelpunkt der Familie, auch die Urne des Vaters ist dort im Garten begraben. Zeit in der Umgebung des Hauses zu verbringen, verbindet Herr G. mit dem Gefühl von Freiheit. Besonders intensiv haben sich ihm die Gerüche nach Tannenwäldern, frisch gemähten Wiesen oder der Schneeschmelze eingeprägt, doch auch die Farbe von intensivem Grün im Frühling und darüber ein blauer Himmel mit Cumuluswolken. Jedes der Geschwister bekam in der Kindheit eine eigene Katze geschenkt und insgesamt gab es im Ferienhaus bis zu zehn Katzen. Herr G. besitzt noch heute eine Katze. Es macht ihm große Freude und entspannt ihn zutiefst, sie zu streicheln und zu beobachten.

Ein Naturerlebnis gemeinsam mit dem Vater sei das Sammeln von Pflanzen für die Schule gewesen, während er mit seiner Mutter die Gartenarbeit verbindet. Der Patient selbst findet bei der Gartenarbeit Ablenkung und Beruhigung, so mäht er z. B. gerne den Rasen, wobei diese Tätigkeit in der letzten Zeit eher eine Belastung für ihn darstellte.

Den Rhythmus in der Natur findet der Patient v.a. im Wechsel der Jahreszeiten, im Wind und im Wasser. Seit einem Autounfall hat er ein erhöhtes Sicherheitsbedürfnis und kauft sich daher seit dieser Zeit immer nur Autos der Marke Volvo, weil diese für ihn Sicherheit signalisiert. Der Patient bezeichnet sich selbst als besonders sicherheitsorientiert und beschreibt sein Selbstbewusstsein als eher niedrig. Deshalb ist er auch besonders harmoniebedürftig, gebe sich eher rasch geschlagen, anstatt sich auf eine Meinungsverschiedenheit einzulassen. Der Landschaft, in der das Ferienhaus liegt, fühlt sich der Patient innerlich stark verbunden. Zur Stadt, in der er aufgewachsen ist und an deren grünem Rand er heute lebt, hat er ein eher freundlich distanziertes Verhältnis.

NBT-Ziele

- Lernen, stopp zu sagen und zu genießen
- Im Hier und Jetzt sein
- Seine Grenzen wahrnehmen
- Sich anderen gegenüber durchsetzen ohne sich dafür zu schämen.

NBT-Aktivität

Blind durch die Natur geführt werden

Es handelte sich um eine einzige lange Achtsamkeitsübung für den Tastsinn mit verbundenen Augen. Es galt, Herrn G. an Moos, Wasser, Baumrinde, stacheligen Pflanzen, warme Erde, Pinienzapfen, schleimige Oberflächen, Berührung durch die Strahlen der Sonne, einen Wasserstrahl, d.h. an unterschiedliche Tastqualitäten heranzuführen (**Abb. 8-20**). Die Übungen waren für den Patienten mit lauter ungewohnten Situationen und Begebenheiten verbunden. Er konnte durch die Augenbinde nichts sehen, er wurde von einer Frau durch die Aktivitäten geleitet.

Gedanken und Gefühle nach NBT: Freude, Ruhe, Entspannung, Verspieltheit, Ekel, Stärkung der eigenen Ressourcen durch Rückbesinnung an früher.

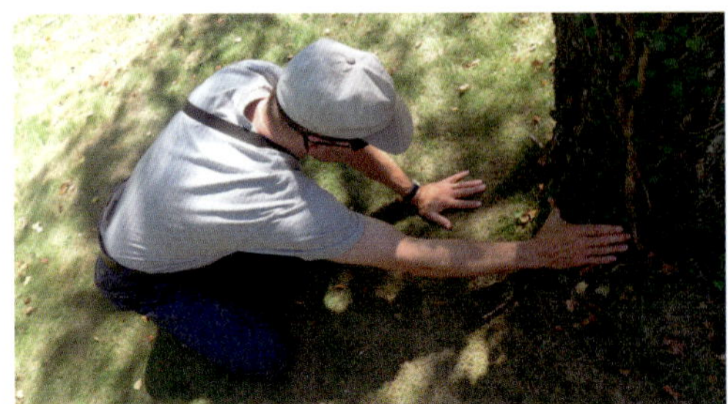

Abbildung 8-20: Blindes Ertasten der Natur (Quelle: A. Adevi, M. Breznik)

Beobachtungen der Therapeutin: Herr G. befand sich während dieser Aktivitäten mehrere Stunden wie in einem Ausnahmezustand. Er wechselte selbstverständlich, still und anspruchslos zwischen den einzelnen Stationen, wo er mit dem Tastsinn neue Umgebungen erkundete. Es war Aufgabe der Therapeutin, rund um die Aktivitäten eine würdevolle und sichere Atmosphäre zu gestalten. Zwischen Herrn G. und der Therapeutin stellte sich ein Flow in den Aktivitäten ein, wodurch das Gefühl entstand, durch die Übungen zu gleiten. Es war beeindruckend zu sehen, wie Herr G. in unterschiedliche Gemütszustände geriet, wobei sich Situationen von Unsicherheit, Vorsicht und Ekel, Freude und Erleichterung im Kontakt mit den unterschiedlichen Umgebungen abwechselten (**Abb. 8-21**). Es war wie eine kindliche Entdeckungsreise im Reich des Tastsinns. Der Wechsel zwischen den Übungen erfolgte, ohne auf die Uhr zu sehen, allein auf den Prozess gerichtet. Diese Situation verleitete die Therapeutin dazu, dem Patienten spontan mehr Erfahrungen zukommen zu lassen, und Herr B. war ausgesprochen offen dafür.

Kommentar des Patienten: In der Nachbesprechung sagte er, dass es für ihn anstrengend gewesen sei, doch er habe einiges entdecken können und sei erstaunt, dass es ihm fast durchgängig wohl gewesen sei, und er ganz neue Wahrnehmungen machen konnte. Er habe den Eindruck, damit seine Sinneswahrnehmungen wieder vertiefen und schärfen zu können.

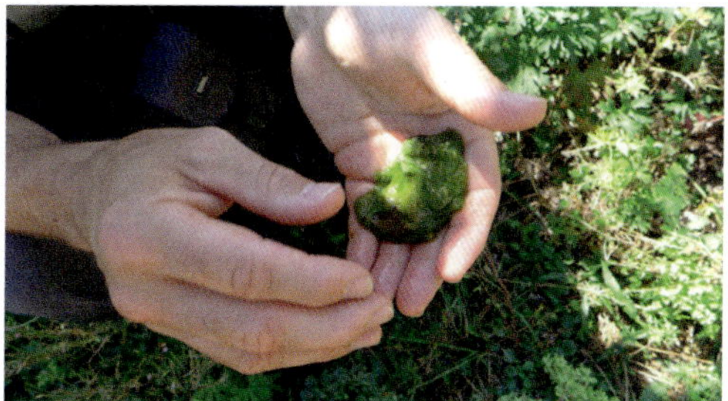

Abbildung 8-21: Ertasten von etwas Schleimigem: Fühlt Herr G. Ekel? (Quelle: A. Adevi, M. Breznik)

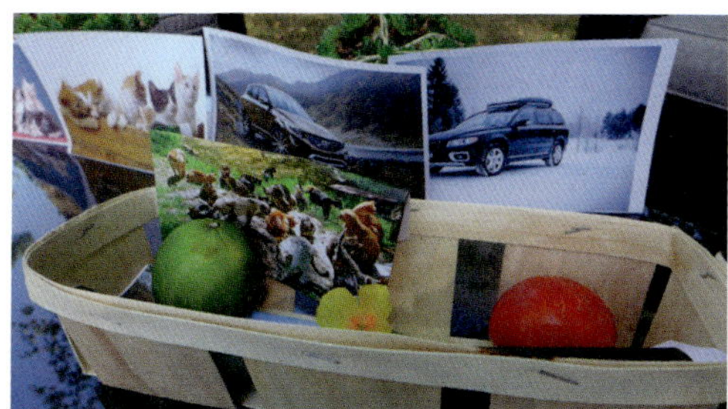

Abbildung 8-22: Die Naturkiste von Herrn G. (Quelle: A. Adevi, M. Breznik)

Naturkiste

Zwei Fotos von einem **Volvo** (nicht ganz NBT), der die Sicherheit darstellt, die Herrn G. im Leben so wichtig ist. Einige **Katzenbilder**, die ihn an das entspannende Streicheln seiner Katze und die Katzen in seiner Kindheit erinnern sollen. Dabei geht es um die Erinnerung daran, durch Aktivierung verschiedener Sinne, hier v.a. mit dem Tastsinn beim Streicheln einer Katze, in Anlehnung an die Tastübung, in eine Entspannung zu kommen. Dann ein Rot/Grün/Gelb-Signalsystem (**Ampelsystem sinnlich dargestellt**) in Form einer **roten Tomate, einer gelben Blüte und einer grünen Limette**. Dies signalisiert die Abgrenzungsmöglichkeit am Arbeitsplatz, denn der Patient hat neben der Türe zu seinem Büro eine Ampellichtschaltung, mittels der er signalisieren kann, ob er besetzt oder frei ist. Es soll der Anregung dienen, sich dieser Möglichkeit der alltäglichen notwendigen Abgrenzung in einer spielerischen, naturnahen Form zu erinnern (**Abb. 8-22**).

Feedback

Beurteilung durch Herrn G. zwei Wochen nach der NBT-Aktivität

In ihrer Gesamtheit haben mir die Aktivitäten die Möglichkeit geboten, durch Konzentration auf den Moment und das bewusste Einlassen auf die Situation tatsächlich eine Vielzahl von dadurch assoziierten Bildern aus der Kindheit und Jugend (sowie dem Erwachsenenleben) abzuholen. Das Verbinden der Augen und das Führen an der Hand wie ein Kind förderte die Rückbesinnung natürlich sehr und verstärkte gleichzeitig die Wahrnehmung durch die anderen Sinne, v.a. das Hören und Tasten. Bei den einzelnen Aktivitäten waren die mit Wasser verbundenen für mich die intensivsten, da ich mich seit jeher im Wasser sehr wohl fühle und auch intensiv schwimme. Insbesondere kamen mir glückliche Familienferien in den Sinn, die wir mehrfach an einem Schweizer See verbracht haben. Aber auch die Aktivitäten mit Baum- bzw. Tannenzapfen-Kontakt lösten intensive und positive Gefühle aus, v.a. auch, weil sie vom Wind als intensives Hörerlebnis begleitet waren. Mit den von ferne hörbaren Stimmen (im Park der Klinik) erinnerten sie an gemütliche Sommertage in vertrauter Runde, aus welcher man sich von Zeit zu Zeit ausklinkte, um ein wenig vor sich hin zu dösen. Klar negativ besetzt waren dagegen der Kontakt mit dem Dornenbusch, welcher an langweilige und anstrengende Gartenarbeiten erinnerte (das Abtransportieren von Zweigen ist natürlich wesentlich weniger attraktiv als das Schneiden der Gehölze) sowie derjenigen mit der klebrigen Pflanzenmasse, was an unangenehme Wasseralgen oder auch an schleimige Schnecken denken ließ. Dass der Zugang zu all diesen Gedanken meist sehr positiv ist und dass sich daraus tatsächlich eine Entspannung erzielen lässt, konnte ich während der Übungen gut erfahren. Durch die Konzentration auf den Augenblick (Achtsamkeit) und den Einsatz aller nebst dem Sehen zur Verfügung stehenden Sinne (Tasten, Hören, Schmecken, Riechen) können eigentlich mit jedem beliebigen Gegenstand solche positiven Momente abgerufen werden. Folgende Gefühle konnte ich erfahren: Positivgefühle gleich Freude, Ruhe, Entspannung, Verspieltheit, schöne Erinnerungen. Im Fall des Dornbusches wie der Kletterpflanzen allerdings eher Ekel und Unwohlsein. Für die Zukunft kann ich mitnehmen: Stärkung der eigenen Ressourcen durch die Rückbesinnung auf früher als positiv erlebte Momente und Situationen, sowie die dadurch vermittelte Entspannung. Für meinen Alltag kann ich mitnehmen: stetes Üben bzw. ritualisierten Einbau in die Tagesaktivitäten, z. B. bei Gartenaktivitäten, Spaziergängen etc. Meines Erachtens lässt sich dieses Resultat aber auch durch eine metaphysische Anwendung erzielen, indem man sich den entsprechenden Gegenstand bzw. die entsprechende Situation bloß denkt und dann die entsprechenden Bilder abfragt (schließlich kann man nicht immer den Partner bitten, mit verbundenen Augen herumgeführt zu werden), sodass man den Gegenstand bzw. die Situation sehend – oder eben denkend – erlebt, bevor man sich auf ihn bzw. sie einlässt. Anwenden kann ich die Übungen sofort, z. B. beim Einschlafen. Allerdings harren noch viele andere Eindrücke aus all den Therapien ihrer Einordnung und Verarbeitung. Mit nochmaligem Dank für den interessanten Nachmittag im Achtsamkeitsgarten – zur Freude meiner Frau habe ich nun tatsächlich meine Zuneigung zum Garten entdeckt!

Beurteilung durch Herrn G. ein Jahr nach der NBT-Aktivität

Den Bezug des Aktivitätstages zu meinen damals gesteckten Therapiezielen empfand ich als sehr positiv und originell. Das „Blind-Geführt-Werden" war eine gute Metapher für das Ziel, nicht nur auf sich selbst zu bauen, sondern auch anderen etwas zuzutrauen (delegieren). Diverse Aktivitäten bestärkten mich darin, den Moment zu genießen und im Hier und Jetzt zu sein, statt immer in die Zukunft zu planen. Dies gilt generell für allen Aufenthalt in der Natur bei sämtlichen Aktivitäten. Die unangenehmen Aktivitäten (Schlick, Dornen) waren Sinnbild für eine bessere Abgrenzung. Als Resultat dieses Aktivitätstages habe ich nach Rückkehr aus der Klinik meine zeitweise stark reduzierte Schwimmaktivität wieder gesteigert auf das früher übliche Niveau, zum anderen habe ich unseren Garten als entspannenden Ressourcenspender entdeckt (Hier und Jetzt, fern vom beruflichen Alltag). In Bezug auf meine eigene Rückfallprävention würde ich gerne noch mehr Wandern. Dies muss jedoch im Terminplan Platz haben und darf nicht zusätzlichen Terminstress auslösen, wird wohl eher nach der Pensionierung im größeren Umfang realistisch sein. Als alternative Übung hätte ich mir im Rahmen einer längerdauernden Aktivität eine Übernachtung im Zelt vorstellen können, da ich als Kind in den Sommerferien oft zusammen mit meinen Geschwistern im Zelt geschlafen habe.

Beurteilung von Herrn G. sechs Jahre nach der NBT-Aktivität

Vielen Dank für Ihr Schreiben und den Fragebogen. Ich habe mich gefreut, wieder einmal etwas von Ihnen zu hören. Gleichzeitig war ich etwas überrascht, da meine Zeit in der Klinik doch schon recht lange zurück liegt und sich vieles – ausgesprochen zum Guten – für mich verändert hat, was ich mir Ihnen kurz dazulegen erlaube. So konnte ich nach meinem Austritt aus der Klinik in beruflicher Hinsicht meine vor der Beförderung ausgeübte Funktion wieder übernehmen. Dies funktioniert nun seit mehr als fünf Jahren bestens, umso mehr als ich gleichzeitig mein Arbeitspensum deutlich reduzieren konnte. Als Stellvertreter meines Chefs bin ich immer noch über alle relevanten Geschäfte informiert, und so ist auch mein Rat immer wieder gefragt. Das reduzierte Arbeitspensum, das ich im Gegensatz zu früher nun auch durchziehe (Wochenendarbeit ist die Ausnahme geworden), gibt mir gleichzeitig mehr Raum für meine privaten Aktivitäten, ist doch meine Mutter im Mai 2016 relativ überraschend in hohem Alter verstorben, was mich mit der Regelung des Nachlasses stark beschäftigte. Daneben bleibt aber genügend Zeit für das von mir zwei- bis dreimal pro Woche (teilweise gemeinsam mit meiner Frau) ausgeübte Schwimmen sowie für das – dank Corona-Epidemie, welche für geschlossene Schwimmbäder sorgte – als Alternative begonnene Joggen. Ich darf also behaupten, dass es mir seit fünf Jahren psychisch wieder ausgezeichnet geht, und ich nach Abschluss der psychiatrischen Behandlung im Dezember 2015 nie mehr das Bedürfnis nach einer solchen verspürte (und auch nie mehr entsprechende Medikamente benötigte). Eine kleine Episode soll dies verdeutlichen: Etwa zwei Jahre nach Abschluss der Behandlung habe ich meinen ebenfalls im Ort lebenden und arbeitenden Psychiater im Lebensmittelgeschäft getroffen und geduzt, weil ich ihn zunächst mit einem ehemaligen Schulkollegen verwechselt habe. Mein vegetatives Nervensystem lässt sich allerdings beim besten Willen nicht überlisten und so verspüre ich bei starkem Stress (was zum Glück nicht mehr sehr häufig vorkommt) noch immer ein inneres Zittern. Um damit zu NBT überzugehen, so muss ich ehrlich zugeben, dass ich dies ziemlich aus den Augen verloren habe, und ich mich erst nach Hervorholen der – zum Glück sorgfältig abgelegten Unterlagen – wieder im Detail daran erinnern konnte. Das heißt aber nicht, dass NBT für mich keine Rolle mehr spielen würde, denn bereits bei der Auswertung des Aktivitätstags habe Ihnen ja dargelegt, dass sich meine Einstellung gegenüber der – zuvor eher als Behinderung der Erledigung geschäftlicher Pendenzen empfundenen – Gartenarbeit völlig gewandelt hat. So genieße ich nun diesen Aufenthalt in der Natur und bin dann völlig auf den Moment fokussiert, sodass mir alles andere egal ist. Dies geht mir auch beim sonntäglichen Joggen ähnlich, bei welchem ich mich irgendwie „einmitten“ und auf die kommende Woche einstimmen kann, selbst wenn hier auch Geschäftsgedanken eine Rolle spielen. Ich nehme seither auch das Pfeifen der Vögel und sonstigen Geräusche des Waldes wieder wahr. Ich greife hin und wieder zur Entspannung auf ein inneres Bild einer kleinen Insel an der Nordsee zurück, wo meine Frau und ich schon diverse Male waren und jeweils ein Haus gemietet hatten. Es ist eigentlich eine kleine Halbinsel und Bestandteil des Strands. Zur Insel wird sie erst, wenn die Flut sie umspült für ein paar Stunden, bis die Flut sich wieder zurückzieht. Auf dieser Halbinsel steht ein knorriger alter Baum, der wohl schon sehr vielen Stürmen getrotzt hat. Dort verbringe ich immer wieder einige Zeit, nehme die hinein- und zurückrollende Brandung wahr und höre den Möwen zu. Es ist ein richtiger Kraftort für mich. Aber auch die Ruhe des Waldes beim Joggen kann ich sehr gut als entspannendes inneres Bild abrufen. Eine positive Assoziation ruft in mir schließlich auch der Geruch von Lavendel hervor, erhielten wir doch damals in der Klinik jeweils Badesalz für ein Entspannungsbad, das intensiv nach Lavendel roch. Ich empfinde diese Erinnerung keineswegs als belastend, sondern als ausgesprochen positiv, so wie ich überhaupt den ganzen Aufenthalt in sehr guter Erinnerung habe. Ich halte mich mehr und bewusster in der Natur auf. Mein eher negatives Verhältnis zur Gartenarbeit hat sich in ein positives verwandelt und ich schöpfe Kraft und Energie daraus, ohne dies nun völlig idealisieren zu wollen, denn wenn die Zeit knapp ist, kann es durchaus stressig sein, sich auch noch um den Garten kümmern zu müssen, aber dies ist zum Glück selten. In der Familie habe ich nicht über meine Erfahrungen mit NBT gesprochen und zufolge mangelnden Kontakts zu anderen Betroffenen auch nicht. Ob sich eine Umsetzung des NBT-Ansatzes aus den oben geschilderten Aktivitäten ableiten lässt, überlasse ich Ihrer Beurteilung. Aktuell habe ich kein Bedürfnis an einer für mich maßgeschneiderten NBT-Aktivität teilzunehmen, auch wenn ich den Aktivitätstag in sehr positiver Erinnerung habe.

Kommentar

Thema: Das ökologische Selbst wachrufen

Der Gebrauch der Sinne ist von der Natur vielleicht als ein Bereich für die nonverbale, erfahrungsbasierte therapeutische Arbeit vorgesehen. Bei diesem Patienten ereignete sich dabei etwas Faszinierendes. Das erhoffte Ergebnis der Berührung mit der Natur – in diesem Fall mit geschlossenen Augen – ist, dass die innere Natur ebenfalls berührt wird. Der Therapeut kann die direkte Begegnung mit der Natur und die dadurch ausgelösten Sinnesempfindungen und inneren Bilder als fruchtbare Basis für die weitere Arbeit auf der interpersonellen Ebene nutzen. Man rührt damit an das ökologische Selbst einer Person, dasjenige Selbst, das sich in der Interaktion mit der nichtmenschlichen physischen Umwelt herausbildet (Neisser, 1991).

Das ökologische Selbst könnte als dasjenige Selbst bezeichnet werden, das Empathie für die nichtmenschliche Umwelt empfindet (Adevi, 2012). Naess (1989), der diesen Begriff ursprünglich einführte, betrachtete dieses Verhalten als eine Form des Altruismus, was durch die Fähigkeit, sich mit anderen Lebewesen vertraut zu machen und eine Erfahrung zu teilen, bedingt sei (Adevi, 2012). Searles stellte schon 1960 fest, der Mensch habe gegenüber der nichtmenschlichen Umwelt eine Ambivalenz entwickelt, wodurch er ihre Bedeutung missachtet, was zu Problemen des psychischen Wohlbefindens führen würde (Searles, 1960). Die NBT-Aktivität mit diesem Patienten ließen ihn sein ökologisches Selbst spüren, was anscheinend alle seine Sinne tief berührte. Er bekam Gelegenheit, sich einige Stunden mit Pflanzen, Wasser, Steinen, Bäumen, Sträuchern usw. vertraut machen, wobei eine Identifikation mit sich selbst, aber auch eine Art Identifikation mit all diesen Naturerscheinungen stattfand.

Alternative Aktivitäten: Dinge unfertig stehen lassen, handwerkliche Arbeiten in der Natur, im Zelt übernachten, Barfußübungen, Schnee künstlerisch, spielerisch, Wasserübungen.

In seiner „perfektionistischen" Welt wurde von ihm ein Mangel an derartigen Erfahrungen erwartet. Angesichts seiner mangelnden Selbstfürsorge war mit einer neuen Art von Sinneserfahrungen konfrontiert zu sein, bei der er eine tiefe Verbindung mit der Natur eingehen konnte, eine Möglichkeit, Achtsamkeit zu erfahren und zu lernen. Herr G. hatte auch den Wunsch, im Zuge seines Rehabilitationsprozesses den Mut zu entwickeln, Risiken einzugehen. Die NBT-Aktivität war insofern riskant für ihn, weil er dabei mit seinen Ängsten spielte und sich von einer anderen Person leiten ließ – der Therapeutin – und dem Prozess vertraute. Die Arbeit der Therapeutin besteht darin, die richtige Atmosphäre herzustellen, eine, die eine echte Begegnung zwischen Person und Natur ermöglicht. Aktivitäten zum „Wachrufen des brachliegenden ökologischen Selbst" bestehen eigentlich darin, die Natur in den Stand zu versetzen, als eine Art Medium zu fungieren, um Geist und Bewusstsein wieder mit dem Körper zu verbinden. Je nach Zugänglichkeit des Patienten kann die therapeutische, kognitive und verbale Situation dabei in viele weitere Dimensionen ausgreifen.

Eigene NBT-Aktivitäten: Gartenarbeit intensiviert und die Haltung dazu verändert, Achtsameres Wahrnehmen der Naturumgebung (Vogelgezwitscher), Kontakt mit Wasser in Form von regelmäßigem Schwimmen, Joggen in der Natur.

8.7 Herr Gewitter

Nicht wir – die Naturkräfte in uns sind die besseren Ärzte (Hippokrates)

Allgemeine Anamnese

Der Patient ist in der Innerschweiz als Ältester von drei Geschwistern in der Nähe eines großen Sees aufgewachsen. Er arbeitet in der IT-Branche und ist verheiratet, hat zwei kleine Kinder und noch einen Sohn aus erster Ehe, um den und dessen zwei Stiefschwestern er sich allein kümmern musste. Bereits seit dem jungen Erwachsenenalter leide er an Rückenschmerzen, die sich schwer behandeln ließen und die ihn immer wieder stark behinderten. Nach einem Herzinfarkt seines Vaters vor einem Jahr habe sich eine depressive Symptomatik mit Angstzuständen und Herzrasen sowie einem phobischen Vermeidungsverhalten in Bezug auf das Alleinsein entwickelt. Er leide an zahlreichen Allergien, z. B. gegen Gräser, Nüsse und Birkenpollen. In den letzten Jahren habe er schleichend eine depressive Erschöpfung entwickelt mit dem Gefühl von Schwäche, Konzentrationsstörungen und Vergesslichkeit.

Diagnosen: chronische Schmerzstörung, Erschöpfungssyndrom, rezidivierender Bandscheibenvorfall, Belastungen in Bezug auf den Beruf, sozialer Rückzug.

Naturanamnese

Kernthemen: Licht und Schatten, Wasser, Ufer, Wald, Gewitter, Edelweiss.

In der Kindheit habe der Patient oft mit Freunden in einer Wiese gespielt. Mit seinem Vater verbinde er See und Berge in den Ferien, doch war dieser sonst nicht so oft anwesend. Mit der Mutter teilte er Spaziergänge im Wald, das Skifahren sowie Ausflüge mit dem Schiff. Der Patient schildert seine Mutter als äußerst wenig naturbewusst, sie hätte Aktivitäten wie Skifahren und Spazierengehen nur unternommen, weil „man das so machte“. Die Familie war oft am Vierwaldstättersee und der Patient hat Fotos aus dieser Zeit mitgebracht. Der Nachteil am Vierwaldstättersee war allerdings immer, dass man dort wenig geeignete Badeplätze finden konnte. Auch als erwachsener Mann hat er den See als Kraftort empfunden. Wasser bedeutet für den Patienten Erholung, v. a. in der Kombination mit Wald. Im Wald könne man Angst haben, aber ein großer Wald bedeute auch Freiheit, wobei der Garten Arbeit bedeute. Herr G. schildert, dass er sich gern im Schatten und unter Bäumen aufhalte, denn das vermittle ihm Geborgenheit, er bevorzuge Dunkelheit vor Licht und Helligkeit. Die Sonne ist wichtig für die Pflanze und auch für ihn, trotzdem schütze er sich lieber vor ihr. Bei einem starken Gewitter könne man sich unter einen Baum stellen, denn der Baum würde auch im Gewitter stehen bleiben, weil er so starke Wurzeln besitze. Der Patient berichtet, dass er in der Vorbereitung für das NBT-Interview die Blume „Edelweiss“ deutlich vor sich stehen sah, jedoch könne er nicht sagen, in welchem Zusammenhang ihm dieses Edelweiss wieder in den Sinn gekommen sei. Möglicherweise stehe es in Beziehung mit seiner Mutter und ihm, als er acht oder neun Jahre alt gewesen sei. Seit er die Kinder habe, sei es wie eine Entdeckung, Insekten, Schnecken und Blätter aufzuheben und zu betrachten. Herr G. sagt, dass er sich erst mit den Kindern der Natur bewusst geworden sei. Schokolade esse der Patient gerne, es sei eines der Mittel aus der Natur, die ihn beruhigen und entspannen würden.

NBT-Ziele

- Erholung in der Natur finden
- Naturerlebnisse genießen, Erinnerungen an Kindheit wecken (Edelweiss)
- Unterschied zwischen Licht und Schatten spüren
- Lernen, Gefühle wahrzunehmen und zu benennen
- Innerlich und äußerlich in Bewegung kommen.

NBT Aktivitäten

Übungen: Sitzen in Sonne und Schatten, Kunstrasen, Suche nach dem Edelweiss, aufziehender Gewittersturm.

Sitzen in Sonne und Schatten

NBT-Ziel: Unterschied von Sonne und Schatten mit allen Sinnen wahrnehmen. Innerlich in Bewegung kommen.

NBT-Aktivität: Sitzen im Schatten im Bereich eines großen Baumes mit der Fragestellung nach dem Wahrnehmen von Schatten und Kühle (**Abb. 8-23a-b**).

Beobachtungen der Therapeutin: Insgesamt versuchte der Patient mehrmals die Aktivitäten zu verändern, wobei sich die Frage stellt, ob es an seiner Aufmerksamkeitsstörung und seiner Konzentrationsfähigkeit lag oder ob er Mühe hatte, sich vertieft auf die „Versuchsanordnung“ einzulassen.

a)

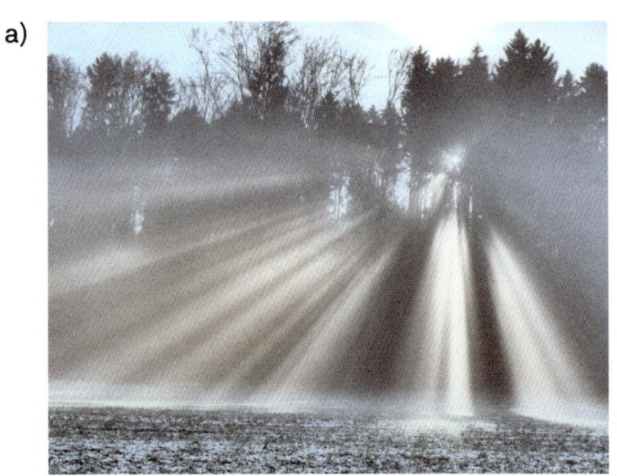

b)

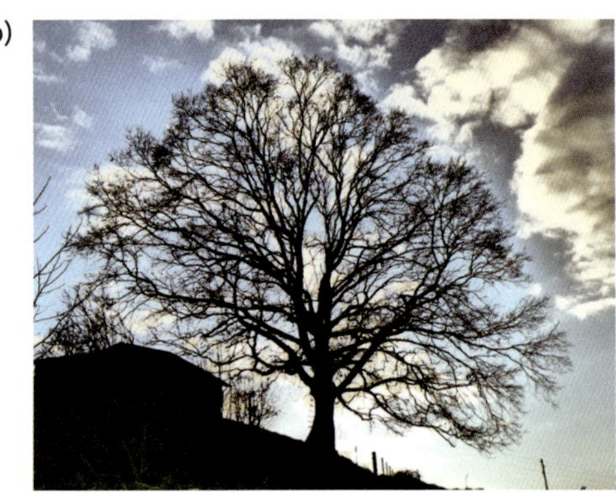

Abbildung 8-23: Unterschiedliche Lichtspiele von Sonne (a) und Schatten (b) mit allen Sinnen wahrnehmen, um innerlich in Bewegung zu kommen (Quelle: J. Georg)

Kunstrasen (Sitzen auf einem grünen Plastikuntergrund)

NBT-Ziel: eine Auseinandersetzung mit der virtuellen Welt der Informationstechnologie und der realen Welt in Form der Natur.

Beobachtungen der Therapeutin: Die Situation weckte Spieltrieb und Auseinandersetzung mit dem Verhältnis „natürlich-künstlich“, bezogen auf sein eigenes Leben.

Suche nach dem Edelweiss

NBT-Ziel: Die Erinnerungsfährte für das Edelweiss freilegen, indem sich der Patient bewusst mit der Pflanze und deren Erscheinungsbild anhand von Fotos auseinandersetzt.

NBT-Aktivität: Die Therapeutin hatte Fotografien vorbereitet und sie dem Patienten vorgelegt. Dieser zeigte jedoch wenig Interesse an diesem Sujet und konnte sich kaum auf die Fragestellung einlassen. Mithin stellte sich wiederum die Frage nach Aufmerksamkeits- und Konzentrationsstörung.

Aufziehender Gewittersturm

NBT-Ziel: Spontan auf den Inhalt der Naturanamnese eingehen und ein starkes Bild daraus aufnehmen, um dem Patienten zu ermöglichen, mehr aus sich herauszugehen und seine Emotionen deutlicher wahrzunehmen.

NBT-Aktivität: Wahrnehmen der plötzlich vorhandenen Wetterintensität in Form eines aufkommenden Gewittersturms mit Blitzen und Starkregen. Der Patient hatte in seinem Interview erwähnt, dass ein Baum im Gewitter wegen seiner starken Wurzeln stehen bleiben würde. Spontane Aktivität bei überraschender Wetteränderung, welche durch die plötzliche Intensität der Natureinflüsse die Aufmerksamkeit des Patienten aufrütteln könnte (**Abb. 8-24a-b**).

Beobachtung der Therapeutin nach der Aktivität: Das Gewitter stellte sich rasch und ungeplant in aller Wucht ein und die Therapeutin und Herr G. wurden von der Kraft der Natur überrascht, konnten sich aber mit den mitgebrachten Decken schützen, unter einem Baum Zuflucht nehmen, die Farben und die Intensitäten des Naturschauspiels wahrnehmen und diese Situation humorvoll akzeptieren. Herrn G. wirkte präsenter und zugänglicher, konnte sich sogar an der Situation erfreuen, eine kindliche Seite schien angesprochen und aktiviert.

Insgesamt wirkte Herr G. während aller Übungen höflich und zuvorkommend, es zeigte sich jedoch eine beschränkte Absprachefähigkeit, die aller Wahrscheinlichkeit durch die kognitiven Beeinträchtigungen durch die Erschöpfungssituation zu erklären waren. Möglicherweise spielte auch noch das Aufwachsen des Patienten als Einzelkind eine Rolle, was einen gewissen Eigensinn und eine Eigenbezogenheit mit sich bringen kann und als Ressource, doch auch als Quelle für interpersonelle Probleme gedeutet werden kann.

a)

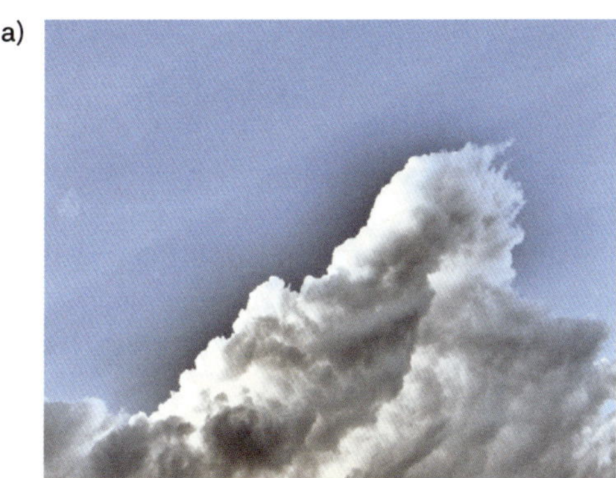

b)

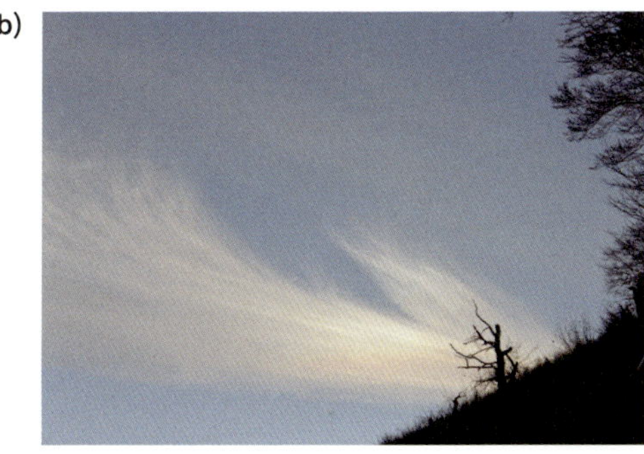

Abbildung 8-24: Wetterumschwünge können die Aufmerksamkeit anregen: Der eben noch blaue Himmel (a) verändert sich – erste dunkle Gewitterwolken ziehen auf, Föhn liegt in der Luft (b) (Quelle: J. Georg)

Gefühle und Erlebnisse nach NBT-Aktivität: Entspannung in der Natur, Glück, Zufriedenheit, Ausgeglichenheit, Balance und Schutz.

Naturkiste

Bilder vom Edelweiss, um den Patienten weiter an die Fragestellung zu erinnern, mit der er ursprünglich in die NBT-Aktivität gekommen ist. **Schokolade**, weil dies ein Mittel aus der Natur ist, mit dem sich der Patient selbst etwas Gutes tun, und bei deren Genuss er sich entspannen kann.

Feedback

Beurteilung durch Herrn G. zwei Wochen nach der NBT-Aktivität

Beim ersten Halteposten war ich glücklich und hatte Freude, weil wir im Schatten waren, geschützt durch einen Baum und ein paar Steine. Dies hat in mir eine gewisse Freude ausgelöst, weil ich es als sehr angenehm und v. a. als Schutz empfand. Das Wetter an meinem NBT-Tag war heiß, schwül, windig und danach nass und zuletzt wieder sonnig. Ich habe darin den Verlauf einer Zeitspanne (Tag/Monat/...) gesehen, wie eine Achterbahnfahrt, manchmal runter, dann wieder hoch. Das Schauspiel des Wetters – insbesondere der Regen am Rhein – war wie ein „Hollywoodfilm" mit Happyend. Dies hat in mir eine Freude ausgelöst. Es war, als hätten ich und die Therapeutin das Szenario bei Steven Spielberg bestellt. Ich sollte mehr Antworten und Ruhe in der Natur suchen. Ich muss mir die Zeit nehmen, die Natur zu sehen und die Sinne einzusetzen. Sich mal hinsetzen und die Natur beobachten. Blättern an einem Baum beim „Tanzen“ zuschauen, Vögel oder Schmetterlinge beobachten, den Regen „aktiv erleben“. Während der Aktivitäten konnte ich Glück, Zufriedenheit, Ausgeglichenheit, Akzeptanz, Schutz erfahren. Ich profitiere davon, dass ich die Sinneserfahrungen in der Natur fast jederzeit wieder erfahren kann oder sie auch mit meinen Kleinkindern, aktuell vier und zweieinhalb Jahre alt, erfahren und sie ihnen mit auf den Weg geben kann. Ich bin derzeit fast täglich draußen und probiere, die kleinen Dinge der Natur wahrzunehmen. Sobald ich wieder arbeite, bin ich oft mit dem Fahrrad unterwegs. Ich plane, auf dem Heimweg jeweils ein paar Minuten anzuhalten und die Naturereignisse wahrzunehmen.

Ausflüge in die Berge regen in mir mehrere Sinne gleichzeitig an: die Aussicht, die frische, „reine“ Luft, der Wind, der einen streichelt. Es sind zwei Wochen Bergferien im Sommer und eine Woche im Herbst bereits gebucht. Die Umsetzung weiterer Dinge findet laufend statt. Aktuell zuhause mit der Familie und bei Arbeitsbeginn möchte ich den Alltag erweitern um die „Pausen in der Natur“.

Beurteilung durch Herrn G. sechs Jahre nach der NBT-Aktivität

Ich habe die individuellen Übungen nicht wirklich präsent. Ich habe ein paar Aussagen von der NBT-Therapeutin sehr präsent und nutze diese auch immer wieder als „Motivation“. Ich bin regelmäßig in der Natur anzutreffen. Sei es mit den Kindern oder aber auch allein. Vor allem im „Homeoffice“ gehe ich oft – meist mittags – spazieren. Wir wohnen sehr waldnah, das heißt, meine Route führt meist durch den Wald. Die letzten zwei größeren Sommerferien haben wir, geplant vor der „Corona-Phase“, jeweils in einem Maiensäss in den Bergen verbracht (meine Frau, meine drei Kinder und ich). Das Maiensäss war jeweils abgelegen in der Natur ohne „großen Luxus“ (Wasser ab Brunnen, Kochen mit Feuer), wir lebten für Stadtmenschen betrachtet ziemlich einfach (natürlich nicht wie vor hundert Jahren). Wir sind nebst den Ferien auch sonst immer wieder im Wald. Gerne besuche ich mit meiner Familie das „Erlebnis Natur“, welches unser Leben aktiv begleitet bzw. ein Teil unseres Lebens ist. Ich verspüre bei mir wie auch bei meiner Familie eine tiefe Befriedigung im Wald, in den Bergen und unterwegs in der Natur. Meine Frau ist Kindergarten-/Primar-Lehrerin und hat ein gutes Allgemeinwissen in Flora und Fauna. Wir lernen viel von ihr und tragen so gut wir nur können aktiv Sorge zur Umwelt. Ich könnte mir grundsätzlich vorstellen, wieder an einer für mich maßgeschneiderten NBT-Aktivität teilzunehmen. Ich sende Ihnen sonnige Grüsse und wünsche beste Gesundheit.

Kommentar

Thema: Co-Therapeutin Natur, dramatische Wetterbedingungen

Die NBT impliziert eine Dreiecksbeziehung zwischen dem Patienten, der Therapeutin und der Natur. Die Natur fungiert im Heilungsprozess als Co-Therapeutin, die die Schritte zurück zu einem gesunden Leben oft auf ungewöhnliche und unerwartete Weise beeinflusst. Der Therapeut hingegen muss darauf vorbereitet sein und Ideen, Themen, Wissen um bestimmte Problemstellungen mitbringen, die es zusammen mit dem Patienten zu behandeln, erörtern und durchzudenken gilt. Worin immer sie bestehen mag, die Natur bietet eine Therapiegelegenheit, eine Chance, an den ungeklärten Problemen zu arbeiten. In der besten aller Welten sind Therapeut*innen stabile, zufriedene, selbstsichere, kreative Personen, die den Patient*innen in jeder Situation die passenden Werkzeuge zur Verfügung stellen. Die Natur kann in dieser Dreiecksbeziehung ein wenig unerwarteter auftreten – und das ist auch gut so, denn in diesem Unerwarteten stecken tatsächlich heilende Kräfte. Die Natur ist ein lebhafter, lebendiger Ort, der es ermöglicht, Klarheit in die Sinne der Patient*innen zu bringen, und sich dieser Sinne gewahr zu werden. Die Natur ist ein physischer Raum, dessen Atmosphäre mehr neue Erfahrungen mit sich bringen kann, innere Entwicklungen intensiver beschleunigen kann als ein Innenraum und eine künstliche, menschengemachte Umgebung, wie man sie in einem gewöhnlichen möblierten Therapiezimmer wiederfindet.

Alternative Aktivitäten: Symbolik in der Natur mit Bezug auf die eigene Person, bewusstes Nichtstun in der Natur.

Wie in einem Theaterstück braute sich plötzlich ein dramatisches Gewitter über der Therapeutin und dem Patienten zusammen, während sie sich in einem Park inmitten eines Gesprächs befanden. Die Wirkung war erstaunlich: Stimmung und Redeweise des Patienten waren einer Veränderung unterworfen, als sich der Charakter der Natur in kürzester Zeit wandelte. Es war ein intensiver Augenblick und plötzlich öffnete sich der Patient auf eine Art und Weise, die so rasch zu erreichen die Therapeutin sich nie hätte träumen lassen. Er ließ sein distanziertes Verhalten fallen und wurde direkter und authentischer – mehr er selbst, ohne „Maske". Über die Gründe dafür kann nur spekuliert werden. „Mutter Natur ließ plötzlich ihre Maske fallen und sprach Klartext" und der Patient folgte ihr darin. Zum ersten Mal verhielt sich Herr G. wie jemand ohne Probleme in Bezug auf sein Selbstwertgefühl. Er zeigte, dass er auf seine Körpersignale und spontanen Wünsche hören konnte. Er war meilenweit von dem Patienten entfernt, der ängstlich und schwächelnd um seine Kontrolle bemüht war, sondern wirkte richtig glücklich und aufrichtig erstaunt über das, was um ihn herum in Form dieser starken Naturkräfte geschah.

Im Fall von Einbrüchen der natürlichen Welt wie etwa launischen oder schwierigen Wetterverhältnissen muss Platz sein für einen kreativen, flexiblen Umgang damit in der NBT. Solange die körperliche Gesundheit das Patienten nicht gefährdet ist, kann man es als Luxus betrachten, plötzlich mit einem Gewitter als NBT-Instrument arbeiten zu können. So kann man z. B. bei einer Person mit Aggressionsproblematik die Ruhe nach dem Gewittersturm symbolisch einsetzen. Achtung: Es kann eine zusätzliche Herausforderung für den Therapeuten bedeuten, mit den entstehenden Spannungen umzugehen – sowohl in Hinblick auf den Patienten und die möglichen Folgen für ihn als auch in Hinblick auf den Therapeuten, wenn er z. B. selbst Angst empfindet. Eine Therapie im Freien durchzuführen bedeutet, ein sichtbares, aktives, lebendiges Element „zwischen" Patient und Therapeut einzuführen. Beide reagieren auf die Gegenwart dieses dritten Mitspielers: die Natur. Das bringt eine sehr dynamische Intervention und Interaktion in die therapeutische Arbeit. Tudor (2011) beschreibt das als „Interspektion", das Reflektieren darüber, was sich zwischen Therapeut und Patient oder jenseits von Therapeut und Patient abspielt. Ein enger Kontakt mit der Natur, wie er bei diesem plötzlichen, von beiden Teilen erstaunt beobachteten Gewitter erlebt wurde, kann durch die Konfrontation mit externen fundamentalen Strukturen zu einem verbesserten Kontakt mit inneren fundamentalen Strukturen führen. Dies ist ein Aspekt in der NBT und der therapeutischen Beziehungsdynamik, dem mit Respekt begegnet werden muss.

8.8 Frau Granatapfel

Wenn der Schlaf oder das Wachen nicht ausgeglichen sind, kann dies zu Krankheiten führen (Hippokrates)

Allgemeine Anamnese

Frau G. ist in Deutschland geboren und aufgewachsen. Nach einem Wirtschaftsstudium nahm sie eine Stelle in der Schweiz an. Sie ist verheiratet und hat keine Kinder, konzentrierte und identifizierte sich sehr mit ihrem Beruf. Nach einem unglücklichen Stellenwechsel und der Kündigung ihrer Arbeitsstelle habe die Patientin zunehmend Schlaflosigkeit, Gedankenkreisen, und eine zunehmend depressive Stimmung entwickelt. Sie habe sich sozial zurückgezogen und zuletzt Mühe gezeigt, eine Tagesstruktur aufrechtzuerhalten.

Diagnosen: Anpassungsstörung mit depressiver Episode, Erschöpfung, Probleme in Verbindung mit der beruflichen Situation und mit den ökonomischen Verhältnissen, Schuppenflechte.

Naturanamnese

Kernthemen: Meerestyp, Freiheit, Endlosigkeit, Fahrrad fahren, Sandburgen bauen, Zeichnen.

Die Patientin bezeichnet sich selbst als Meermensch, denn sie war oft mit ihrer Herkunftsfamilie an der Nordsee und verbrachte die Sommerferien mehrmals auf Sylt, woran sich Frau G. und ihre Schwestern noch gerne erinnern. Sie lebt im Landesinneren und vermisst das Meer, das für sie mit einem Gefühl von Freiheit und Endlosigkeit verbunden ist. Frau G. denkt gerne daran, wie die Familie gemeinsam mit Fahrrädern in der flachen Landschaft unterwegs war. Sie hat heute einen Strandkorb zu Hause in ihrer Wohnung. Frau G. baute mit ihrem Vater gemeinsam am Strand Sandtürme, welche bis zu zwei Meter hoch wurden. Wenn die Türme die volle Höhe erreicht hatten, konnte sie Bocciakugeln in eigens dafür angelegten Bahnen an den Türmen herunterrollen lassen. Der Vater war beim Spielen mit ihr immer sehr engagiert, und sie erinnert sich an das gemeinsame Schwimmen und das Hand-in-Hand-Gehen am Strand. Mit der Mutter verbindet Frau G. einen kleinen Garten und den Sandkasten, in dem sie zu Hause gespielt hat. Frau G. sitzt auch heute noch gerne am Wasser und lauscht den Geräuschen. Inzwischen dauert es einen Tag, bis sie das Meer von ihrem Wohnsitz aus erreicht. Sie unternimmt oft Spaziergänge, wenn sie sich gestresst fühlt, im Anschluss geht es ihr meist besser. Früher war sie sehr an ihrer Arbeit interessiert, inzwischen ist es für sie nicht mehr so wichtig, Geld zu verdienen. Es ist wichtiger die Natur zu beobachten und Zeit gemeinsam mit ihrem Partner zu verbringen. Frau G. erzählt, sie könne gut zeichnen und habe sich jedoch in der letzten Zeit aus Lustlosigkeit nicht mehr dazu aufraffen können.

NBT-Ziele

- Sich der Natur anzuvertrauen und dadurch Entspannung erfahren
- Wieder künstlerisch aktiv werden, um das Interesse an anderen Dingen als der Arbeit zu vertiefen
- Anregung der Sinne.

NBT-Aktivitäten

Übungen: Schlafübung im Sand, Skizzen anfertigen im Freien, Granatapfel sinnlich erfahren.

Schlafen in der Natur

Lernziel: Weil Frau G. im Erstinterview so erschöpft war, war es naheliegend, das Thema Schlaf aufzugreifen. Frau G. fühlt sich zum Wasser hingezogen, daher wurden entspannende Übungen auf einer Sandbank am Ufer des Rheins geplant zur Verstärkung der Erinnerung an die Nordseestrände ihrer Kindheit (**Abb. 8-25**).

Beobachtungen der Therapeutin: Für Frau G. war es ziemlich einfach, in Gegenwart der The-

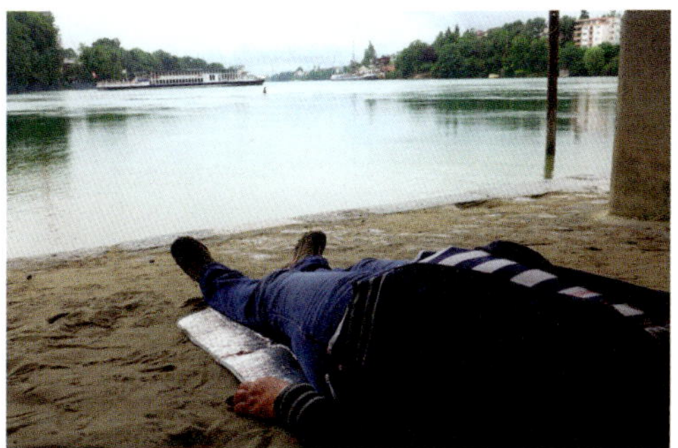

Abbildung 8-25: Erholsamer Schlaf in der Natur (Quelle: A. Adevi, M. Breznik)

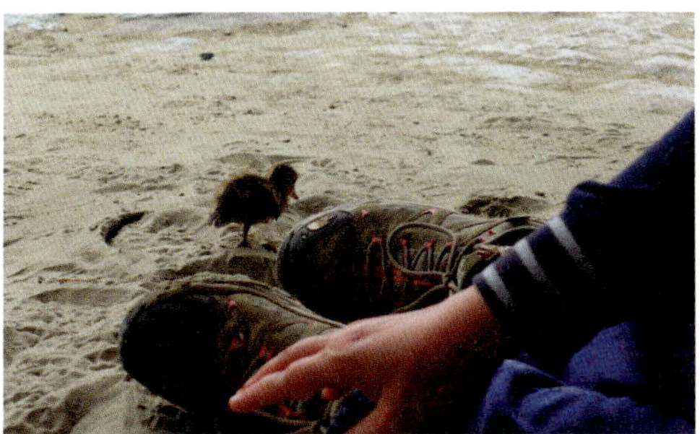

Abbildung 8-26: So entspannt und ruhig sitzen, dass sich sogar Entenküken herantrauen (Quelle: A. Adevi, M. Breznik)

rapeutin am Ufer des Rheins in einen schlafähnlichen Zustand zu finden, obwohl das Wetter eher kühl und regnerisch war. Die Therapeutin hatte einen überdachten Platz mit Sandboden ausgesucht, und sobald sie und die Patientin sich dort eingerichtet hatten, lag eine starke Verbundenheit zwischen ihnen. Zwei Entenjungen wollten unbedingt in die Nähe von Frau G. kommen, wobei sie sich zutraulich und neugierig zeigten (**Abb. 8-26**). Frau G. fühlte nach dem Schlaf Dankbarkeit und Freude, sie war überrascht, wie einfach sie in eine tiefe Erholung und Entspannung gefunden hatte. Sie meinte, dass sie diese Übung gemeinsam mit ihrem Ehepartner machen möchte. Sie habe mehr oder weniger während der Übung taggeträumt, wo sie dieses „im Freien Schlafen" umsetzen könnte. Von der Therapeutin erhielt Frau G. einen Artikel, der sich mit Schlaftherapie befasst, damit sie sich später weiter darin vertiefen könne, um die Wichtigkeit und Notwendigkeit des Schlafes anzuerkennen.

Zeichnen in der Natur

Lernziel: Die Patientin hatte sich im Vorfeld eine Aktivität in der Natur gewünscht, mit der sie sich selbst beruhigen, ihr seelisches Gleichgewicht fördern und auch ihren Selbstwert stabilisieren könnte. Da aus dem Interview hervorgegangen war, dass Frau G. zeichnerisch begabt ist, sollte sie im Anschluss an die Schlafübung Zeichnungen zu ihrer aktuellen Stimmung anfertigen, jedoch für die Patientin ungewohnt, im Freien, um durch das ungewohnte Setting das Erleben zu vertiefen. Es entstanden zwei Bilder, die später in der Naturkiste ihren Platz fanden.

Beobachtungen der Therapeutin: Die Patientin arbeitete ruhig und unkompliziert im Sand sitzend an ihren Bildern und machte einen entspannten, aber auch konzentrierten Eindruck.

Granatapfel-Achtsamkeit

Lernziel: Hierbei ging es darum, den Granatapfel mit allen Sinnen wahrzunehmen. Es ist eine Übung zur Sinnlichkeit, die mit der eigenen Weiblichkeit verknüpft ist. Eine Anregung dafür, sich selbst mit allen Sinnen wahrzunehmen und dies auch zu pflegen und wachsen zu lassen (**Abb. 8-27**).

Beobachtungen der Therapeutin: Es war eine neue Erfahrung für die Patientin, den Granatapfel mit dem Tastsinn intensiv wahrzunehmen und im Hintergrund dieser Exploration ständig die Wellen des Flusses zu hören. Die Therapeutin erzählte Frau G., wie man am besten den Granatapfel pflanzt, welche Erde am besten zu verwenden sei, und wo man ihn am besten ziehen und pflegen kann. Die Situation insgesamt war in einem guten Fliess-Gleichgewicht zwischen Frau G. und der Therapeutin.

Naturkiste

Ein **Behältnis mit Erde und ein Becher mit Granatapfelkernen**, um das Symbol der Achtung, der eigenen zu pflegenden Weiblichkeit

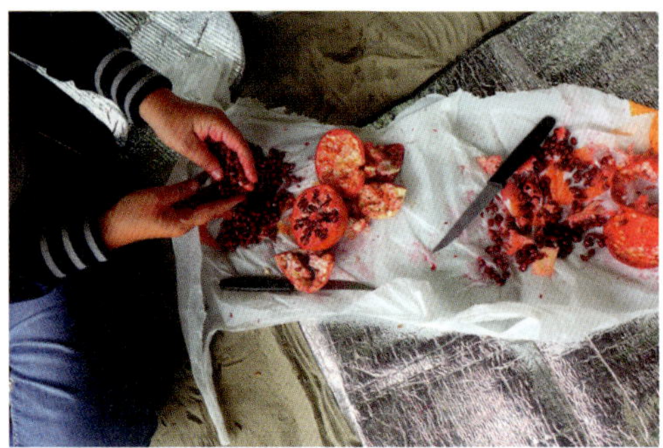

Abbildung 8-27: Einen Granatapfel mit allen Sinnen wahrnehmen (Quelle: A. Adevi, M. Breznik)

später zu pflanzen und zum Wachstum zu bringen. Ein freistehender **Bilderrahmen mit je einer Zeichnung** von Frau G. auf der Vorder- und Hinterseite, die sie nach der Schlafübung angefertigt hatte, als Erinnerung an ihre kreative Begabung, die es wieder zu beleben gilt, als Ressource und als Gegengewicht zur Arbeit. Eine **rote Schleife als Symbol für das Geschenk**, das sich Frau G. jederzeit selbst machen kann, wenn sie solche Übungen selbstständig in ihrem Alltag als Wertschätzung für sich selbst umsetzt.

Feedback

Beurteilung durch Frau G. zwei Wochen nach der NBT-Aktivität

Glück und Freude können auch in sehr kleinen Dingen bestehen, wie besondere Erfahrungen in und mit der Natur, die uns ständig umgibt. Ich habe mich über die Jahre von diesen kleinen Dingen distanziert, weil andere Prioritäten gesetzt waren, ich mir die Zeit nicht genommen habe und meine Wahrnehmung für sie nicht mehr ausreichend sensibel war. Ich kann meine Sinne v.a. anregen, wenn ich mich ruhig an einem Ort in der Natur niederlasse und meine sonstigen Gedanken ziehen lasse, dann entfalten sich Geräusche, Gerüche, Farben, Formen der Natur. Während der Aktivitäten habe ich ausschließlich positive Gefühle wahrgenommen. Vieles davon waren Erinnerungen an schöne Begebenheiten. Aber auch ohne ein Zurückblicken waren die Gefühle positiv, so z.B. den Regen auf der Haut spüren, das Plätschern von Wasser hören. Ich kann profitieren, indem ich in und mit der Natur zur Ruhe komme und mich auf die Sinneswahrnehmungen konzentriere. Damit treten andere Sorgen und Ängste zurück. Außerdem werden gewisse Prioritäten wieder geradegerückt: Was ist schön, was tut mir gut?

Ich habe einen eigenen Garten und könnte mir vorstellen, darin aktiv zu werden, was ich bisher nur rudimentär gemacht habe. Zudem möchte ich meinen Partner in die Achtsamkeit für die Natur und die vielen spannenden Elemente darin begeistern, damit es zu einem gemeinsamen Erleben wird. Für mich selbst sehe ich auch die Meditation in der Natur als wichtige Übung im Alltag an. In meinem Garten kann ich sehen, riechen, fühlen und unter Umständen auch schmecken. Sobald ich wieder zuhause bin, werde ich mit der Umsetzung des Erlernten beginnen.

Beurteilung durch Frau G. sechs Jahre nach der NBT-Aktivität

Ab und zu habe ich auch nach dem Austritt aus der Klinik noch an die NBT-Übungen gedacht, v.a., wenn ich etwas Zeit für mich hatte und vom Alltag abschalten wollte. Ich bewege mich sehr viel in der Natur in meiner Freizeit und bin seit meinem Klinikaufenthalt noch sehr viel achtsamer unterwegs. Ich habe aber nicht das Bedürfnis, hier noch tiefergehen zu wollen, um meinen Naturtypus genauer zu erkunden. Ich habe schon das eine oder andere Mal im Bekanntenkreis und in der Familie von den NBT-Übungen erzählt, es wurde aber nichts diskutiert oder jemand hätte ebenfalls etwas davon praktiziert (mind. meines Wissens nicht). Ich würde nicht ausschließen, nochmals an einer aktualisierten und auf mich zugeschnittenen NBT-Übung mitzumachen. Momentan fühle ich mich sehr gut, auch psychisch wieder stabil und habe nicht das Bedürfnis, NBT-Aktivitäten zu unternehmen. Ich glaube, die für mich wichtigsten Erkenntnisse daraus habe ich mitgenommen in mein Leben und meinen Alltag. Ich kann mir aber gut vorstellen, sollte ich wieder in eine spezielle Situation kommen, in der ich Hilfe brauchen könnte, wieder auf NBT zu setzen (neben anderen Maßnahmen).

Kommentar

Thema: Heilendes Schlafen in der Natur

Die Ästhetik der eigenen Umgebung wirkt sich nicht nur auf Emotionen, sondern auch auf das allgemeine Stressniveau aus (Miwa & Hanyu, 2006). Zahlreiche Studien belegen, dass die Natur den therapeutischen Prozess fördern kann (Beringer & Martin, 2003; Totton, 2003a). Einige Wissenschafter untersuchen sogar, ob der Naturraum nicht ein Schlüsselfaktor für die Heilung ist. Man kann den dynamischen Naturraum als ein Therapiesetting betrachten, das sich direkt auf die Ergebnisse der Therapie auswirkt. Man kann ihn aber auch lediglich als einen verfügbaren, geeigneteren Ort für die Therapie ansehen. Im Gegensatz zur üblichen Indoor-Therapie befinden sich Patient*innen und Therapeut*innen draußen in der Natur auf Augenhöhe (Barkan, 2002). Hier legten die Therapeut*innen nicht die Merkmale des „Therapieraums" fest, was die hierarchische therapeutische Allianz oder Vereinbarung positiv beeinflussen kann. In der NBT wird die Natur als wichtige Co-Therapeutin betrachtet, die den menschlichen Therapeut*innen etwas Demut lehrt. Die Therapeut*innen müssen sich genauso auf den einzigartigen Charakter der Natur einlassen wie die Patient*innen. Dieser Umstand versetzt beide auf dieselbe Ebene in der therapeutischen Beziehung.

Bei der Durchführung der Schlaf-NBT-Aktivität sollte eigentlich die Patientin und nicht die Therapeutin den Platz in der Natur aussuchen. In diesem Fall ging das nicht, weil die Erschöpfung, unter der die Patientin litt, dermaßen ausgeprägt war, dass es sich empfahl, sämtliche Vorbereitungsschritte zu tätigen. So wurde für diese Aktivität ein kleines sandiges Flussufer gewählt, auf dem die mitgebrachte Unterlage ausgebreitet wurde.

Die Patientin wurde ermutigt, ihr Denken in Bezug auf Beruhigung, Entspannung, Achtsamkeit zu verändern. Das Gespräch auf dem kleinen Sandstrand begann damit, dass über ihr Schlafzimmer bei sich zu Hause, aber auch über das Zimmer in der Klinik während ihres Rehabilitationsaufenthalts gesprochen wurde. Mit der Aktivität sollte versucht werden, eine neue Art Schlafzimmer für sie einzurichten und denkbar zu machen – und zwar eines im Freien. Dies war der erste Schritt, um ihr negatives Bild von der Schwierigkeit zu überwinden, in ihrer gewohnten Umgebung einzuschlafen. Es war ein neuer Weg, den sie einschlagen sollte, eine neue Denkweise. Die Patientin fühlte sich vollkommen sicher, entspannte sich und schlief mit einem seligen Lächeln auf dem Gesicht ein. Mit sanfter Stimme wurde sie dazu ermutigt, alles, was sie auf sich zukommen spürt, zuzulassen und mit allen Sinnen zu genießen. Später sollte sie das Schlafen im Freien allein üben und das nächste Mal vielleicht zusammen mit ihrem Ehemann. Bei jeder Durchführung der Aktivität würde die Patientin ihren eigenen Therapieraum in der Natur aufsuchen, der angenehm und beruhigend auf sie wirkt und ihr vermittelt, wie wunderbar eine ordentliche Nachtruhe oder in Nickerchen bei Tag sein kann.

Diese Patientin war mit allem zufrieden, was die Therapeutin ihr anbot. Der bloße Umstand, dass diese sich etwas vom Flussufer entfernte, ließ die Patientin noch glücklicher mit geschlossenen Augen lächeln. Der Therapeutin war, als würde sie sich um ein sehr zufriedenes Kleinkind kümmern, das sich verhätscheln lässt. Es war ein Moment von Fürsorge zwischen Patientin und Therapeutin.

Alternative Aktivitäten: Sinnesübung: Meeresrauschen, Sandburgen bauen, Boccia-Spiel, Lupenübung, barfuß im Sand, Fahrrad fahren.

Bei mehreren gemeinsamen Therapiesitzungen ließe sich diese Aktivität mit der Einrichtung weiterer Räume im „Haus der Natur" ausbauen. Bei einer dermaßen erschöpften Patientin muss man sich Zeit nehmen, bevor man mit der Einrichtung beginnt, indem man etwa mit Steinen, Zweigen oder Holzstücken Grenzen absteckt. Hat man viel Zeit zur Verfügung, ergibt sich das ganz natürlich als nächster Schritt. Mit einigen weiteren Sitzungen dieser Art könnte die Patientin z. B. zu dem Schluss kommen, dass es der soziale Umgang ist, den sie in ihrem gegenwärtigen Leben am meisten vermisst. Verdeutlicht würde das vielleicht durch das Bedürfnis, mitten im „Haus der Natur" eine Feuerstätte einzurichten oder dass es von Beginn an als gemütliches Heim für sie oder für zwei Personen empfunden wird und später vielleicht auch als klarer Ausdruck dafür, dass sie gerne wieder mehr Kontakt zu guten alten Freunden hätte, wofür sie seit langem nicht mehr genug Energie aufbrachte. Wenn das imaginierte Naturheim erst einmal einen eigenen Namen erhalten hat und man es einmal die Woche gemeinsam aufsucht, könnte mit einigen positiven neuen Ideen und Gesprächsthemen auch der Wunsch aufkommen, es weiter nach den eigenen Bedürfnissen einzurichten und zu gestalten. Das geschieht vornehmlich, um zu zeigen, dass man eine neue Art von Verantwortung für den eigenen Erholungsprozess wahrnimmt, der mit dem Bau des künftigen Naturheims gerade stattfindet – und dann hoffentlich auch im „realen" eigenen Heim umgesetzt wird. Mit einer solchen Anwendung der NBT signalisiert die Therapeutin verbal wie nonverbal, wie viele Möglichkeiten es in der gegenwärtigen Lebenssituation gibt (Freedman & Combs, 1996).

8.9 Frau Hauswurz

Die Blüte ist das Symbol des Geheimnisses unseres Geistes (Novalis)

Allgemeine Anamnese

Die Mutter der Patientin war gebehindert, was das Leben von Frau H. sehr einschränkte, auch weil sie lange zusammen mit ihrer Mutter wohnte. Die Patientin arbeitet seit langem als Pflegefachfrau, u. a. in der Psychiatrie. Sie fühlt sich jedoch in den letzten Jahren immer wieder im Beruf überfordert und belastet sowie stark beeinträchtigt durch ihre Konzentrations- und Gedächtnisstörungen. Begleitet werden diese Beschwerden von Stimmungsschwankungen, welche zunehmend depressiv gefärbt waren.

Diagnosen: Anpassungsstörung mit depressiver Episode, Erschöpfung, primärer Hyperparathyreoidismus.

Naturanamnese

Kernthemen: Blau, Grün, Glitzerfarben, Katzenaugen, Türkis, Formen, Muster, Struktur, Symmetrie, der goldene Schnitt in der Natur, Schneeflocken, Sonnenblumen, Luftzustände, Temperatur, Feuchtigkeit, Wind, Geruch nach frisch gemähtem Gras, Licht und Schatten.

Frau H. bringt zum Interview eine Menge Fotos mit Bezug zu Naturerlebnissen aus der Kindheit mit. Sie erzählt ausführlich über Beeren und Früchte, wie frisch und intensiv sie geschmeckt hatten, wobei ihr Erdbeeren am liebsten waren. Sie betrachte gerne Details in der Natur, wie Katzenaugen, die ihr besonders vollkommen erscheinen. Frau H. ist angetan von der Musterung von Libellen-, Schmetterlingsflügeln oder Pfauenfedern – v. a., wenn sich darin „Augen" wiederfinden. Schöne Wiesen bereiten ihr Freude und sie liebt den Geruch von frisch gemähtem Gras. Der Hauswurz ist für die Patientin ein Symbol der Ordnung, dessen Symmetrie es ihr angetan hat, denn Ordnung ist für sie ein wichtiges Element. Frau H. erzählt vom goldenen Schnitt und dessen Formel, sie mag keine Halbheiten oder Chaos, sie braucht Struktur, weil sie sich sonst unwohl fühlt. Das beste Beispiel für den goldenen Schnitt ist die Sonnenblume, sie habe eine besondere Struktur, ähnlich wie der Löwenzahn. Doch beim Löwenzahn, der zur Pusteblume wird, ist nach dem Empfinden der Patientin diesbezüglich etwas falsch: Wenn die Pusteblume die Samen verliere, verliere sie auch die Form und damit die Vollkommenheit. Bereits als Kind ekelte sie sich, wenn ihre Hände mit Schmutz beklebt waren und dann keine Möglichkeit bestand, die Hände zu waschen. Diese Form von Chaos hält sie auch heute schwer aus. Unterschiedliche Luftzustände wie Luft mit Regen oder Sonne und Wind beim Radfahren hatte sie schon im Kindesalter gerne wahrgenommen, auch als sie Schattenspiele in der Sonne veranstaltete. Sie fühlte sich vom Wasser angezogen, besonders vom Meer, welches durch Strömungen und Wirbel Unsicherheit in sich berge, was jedoch bei einem See nicht der Fall sei. Besonders schön erscheint ihr, wenn sich die Natur im klaren Wasser spiegelt. Für Frau H. ist eine Schneeflocke mit ihrer Struktur und der Musterung ein perfektes Beispiel für ein positives Naturerlebnis. Den Winter mochte die Patientin als Kind nicht besonders, jedoch hat sich das im Laufe der Jahre geändert. Der Winter war deshalb auch negativ besetzt, weil die Mutter während der Winterzeit aufgrund ihrer Behinderung kaum nach draußen gehen konnte und diese Zeit fast hauptsächlich in der Wohnung verbrachte. Jedoch durch das Schlittenfahren, welches Frau H. mit einer befreundeten Familie unternehmen konnte, und durch eine Freundin, bei deren Familie sie öfter in Finnland im Winter zu Besuch war, haben sich positive Erfahrungen in der kalten Jahreszeit eingestellt. Die Großmutter der Patientin hatte einen großen Garten, wo Frau H. Schneckenhäuser sammeln und den Herbst mit seinen bunten Farben, und dennoch warmen Tagen, als sie in den roten Ahornbäumen kletterte, intensiv erleben konnte. Die Tradition des „Räbeliechtlischnitzens" (ausgehölte, mit Löchern verzierte und mit Kerzen bestückte Futterrüben) markiert für sie den Beginn der herbstlichen Jahreszeit.

NBT- Ziele

- Sich mehr öffnen können
- Selbstkritik abbauen
- Sich mehr Freiraum nehmen
- Sich selbst ins rechte Licht setzen, gesehen werden
- Offenheit üben (die Patientin ist eher zurückhaltend in der Begegnung mit anderen Menschen).

NBT-Aktivitäten

Übungen: Handarbeit in sozialer Naturumgebung (Park), Freiraum sensorisch wahrnehmen: Luft, Licht, Hören, Lehmfiguren, Freiheit, Spiel, Chaos zulassen, Tastsinn stärken. Therapeutischer Hauswurz: Spiegel der Persönlichkeit anhand einer Pflanze, Naturwörter und Schattenspiel: Freiheit, kein Richtig-kein Falsch.

Handarbeit in der Natur

Übungsziel: Frau H. soll mehr Aktivitäten im Freien ausführen, mehr ans Tageslicht gehen, auch mehr gesehen werden und sich für andere sichtbarer machen.

Beobachtung der Therapeutin: Frau H. hat selbst mehrere hübsche und handwerklich anspruchsvolle Handarbeiten an den Aktivitätstag mitgebracht. Immer wenn sich Frau H. besser fühlen oder mental stabilisieren wollte, zog sie sich in ihre eigene Handarbeitswelt zurück, was sie jedoch bislang noch nie im Freien ausgeübt hatte, sondern immer nur in geschlossenen Räumen. Alle ihre Arbeiten sind leicht transportabel. Als Übung für Frau H. war es naheliegend, die Handarbeiten in eine neue Umgebung im Freien zu transferieren, um zusätzliche Sinneserfahrungen zu ermöglichen (**Abb. 8-28**).

Kommentar der Patientin: Für meine Aktivitäten konnte ich mir einen Platz auf einer Wiese zwischen Bäumen aussuchen. Ich habe mich für Halbschatten unter einem Kastanienbaum entschieden, weil es an diesem Tag im Mai eher heiß war. Ich konnte die Vögel zwitschern hören, es duftete nach frischem Gras und in der Ferne war das Brummen eines Rasenmähers zu hören. Für diese Aktivität habe ich meine Handarbeiten (Strick-, Stick- und Häkelarbeit) im Rucksack mitgebracht. Bereits nach kurzer Zeit (ich habe nicht auf die genaue Zeit geachtet) merkte ich, wie ich mich innerlich entspannte. Ich habe vergessen, wie gern ich es mag, am Boden oder auf der Wiese zu sitzen, und es war mir auch nicht bewusst, wie gut mir das tut.

Lehmfiguren in der Natur

Übungsziel: Die Absicht war, eine Masse zu produzieren, bei der die Finger nicht so schmutzig werden, was jedoch aufgrund der Feuchtigkeitszusammensetzung bei diesem Naturmaterial nicht gut gelungen war. So wurde die Patientin unabsichtlich mit einer stärkeren Verschmutzung ihrer Hände konfrontiert als vorgesehen, denn die Übung war als mildere Intervention geplant gewesen, fiel jedoch relativ stark aus.

Beobachtungen der Therapeutin: Die Patientin versucht möglichst zu vermeiden schmutzi-

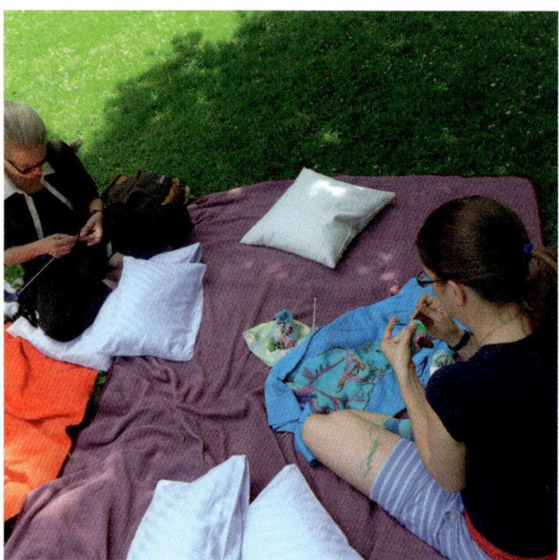

Abbildung 8-28: Handarbeit in der Natur zur Entspannung (Quelle: A. Adevi, M. Breznik)

ge Hände zu bekommen. Sie möchte dann gerne in der Nähe von Wasser sein, um die Hände waschen zu können. Obwohl die Therapeutin mit der Konsistenz des Lehms nicht zufrieden war, konnte sich Frau H. wider Erwarten hervorragend auf die Arbeiten mit dem klebrigen Material einlassen und formte ihre Figuren mit großer Konzentration. Sie wirkte auf der Decke unter einem Baum im Gras sitzend in ihre Arbeit vertieft und konnte ihre Kreativität ausleben, obwohl es nicht um ihre gewohnten Tätigkeiten mit Nähen und Handarbeiten ging. Die Aktivität war als erweiterte Anregung und Arbeit mit dem Tastsinn gedacht.

Kommentare und Notizen der Patientin: Für die zweite Übung hatte die Therapeutin Salzteig vorbereitet (**Abb. 8-29**). Leider war die Masse sehr feucht und klebrig, deshalb konnte ich nur Figuren auf der Unterlage formen und nicht dreidimensional. Trotzdem hat es mir Spaß gemacht, und dies, obwohl ich es nicht so gerne habe, wenn eine Masse meine Hände „dreckig“ macht. Ich habe zuerst ein Seepferdchen geformt, das ich anschließend mit Pflanzenteilen verziert habe. Ich habe auch noch versucht, Blumen und kleine Figuren zu formen, dies ist mir aber nur ansatzweise gelungen. Ich arbeite gerne mit den Händen und auch dreidimensional, manchmal entstehen dabei ganz unerwartete Dinge. Ich kann nicht sagen, warum mir gerade in dem Moment die Figur eines Seepferdchens eingefallen ist. Eigentlich habe ich keine besondere Beziehung zu diesem Tier, ich finde es einfach sehr edel und zudem fasziniert mich die Ruhe, die es ausstrahlt, wenn es durchs Wasser gleitet.

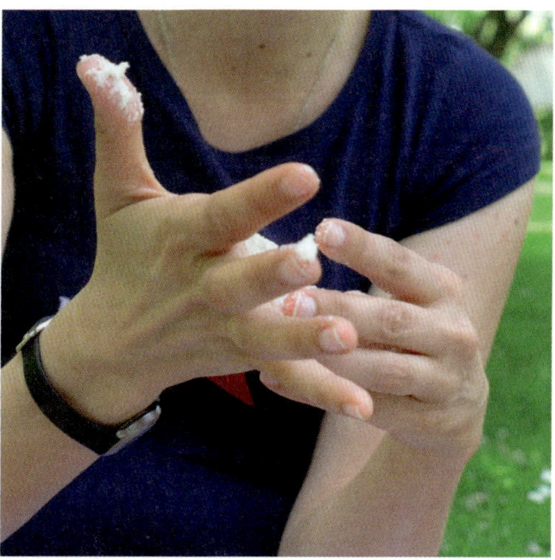

Abbildung 8-29: Arbeiten mit Lehm als Anregung für den Tastsinn (Quelle: A. Adevi, M. Breznik)

Der therapeutische Hauswurz
Übungsziel: Die Patientin soll sich in der von ihr im Interview erwähnten Pflanze mit ihrer Regelmäßigkeit und Symmetrie spiegeln.

Beobachtung der Therapeutin: Frau H. schätzte diese Aktivität sehr, weil in der Diskussion über diese Naturmetapher einige Wiedererkennungsmerkmale für ihre eigene Persönlichkeit gespiegelt wurden. Es wäre möglich gewesen, diese Aktivität mit dem Hauswurz über den ganzen Tag weiterzuführen, da während der Übung beliebig viele Anknüpfungspunkte auftauchten. Das eine gab das andere, abgeleitete Diskussionsthemen von der Größe, der Form, der Farbe ließen sich beliebig erweitern. Die Aktivität ging leicht und spielerisch vonstatten, was zur tieferen therapeutischen Wirksamkeit beitragen konnte. Diese Aktivität war für die Patientin wie maßgeschneidert, schien äußerst passend und effizient. Weil der Patientin diese Übung so leichtfiel und sie so gut damit in Fluss kam, besteht die Hoffnung, dass sie die Übung in Zukunft selbstständig durchführen würde – mit neuen Naturumgebungen und Naturobjekten.

Kommentar und Notizen der Patientin: Für die dritte Übung hat die Therapeutin einen Hauswurz mitgebracht. Es ging darum, was ich in und an der Pflanze in Bezug auf mich, aber auch allgemeiner, sehen kann. Der Hauswurz war in einen Topf gepflanzt und hatte vier Auswüchse. Ein Blatt war frisch abgebrochen, eines bereits zu einem früheren Zeitpunkt. Dies konnte man daran sehen, dass die Bruchstelle nicht mehr feucht war und sich bereits ein feines Gewebe gebildet hatte. An der Spitze jedes Blattes hat der Hauswurz eine dunkelrote Zeichnung, die einem Menschen gleicht, der seine Arme zum Schutz ausbreitet. Der Hauswurz hat auf seinen Blättern ganz feine Härchen, die ihn wohl schützen und zugleich in der Sonne glitzern. Wenn der Hauswurz ein Mensch wäre, dann entspräche der Topf der Wohnung oder dem Haus, und die Erde wäre die Einrichtung. Um zu überleben, braucht der Hauswurz Wasser und Zuwendung, was beim Menschen der Nahrung und dem Kontakt mit anderen Menschen entsprechen würde. Wenn ich der Hauswurz wäre, dann wären die Auswüchse meine kreativen Fähigkeiten. Sie gehören zwar zu mir, sind aber nicht meine wirklichen Standbeine. Die abgebrochenen Blätter könnten dann meine Verletzungen und meine Schwachstellen darstellen (**Abb. 8-30**). An den abgebrochenen Stellen braucht der Hauswurz Pflege, sodass das Blatt wieder anwachsen kann. Wenn das Blatt nicht unterstützt wird, braucht der Heilungsprozess länger und die Stelle bleibt empfindlich. Wird sogar einer der Auswüchse abgedrückt, hat er nur Überlebenschancen, wenn er entweder auf fruchtbaren Boden fällt oder durch Menschenhand wieder eingepflanzt wird und so seine eigenen Wurzeln bilden kann. Ältere Blätter trocknen mit der Zeit aus und fallen ab. Sieht man das Ganze in einem etwas größeren Zusammenhang, und der Hauswurz bildet die Gesellschaft ab, dann denke ich, dass ich in der momentanen Situation ein Blatt bin, das abgebrochen ist und Verarztung benötigt. Wobei es wohl in der Gesellschaft insgesamt mehr Leute gibt, die Unterstützung brauchen als solche, die das nicht tun. Wir haben auch noch über die Bedeutung der Wurzeln gesprochen. Für die Pflanze bedeuten die Wurzeln Halt und dienen der Nahrungsaufnahme. Im Grunde bedeuten sie für den Menschen in einem übertragenen Sinne das Gleiche. Ich denke, dass jeder Mensch seine kulturell und spirituell geprägten Wurzeln hat. Diese beginnen sich mit der Geburt, evtl. bereits schon vorher, zu entwickeln. Dann gibt es sicher noch andere Einflüsse, die wichtig sind für jeden Menschen, damit er individuelle Wurzeln schlagen kann, die ihm dann Halt geben. Ich denke dabei z. B. an Beziehungen innerhalb und außerhalb der Familie, an die Arbeit, Hobbies etc., einfach Dinge, die die Selbstwertschätzung zeigen. Bei mir persönlich heißt dies, ich habe sowohl kulturelle als auch spirituelle Wurzeln. Ich bin hier geboren und großgeworden und wurde im christlichen Glauben erzogen. Ich bin der Meinung, dass ich das nicht einfach abtrennen kann. Das innerste und tiefste Gedankengut eines Glaubens oder einer Kultur wird einem in der Familie vermittelt. Mir fehlen jedoch Wurzeln innerhalb und außerhalb der Familie. Das gibt mir das Gefühl, mich nirgends richtig zugehörig zu fühlen. Durch meine Erfahrungen bin ich von Misstrauen geprägt. Das macht das „Wurzeln-Schlagen“ zudem schwer.

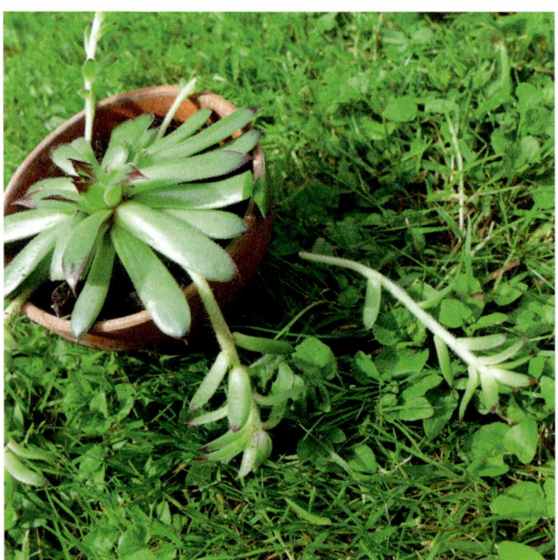

Abbildung 8-30: Ein Hauswurz mit abgebrochenem Trieb – Sinnbild für eine Verletzung (Quelle: A. Adevi, M. Breznik)

Naturwörter im Schattenspiel

Übungsziel: Versuchen, sich in unterschiedlichen Arten und Weisen neu auszudrücken, z. B. durch das Schattenspiel, wo die verbale Komponente keine Rolle spielt, sondern es mit den Figuren und den Fingern zu einer neuen Art des Ausdrucks kommt (**Abb. 8-31**). Frau H. hat als

Kind bereits Schattenspiele veranstaltet. Für diese Aktivität braucht es lediglich eine Wand, die Sonne oder eine Lampe sowie Hände und Finger. Diese Patientin ist sehr strukturiert, daher ist diese Aktivität als spontane und unreglementierte Übung geplant worden.

Beobachtungen der Therapeutin: Ein längeres therapeutisches Setting für Frau H. sollte mehrere von diesen unstrukturierten Aktivitäten und Übungen beinhalten. Es geht hauptsächlich darum, dass es bei den Aktivitäten kein Richtig und kein Falsch geben kann, es geht um das Tun, um Freiheitsgefühle, Neugier, Spontanität und Freude, alles was dieses Kinderspiel in natürlicher Art und Weise mit sich bringt. Aus dem NBT-Interview wurden einzelne Wörter herausgenommen und diese sollte Frau H. im Schattenspiel mit ihren eigenen Fingern an die Wand projizieren.

Kommentar und Notizen der Patientin: Für die vierte Übung sind wir zurück in die Klinik gegangen. Der Raum, der uns zur Verfügung stand, war abgedunkelt und kühl, was meine Stimmung zu Beginn etwas dämpfte, da ich bis dahin nicht wusste, dass dies so sein musste. Es ging darum, aus dem Erlebten Erkenntnisse und Ziele zu formulieren und diese mit Schattenfiguren an der Wand darzustellen. Ich war selbst über mich erstaunt, wie viele Ziele ich für mich aus diesem Nachmittag ziehen konnte und wieviel Freude es mir machte, diese darzustellen.

Gefühle und Erleben während und nach NBT Weniger Selbstkritik, Erkennen der Dinge, die man gut kann, sich in der Öffentlichkeit zeigen (Strickgruppe in einem Park initiieren), gutes Gefühl auch mit schmutzigen Händen, herumpatzen wie ein Kind.

Naturkiste

Ein Zettel mit der **Formel für den Goldenen Schnitt**, denn für die Patientin bedeutet dieser Goldene Schnitt ein Symbol für Struktur – und Struktur und Ordnung haben für sie eine große Bedeutung. Ebenso eine Zeichnung mit einem vierblättrigen Kleeblatt, weil sie dieses in die erste Interviewsitzung mitgebracht hatte. Ebenso steckt in der Kiste **verblühter Löwenzahn (Abb. 8-32)**, wobei der Löwenzahn in verblühtem Zustand nicht perfekt ist, während der blühende Löwenzahn für den Goldenen Schnitt steht, was darauf hinweisen soll, auch nicht

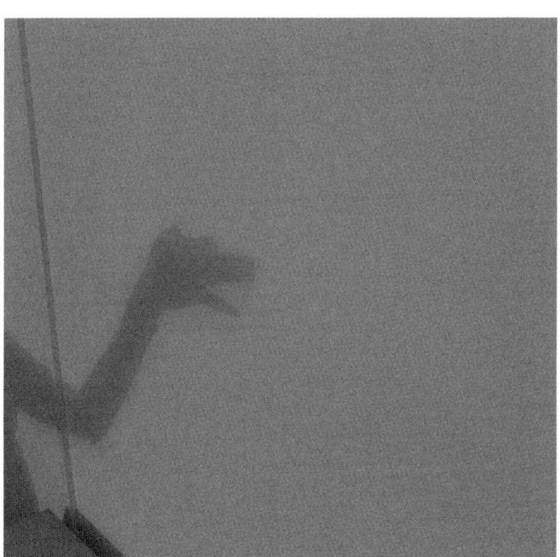

Abbildung 8-31: Kreativität und Freiraum mit Schattenspiel (Quelle: A. Adevi, M. Breznik)

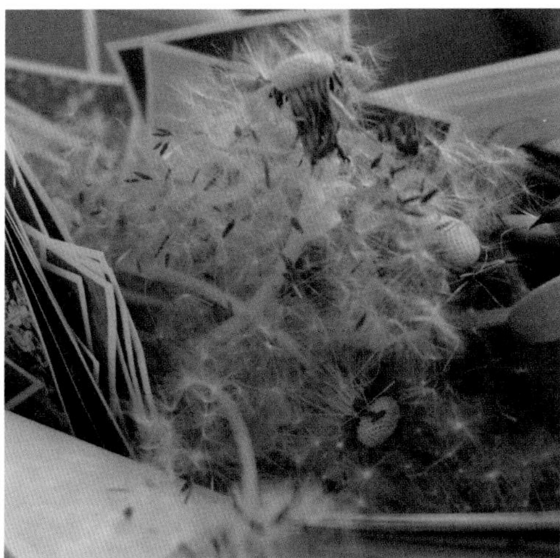

Abbildung 8-32: Ein verblühter Löwenzahn – für die Patientin nicht mehr perfekt (Quelle: A. Adevi, M. Breznik)

dem eigenen Ordnungssinn entsprechende Zustände akzeptieren zu lernen. Die **finnische Flagge** steht für positive Wintererlebnisse, für Kälte, auch Dunkelheit, wobei dies von der Patientin im Kontext ihrer Finnland-Aufenthalte positiv kommentiert wurde.

Feedback

Beurteilung durch Frau H. zwei Wochen nach der NBT-Aktivität

Es ist mir aufgefallen, dass ich mich schon nach kurzer Zeit, als ich in der Wiese saß, körperlich entspannt habe. Das würde also heißen, dass ich Energie aus der Natur schöpfen kann. Eigentlich habe ich immer etwas zum Handarbeiten in meiner Handtasche oder in meinem Rucksack dabei. Es wäre demzufolge ein Leichtes, Sequenzen der Erholung in der Natur in meinen Alltag einzubauen. Zudem hatte ich viel Spaß mit dem Salzteig. Als Kind habe ich auch manchmal mit Salzteig Sachen geformt. Überhaupt ist Bauen und Formen etwas, das ich sehr gerne mache, und ich mache es noch heute. Beim „Spielen" am Wasser oder am Wald mit Wasser, Steinen, Sand, Holz und Blättern kann ich schon einmal die Zeit vergessen und mich verlieren. Zuhause habe ich eine Knetmasse, die man auch hart werden lassen kann. Bis jetzt war ich nie richtig zufrieden mit meinen Ergebnissen, aber vielleicht geht es weniger ums Ergebnis als um das Tun. Ich glaube bei mir geht es nicht in erster Linie darum, die Sinne anzuregen, da sie bereits durch meine Arbeit angeregt und auch wichtig und hilfreich sind. Ich denke, dass sie dadurch auch gut ausgebildet sind. Bei mir geht eher darum, mir gezielt Zeit zu nehmen für mich selbst, mir diese Zeit zu gönnen und mir damit etwas Gutes zu tun. Nur so werde ich Kraft daraus schöpfen können.

Für mich war es ein ganz toller Nachmittag. Ich hatte Spaß bei den Aktivitäten, und ich habe seit langem wieder einmal wahrnehmen können, wie sich mein Körper innerlich entspannt hat. Zudem hat mich beispielsweise die Übung mit dem Salzteig angeregt, wieder einmal mit Knetmasse zu experimentieren oder mit Ton. Es gab auch schwierige Momente für mich, z. B. in der Aktivität mit dem Hauswurz, als wir über die eigenen Wurzeln geredet haben. Ich bin sehr traurig geworden, als mir bewusst wurde, dass bei mir neben kulturellen und spirituellen Wurzeln andere fehlen, die mir Halt geben können. Ein anderer schwieriger Moment war für mich, dass ich zwar der Pflanze die nötige Pflege zukommen lassen würde, wenn ihr einer der Auswüchse oder ein Blatt abbricht, aber auf mich bezogen: Ich würde es lieber ohne fremde Hilfe schaffen wollen. Es ist mir sehr eindrücklich bewusst geworden, dass ich manchmal nur ganz wenig brauchen würde, um zu mir zurückzukommen. Ich war mir nicht bewusst, wieviel Energie, Entspannung und Kraft, ein schöner Platz in einem Park oder am Wasser, die Formen, Farben, der Duft von Blumen und Bäumen, Naturgeräusche und z. B. der Duft von frisch geschnittenem Gras geben können. Ich will mir von jetzt an bewusster Zeit nehmen, um vermehrt in der Natur zu sein oder für meine Pflanzen zu schauen. Als Kind war ich oft am See, im Wald oder barfuß auf der Wiese am Spielen. Das war selbstverständlich. Ich habe mir vorgenommen jeden Tag rauszugehen, sei es für einen Spaziergang, eine Runde Velofahren oder zum Schwimmen. Es war bereits vor Klinikeintritt ein Ziel von mir, mir in näherer Zukunft einen Hund zuzulegen. Mir fehlt es nämlich oft schwer, mich für einen Spaziergang zu überwinden, und diese Hürde hätte ich mit einem Hund nicht mehr, denn dieser hat seine Bedürfnisse und das bei jeder Witterung. Für den Sommer habe ich eine Saisonkarte für das Freibad gelöst und mir vorgenommen, regelmäßig schwimmen zu gehen. Wasser gibt mir ganz allgemein ein gutes Körpergefühl und ich mag es, hindurchzugleiten. Sofern die Seeüberquerung Ende Sommer stattfindet, werde ich daran teilnehmen. In näherer Zukunft ist bei mir ein Umzug geplant. Meine neue Wohnung soll einen Balkon oder Garten haben, damit ich dort ein paar Blumen und etwas Gemüse, zumindest in Töpfen, ziehen kann. Für diesen Sommer habe ich bereits vor Klinikeintritt Basilikum und

Tomaten angesät und herangezogen. Dies werde ich nun pflegen. In der Wohnung habe ich einige Orchideen mit unterschiedlichen Blüten, die sind mir auch ganz wichtig. Da ich meine Häkel-, Strick- und Stickarbeit sowieso immer in meiner Handtasche oder in meinem Rucksack dabeihabe, werde ich versuchen, nicht nur in den öffentlichen Verkehrsmitteln daran zu arbeiten, sondern dies auch gezielt mit einer „Pause in der Natur" (im Park, am See etc.) zu verbinden und zu tun. Vielleicht finden sich auch so noch andere Leute, die gerne Handarbeiten machen. Was ich auch weiter machen möchte, was aber nicht direkt mit dem NBT zu tun hat, ist das Jonglieren. Das hilft mir, meine Gedanken sein zu lassen und mich mehr auf meinen Körper zu konzentrieren und diesen wahrzunehmen. Zudem hat das bei mir oft die positive Wirkung, wenn ich in einem inneren Chaos versinke, eine gewisse Struktur und Ordnung wieder herzustellen. Vielleicht wäre auch das Jonglieren eine Aktivität unter freiem Himmel. Als Jugendliche habe ich nämlich fast immer im Garten jongliert.

Bei meinen Aktivitäten sind immer mehrere Sinne angesprochen und ich glaube, das ist immer so, außer man begibt sich in eine Laborsituation. Ich kann und habe sofort mit der Umsetzung meiner Erfahrungen begonnen, denn ich denke, das Wesentliche daran ist, dass es einen Platz im Alltag bekommt und keiner eigentlichen Anstrengung bedarf.

Beurteilung durch Frau H. sechs Jahre nach den NBT-Aktivitäten

Nachdem ich im Februar 2016 in ein neues Zuhause umgezogen war, bin ich im Januar 2021 erneut umgezogen. Dieser Umzug war nicht geplant und hat sich aus der veränderten privaten Situation ergeben. Anstelle eines Balkons habe ich nun einen Wintergarten und einen Garten. So habe ich viel Freizeit im Garten verbracht und freue mich über jede Blume, die blüht und die vielen Farben. Meine Pflanzen fühlen sich im Wintergarten und an ihren anderen Plätzen wohl. Für den Garten habe ich verschiedene Gemüse und Blumen gezogen. Vieles ist den Schnecken zum Opfer gefallen. In den letzten Jahren hatte ich immer mein eigenes Gemüse auf dem Balkon. Das Projekt Hund ist nach wie vor aufgeschoben, Platz hätte ich genug. Da mir ebenso viel an meiner Freiheit liegt, reisen zu können und in meiner Arbeit im Spital Hunde nicht willkommen sind, ist ein eigener Hund weiter ein Ziel. Mich bewegen ist ein fester Bestandteil jedes Tages, es kommt mir seltsam vor, wenn ich einmal nicht einen richtigen Spaziergang machen kann. Schwimmen ist ebenso eine Ressource. Wenn ich irgendwo die Möglichkeit, habe in der Natur zu baden, dann nutze ich die Möglichkeit. Bis August 2020 bin ich auch regelmäßig ins Hallenbad gegangen. Danach habe ich mir leider die Zeit nicht mehr genommen, aber ich vermisse das Wasser sehr und weiß auch, dass es mir guttun würde. Mittels weiterer NBT-Aktivitäten meinen Naturtypus tiefer zu ergründen, würde mich sehr interessieren und ich würde auf alle Fälle wieder an einer maßgeschneiderten NBT-Aktivität teilnehmen. Ich habe nach den NBT-Aktivitäten mit anderen Menschen darüber gesprochen, weil ich selbst den Eindruck hatte, dass mich diese Therapieform mehr und nachhaltiger bewegt hat als vieles, was ich bis dahin gemacht habe. Mir liegt es besser mich über ein Medium auszudrücken als im nüchternen Gespräch.

Kommentar

Thema: Pflanzen mit sich selbst vergleichen

Die Darlegung der fraktalen Dimension ist ein guter Einstieg zur Herstellung einer vertieften Beziehung zwischen Patient*innen und Therapeut*innen in der NBT. Unter fraktaler Dimension versteht man die Muster der Selbständlichkeit in verschiedenen räumlichen Maßstäben (Mandelbrot, 1977). Die Natur kennt viele Beispiele für die fraktale Dimension: Bäume, Wolken, Schneeflocken, Küstenlinien in ihren vielfältigen, natürlich vorkommenden Formen. Ein Baum etwa besteht aus selbständlichen, in immer kleinerem Maßstab wiederkehrenden Mustern. Die beobachteten

Muster lassen sich mit ein- und denselben statistischen Daten beschreiben. Die fraktale Dimension und ihre Merkmale gelten als Grund für die Vorliebe des Menschen für natürliche Landschaften (Mandelbrot & Blumen, 1989). Hägerhäll et al. (2004) sehen in der fraktalen Dimension eine mögliche Erklärung für den Zusammenhang zwischen menschlichen Vorlieben, Wohlbefinden und Natürlichkeit. In der NBT geht es nicht um komplizierte Dinge wie die Erkundung oder Erforschung fraktaler Muster und deren Verhältnis zur wahrgenommenen visuellen Qualität – es ist alles viel simpler: Ein Gespräch über die fraktale Dimension dient dazu, einen ersten Vergleich zwischen den Zweigen eines Baums oder, im Fall dieser Patientin, den unterschiedlich dicken Blättern – ihrer Größe, Farbe, Form und Art der Beschädigung – einer Hauswurz anzustellen. Danach kann das Gespräch auf eine andere Ebene transponiert und Vergleiche des beschädigten Blattes mit der Patientin oder dem Patienten selbst angestellt werden. Diese Aktivität kann existenziell sehr tief gehen. Es sind keine Grenzen gesetzt – diese werden allein durch die Patient*innen bestimmt, ihre Bereitschaft, sich zu öffnen und den Therapeut*innen Zutritt zu gewähren. Gespräche dieser Art sind immer überraschend heilsam, während sie stattfinden, aber auch hinterher. Oft hinterlassen sie einen starken, lange nachwirkenden Eindruck. Bei zufälligen Treffen der Therapeutin mit Patienten, bei denen diese ihre Dankbarkeit zum Ausdruck bringen, hat sich gezeigt, dass diese Aktivität sich sehr nachhaltig auf die langfristige Selbstreflexion auswirkt. Haben Patient*in und Therapeut*in Gelegenheit, diese Art der Selbstreflexion an verschiedenen Naturobjekten zu erproben, lernen die Patient*innen, sie in vielen Lebenslagen anzuwenden. Diese Aktivität birgt Potenzial, das sich immer wieder weiterentwickeln lässt. Bei häufiger Verwendung lernen Patient*innen, sich damit leicht – auf eine charmante, natürliche und sanfte Art – selbst zu erkennen, ohne in dieser fragilen Lebenssituation mit komplizierten psychologischen Theorien und Maßnahmen konfrontiert werden zu müssen.

Alternative NBT-Aktivitäten: Schnee, Sand, Äste, Erde, Pflanzen, Schnitzen, Wasser: klares Wasser und Lichtreflexion in einem Glas, Pflanzen in Vase.

8.10 Herr Holzklang

Die Natur braucht sich nicht anzustrengen bedeutend zu sein, sie ist es. (Robert Walser)

Allgemeine Anamnese

Herr H. ist in einer Kleinstadt, in sanft hügeliger Umgebung, auf einem Bauernhof aufgewachsen. Er besuchte die Sekundarschule und absolvierte im Anschluss eine Banklehre, wobei er über die Jahre Karriere machen konnte. Bei einem Aufenthalt in Deutschland lernte er seine Frau kennen, mit der er gemeinsam einen Sohn hat. Er konnte sich nach einer Zeit ein Haus kaufen und ist in der Gemeinde, aber auch in der Entwicklungshilfe, sehr engagiert. Die berufliche Belastung stieg in den letzten Jahren kontinuierlich wegen zahlreicher Umstrukturierungen und wachsender Mehrbelastungen bei der Arbeit. Aufgrund einer schweren chronischen Erkrankung seiner Ehefrau war er zusätzlich über viele Jahre sehr eingebunden, um ihr die richtige Behandlung zukommen zu lassen. Seit zwei Jahren leidet er an Panikattacken und Zittern, hat nervöse Herzbeschwerden, die bereits mehrfach ohne ein körperliches Korrelat abgeklärt wurden. Aufgrund seiner ausgeprägten Vereinstätigkeit blieb ihm wenig Zeit für die Familie und vor allem für sich selbst – für entspannende Tätigkeiten und Momente. Wenn er von der Arbeit abends nach Hause kam und es draußen bereits dunkel war, mochte er das Haus nicht mehr verlassen und tat sich schwer, seine Unsicherheit, auf das Funktionieren seines Körpers bezogen, zu überwinden, weil er Angst davor hatte, es würde wieder zu unkontrolliertem Herzrasen und Zittern oder gar zu einem Herzinfarkt kommen.

Diagnosen: Anpassungsstörung, Erschöpfung, Probleme in Verbindung mit der Arbeit, Mangel an Entspannung und Freizeit, Belastungen in der Familie.

Naturanamnese

Kernthemen: Bauernhof, Felder, Wald, Blumen, Pflanzen, Kühe, Hühner, Holz, Stein, Feuer, Wasser, Skifahren, Garten.

Herr H. musste mit seinen Geschwistern oft bei den am Bauernhof anfallenden Arbeiten mithelfen. Die Mutter war im Garten mit Gemüse und Blumen beschäftigt, der Vater im Stall und auf den Feldern. Man hielt Kühe und hatte auch Hühner, deren Eier er als Kind aus dem Stall holen durfte. Der Wechsel der Jahreszeiten bestimmte den Rhythmus des täglichen Lebens. Wenn es Sommerzeit und Erntezeit war, lag ein Duft von geerntetem Getreide über dem Hof. Wenn es darum ging, Beeren zu pflücken oder Früchte, konnte Herr H. wenig Hingabe und Geduld dafür aufbringen. Er half jedoch gern dem Vater, wenn dieser mit den großen Maschinen arbeitete und fuhr als Jugendlicher selbst mit dem Traktor aufs Feld. Bei diesen Arbeiten sah er schnelle Ergebnisse, was ihn zutiefst befriedigte. Mit dieser Zeit verbindet er den Geruch von Rapsfeldern und Wald. Als Kind half er der Mutter dabei, Blumen im Garten zu pflanzen, was er auch heute noch gerne in seinem eigenen Garten tut. Es bereitet ihm Freude, die saisonalen Veränderungen der Pflanzen zu beobachten und auf das Wachstum zu warten. Als Kind und Jugendlicher zeichnete er in der Natur, musizierte gerne mit dem Schlagzeug; letzteres führt sein Sohn weiter. Manchmal möchte Herr H. wieder zeichnen und malen, doch hat er es noch nicht geschafft, dies in der Freizeit umzusetzen. Er kann sich vorstellen, damit zu beginnen, wenn er älter ist. Seine kreative Begabung liege auch im handwerklichen Bereich. Als Kind arbeitete er gerne mit Holz und Stein, z. B. beim Bau von kleinen Hütten am nahegelegenen Waldrand gemeinsam mit seinem Cousin. Er erinnert sich an Meer und Wasser, auch an das Tessin mit seinen Berglandschaften und das Skifahren im Winter, all dies verbinde er mit Ferien, wobei der Vater nie mit in die Skiferien reisen konnte, weil er als Bauer den Hof hüten musste.

NBT-Ziele

- Mehr Zeit für sich selbst finden und diese genießen
- Natur mit dem Alltag verbinden und nicht nur mit Ferien
- Kreativ werden in der Natur.

NBT-Aktivität

Übung: klingendes Holz in der Natur finden und ein Instrument damit bauen.

Holzklanginstallation

Übungsziel: Weil Natur für den Patienten hauptsächlich mit Ferien verknüpft ist, überlegte sich die Therapeutin, dass sie ebenso Alltagsbestandteil sein könne, ohne Herrn H. an die Arbeit auf dem Bauernhof zu erinnern. Es wurde die Idee geboren, ihn ein klingendes Holzspiel im Klinikgarten installieren zu lassen (**Abb. 8-33**). Das Ziel war, durch kreatives Arbeiten unter Einsatz des Gehörs und mit Bezug zu seinem Schlagzeugspiel in der Kindheit neue entspannende Erfahrungen zu sammeln, die ihn dazu anregen können in seinen Alltag handwerklich kreative Momente einzubauen.

Beobachtung der Therapeutin: Der Patient bekam im Vorfeld die Aufgabe, wohlklingendes Holz zu sammeln, was er gemeinsam mit seinem kleinen Sohn umsetzte. Während der Naturanamnese hatte der Patient viel über den Geruchssinn erzählt, aber nichts über das Gehör, was die Therapeutin dazu inspirierte, sich auf diese Sinneswahrnehmung zu konzentrieren, um das Erlebnis zu vertiefen. Er konnte zwischen einem goldenen und einem silbernen Draht zur Aufhängung der Holzstücke wählen und entschied sich für Gold, weil die Oberfläche von Holz für ihn eher einen Goldton beinhalte. Er verband die Hölzer miteinander und das Resultat erinnerte in der Form an eine im Baum hängende stilisierte Strickleiter. Der Patient wirkte bei der Durchführung zunächst so, als ob er eine Arbeit erledigte und schien wenig präsent bei seinem eigenen Tun. Er nahm dabei gerne die Assistenz der Therapeutin in Anspruch, die ihm Werkzeug und Material reichte. Herr H. war sehr damit beschäftigt, wie hoch das Holz hängen sollte, wie lang die Drähte sein sollten und damit, die Aufgabe praktisch und effizient zu lösen, wobei es ihm nicht möglich war, ein vertieftes Gespräch über das Holzspiel und dessen sinnliche Wahrnehmung aufzunehmen.

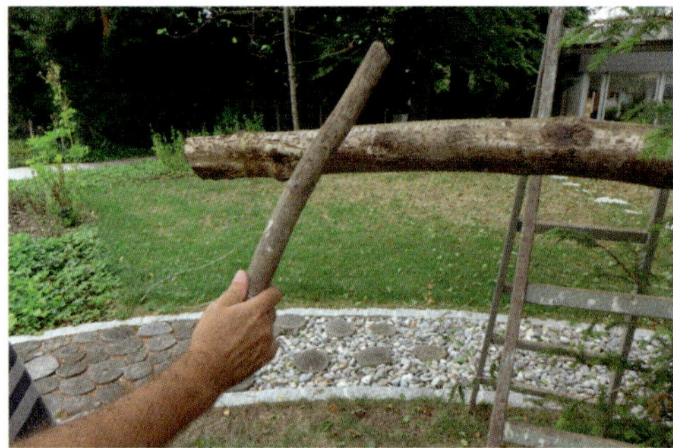

Abbildung 8-33: Mit einem Holzklang neue Erfahrungen sammeln (Quelle: A. Adevi, M. Breznik)

Gefühle und Gedanken nach NBT-Aktivität: Lust dazu, den Garten weiter zu gestalten, Teich anlegen, mehr mit Wasser in Berührung kommen, gemeinsam mit der Familie.

Naturkiste

Ein **stilisierter Eierkorb mit einer Abbildung von einem Hahn**, gefüllt mit Filzgemüse und Früchten, Lauch, Kohl und einer Zitrone, als Erinnerung an die Erfahrungen mit der langsam wachsenden Natur im Garten auf dem Bauernhof seiner Kindheit. Dies als Gegensatz zur effizienten Arbeit mit dem Traktor. Zwei **Dekorations-Metallsterne**, welche die Aktivitäten repräsentieren sollen, die Herr H. auch in der Dunkelheit in der Natur machen kann (**Abb. 8-34**). Sie sollen ihm den Weg bei zukünftigen Aktivitäten draußen zeigen und ihn begleiten, weil er nach der Arbeit oft keine Lust mehr hat, sich im Dunkeln in der Natur zu bewegen. **Bilder**, die sich der Patient über Sehnsuchtsorte in der Natur mit Schnee, einem Teich im Garten oder Pferden am Strand ausgesucht hat.

Feedback

Beurteilung der Aktivitäten durch Herrn H. zwei Wochen nach NBT Aktivität

Das Sammeln der Hölzer im Vorfeld gemeinsam mit meinem Sohn bereitete mir Freude, da es sich auch als Herausforderung darstellte, „klingendes Holz" zu finden. Diese Tätigkeit führte zu einer anderen Begegnung mit dem Material, das mich jedoch auch wieder an die Zeit als Jugendlicher am Schlagzeug erinnerte. Etwas zu bauen und zu basteln ist eine vertraute Tätigkeit, die ich zu lange nicht mehr intensiv gemacht habe, die aber ausbaufähig ist, v.a., wenn ich an diverse Tätigkeiten im Garten unseres Hauses denke, wo ich heute bereits oft mit Pflanzen und Gießen beschäftigt bin, was meine Sinne anregt in Form von Beobachten, Riechen und Barfussgehen, die Wärme der Erde spüren, das Nass im Gras und den Geruch nach Feuchtigkeit. Ich habe vor, im Garten einen Teich anzulegen, den ich selbst planen und auch mit meinem eigenen handwerklichen Geschick umsetzen möchte. Natürlich werde ich mich zuerst bei Spezialisten erkundigen, aber machen möchte ich es selbst, mit Hilfe meines Sohnes. In Zukunft werde ich regelmäßig weiterhin ins Thermalbad gehen, weil mir Wasser guttut und mir dabei hilft, mich zu entspannen; das kann ich auch gemeinsam mit meinem Sohn machen.

Beurteilung durch Herrn H. sechs Jahre nach dem Aktivitätstag

An die NBT-Aktivität habe ich immer wieder einmal gedacht, wenn ich im Achtsamkeitsgarten der Klinik mein „Werk" betrachtet habe, auch als es nicht mehr dort hing. Eigentlich hätte ich Lust, noch weiter meinen Naturtyp zu ergründen und zu pflegen, aber die Zeit konnte ich nicht dafür aufbringen, aber doch hat unser Garten inzwischen einige Veränderungen erlebt und ich betätige mich dort auch regelmäßig, wenn es meine Zeit zulässt. Nach dem Tag der „Übung" habe ich noch meiner Familie davon erzählt, danach war es Vergangenheit. Aktuell habe ich weniger Bedarf dafür, an einer für mich maßgeschneiderten NBT-Aktivität teilzunehmen, die Natur spüre ich im Garten und genieße deren Veränderungen.

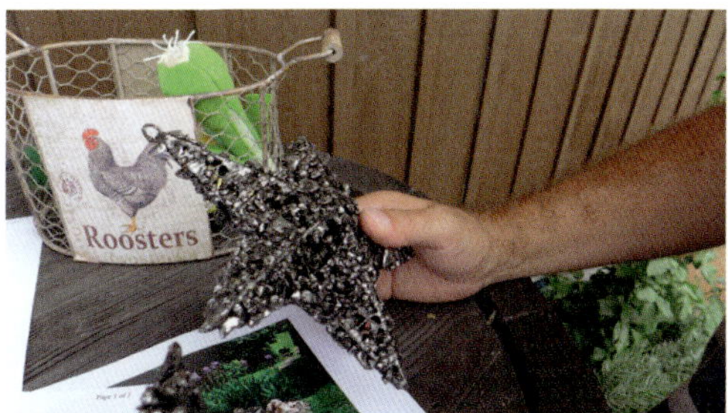

Abbildung 8-34: Kann der Stern Herrn H. auch bei Dunkelheit ins Freie locken? (Quelle: A. Adevi, M. Breznik)

Kommentar

Thema: NBT und Land-Art

Der Patient schien in der Naturanamnese eher abwesend, sodass Ideen für mögliche Aktivitäten schwer zu finden waren. Die Therapeutin wusste, dass er Holz als Naturmaterial schätzte. Sie wusste auch, dass der Patient sehr von der Klinik und ihrer Umgebung angetan war und dass er in der Jugend Schlagzeug gespielt hatte. So entstand die Idee, dies durch eine Art Kunst in der Natur zu manifestieren – ein von ihm selbst verfertiges Werk, das nachher in der Klinik bleiben konnte. Land-Art oder Earthworks (Smithson, 1968) sind eine Kunstströmung, in der Landschaft und Kunstwerk auf das Engste verflochten sind. Das Kunstwerk entsteht in der Natur aus vorgefundenen Objekten; die „Landschaft", in der es sich befindet, ist das Mittel, aus dem es geschaffen wird. Der Patient ist mit der Region von klein auf vertraut – er pflegte in den umliegenden Wäldern zu spielen und kennt jeden Zollbreit des Dorfes. Da die Verbindung mit der Landschaft, in der jemand aufgewachsen ist, sehr tief reicht (Adevi, 2012), tauchte bei diesem Patienten die Idee auf, ihm eine Möglichkeit zu eröffnen, um eine nachhaltige, dauerhafte Verbindung mit der Landschaft seiner Kindheit zu knüpfen. Es gab mehrere Gründe, weshalb der Patient als NBT-Aktivität die Aufgabe erhielt, ein klingendes Holzspiel zu bauen. Der Patient erweckte den Anschein Mühe zu haben, sich mit seinen Gefühlen zu verbinden und im Hier und Jetzt zu sein. Es war während der Naturanamnese schwer, zu seinen Gefühlen vorzudringen, zu verstehen, was er eigentlich meint, denn er erweckte den Eindruck, als hätte er lange Zeit seines Lebens eine Maske getragen, um nicht zeigen zu müssen, wer er eigentlich ist. In der Natur zu sein gibt ihm Selbstvertrauen und schenkt ihm Augenblicke des Glücks und er würde gern in eine tiefere Verbindung mit der Natur treten. Den Wunsch, mehr draußen in der Natur zu sein, würde der fürsorgliche, liebende Ehemann und Vater gerne damit verbinden, Zeit mit der Familie zu verbringen. Insbesondere gilt das für die Beziehung zu seinem Sohn. Der Patient ist traurig darüber, dass die Arbeitsstunden immer Vorrang haben und „haben müssen", damit „wir ein gutes Leben führen können".

Alternative Aktivitäten: alle Sinnesübungen mit Achtsamkeit in der Natur, Gefühle beschreiben anhand von Stimmungen in der Natur.

Die Aufgabe des Patienten war es, in der Natur das passende Holzmaterial für die Herstellung seines Instruments zu suchen. Natürlich erledigte er die Aufgabe zu hundert Prozent – wie das seine Art ist – als jemand, der die in ihn gesetzten Erwartungen erfüllen will. Er wandte viel Zeit und Mühe auf, zusammen mit seinem Sohn im benachbarten Wald nach passenden Holzstücken zu suchen. Er verband die NBT-Aktivität von sich aus mit seinen Zielen: mehr in der Natur sein, mehr Zeit allein mit dem Sohn verbringen. Sie suchten die Holzstücke gemeinsam aus und das Resultat war erstaunlich schön, da sie Stücke fanden, die nicht „bloß" Holz waren, sondern fast unwirklich metallisch schimmerten – was sinnbildlich für die schöne Beziehung zwischen Vater und Sohn stehen könnte. Das Ganze geschah unbewusst, wurde aber zu einer bewussten visuellen und physischen Erinnerung. Das in einem Baum hängende Holzspiel ist für immer mit seinem Sohn verknüpft. Die Aktivität ließ ihn das in ihm schlummernde gestalterische Vermögen wiederfinden und machte ihn auch mutiger für seine zukünftigen Gartenkreationen.

Das Ziel der NBT-Aktivität wurde allerdings nur halb erreicht. Leider führte der Patient die Aufgabe wie eine zu erledigende Arbeit aus: Er erschien pünktlich, war sehr fokussiert, machte, wozu er gekommen war, konnte sich aber im Anschluss nicht auf die Idee einlassen, am Instrument, durch sinnliches Ausprobieren von dessen Klangfähigkeit, seine Sinne zu schärfen – v. a. den Hörsinn. Es ging ja darum, ihn an ein sinnliches Erleben auditorischer Aspekte der Natur heranzuführen, die er bis dahin offenbar nie erfahren oder gesucht hatte, doch dafür fehlte eine gewisse Geduld, Ruhe und Hingabe. Möglicherweise war Letzteres auch der publikumsoffenen Situation im Garten geschuldet, wo er sich nicht genügend anonym und unbeobachtet fühlen konnte.

8.11 Frau Kieselstein

Die Natur muss gefühlt werden (Alexander von Humboldt)

Allgemeine Anamnese

Die Patientin wuchs gemeinsam mit ihrem um ein Jahr älteren Bruder in einer Stadt im Schweizer Mittelland als Kind italienischer Gastarbeiter auf. Sie musste bereits früh Verantwortung für ihre überforderte Mutter übernehmen, weil es zum Bruch mit dem Vater gekommen war, als sie selbst sieben Jahre alt war. Die Patientin absolvierte eine Ausbildung zur Drogistin, arbeitete eine Zeitlang in diesem Beruf, übernahm dann aber eine administrative Tätigkeit, in der sie immer wieder an ihre Belastungsgrenzen kam und schließlich auch in einen depressiv erschöpften Zustand geriet. Sie hat zusätzlich ein Psychologiestudium begonnen. Zuletzt traten Appetitlosigkeit mit Globusgefühl und Schwierigkeiten bei der Nahrungsaufnahme auf, aber auch Grübelzwang und Konzentrationsstörungen. Sowohl der Vater als auch der Bruder der Patientin leiden an Depressionen.

Diagnosen: rezidivierende depressive Störung, Erschöpfungssyndrom, negative Kindheitserlebnisse.

Naturanamnese

Kernthemen: Naturpfade, Kieselsteine, Geräusche beim Gehen auf Kies, Blätterrauschen, Gras, Wiese, Fohlenweide, Sonne, Wind, Pferde, Reiten, Regen auf der Haut, Gurken, Zucchini, Erbsen, Karotten.

Die ersten acht Jahre wohnte Frau K. mit ihrer Herkunftsfamilie in einem alleinstehenden dreistöckigen Mietshaus an einem Fluss. Mit der Gegend ihres Aufwachsens verbindet sie rundum verschiedene Grüntöne sowie unterschiedliche Farben: Weiss, Orange, Rot, Gelb, Lilaviolett, und am Himmel und im Fluss unterschiedliche Blautöne. Sie erinnert sich an Erde und Pfützen, an Braun und Grau, doch auch an viel Licht und einen Weitblick, an leichten Wind, der luftig und mild war, außerdem an den Geruch nach Gras, Wiese, nach Frische. Auch als Erwachsene empfindet sie in Gedanken an diese Umgebung Freude, Ruhe, Frieden, Zufriedenheit, Gelassenheit, Ausgleich, Entspannung, Eingebundensein, Sicherheit, Freiraum, Weite, Vielfalt und Fülle.

Frau K. hat gute Erinnerungen an Kieselsteine, an die Geräusche, wenn der Regen darauf fiel und an den Duft von Regen, das Fließen des Wassers, die Wellen und den Wind. Es gab beim Haus einen kleinen Garten, wo sie selbst Karotten anbaute. Sie erinnert sich, wie sie die Karotten im Fluss gewaschen hat und von der Mutter gerufen worden war, weil sie zu viel Zeit mit dem Waschen verbracht hatte. Im Garten wuchsen unterschiedliche Gemüsesorten wie Gurken, Zucchini, Karotten, Tomaten und Erbsen, wobei sie die Erbsen am liebsten hatte. Das Gemüse schmeckte am besten, wenn es frisch aus dem Garten kam. Die Großeltern hatten viele Gurken angebaut, ebenso wie Basilikum und Petersilie. Frau K. erzählt, dass ihr Großvater speziell die Nostrano-Gurke gezogen hatte, weil man ihre Bitterstoffe am besten entfernen konnte. Er hatte dafür eine spezielle Methode angewendet, welche die Patientin aufmerksam verfolgte. Es war für sie immer angenehm, bei den Großeltern Zeit zu verbringen. Auf Spaziergängen gemeinsam mit dem Vater hatten sie oft eine Fohlenweide besucht, wo sie gemeinsam den Tieren beim Spielen und beim Fressen zusahen. Sie erinnert sich gerne daran, barfuß auf Feld- und Waldwegen zu gehen, das Geräusch von Kies, und dass ihre Füsse danach ganz verschmutzt waren.

Bei den Großeltern gab es weiße Kaninchen im Heu; an diesen Geruch kann sie sich gut erinnern. Frau K. liebt das Rascheln der trockenen Blätter im Herbst und die Erinnerungen daran kommen von ihrem Schulweg. Sie hatte als Mädchen auch gerne Schnee gegessen und Eiszapfen gelutscht. Der Vater besaß uralte Ski aus Holz und deren Anblick empfand sie als großartig, doch ihr Bruder und sie hatten lediglich Plastiksäcke zur Verfügung, um darauf im Schnee zu rutschen.

NBT-Ziele

- Eigene Bedürfnisse wahrnehmen
- Sich selbst gerne haben
- Man muss nichts tun, um geliebt zu werden
- Alte Verhaltensmuster aufbrechen.

NBT-Aktivitäten

Übungen: achtsames Gehen auf Kieselsteinen, im Heu des Pferdestalls liegen, Regentanz, Nostrano-Gurken von Bitterstoffen befreien.

Auf Kieselsteinen gehen

Frau K. wusste bestens Bescheid, dass es im Achtsamkeitspfad der Klinik einen Abschnitt mit Kieselsteinen gibt und hat im Interview selbst die Idee geäußert, in der Umgebung einen Weg mit unterschiedlichen Sorten von Kieselsteinen aufzusuchen. Zu Beginn hatte Frau K. Mühe, mit der Situation, den Wechsel von den Innenräumen der Klinik in die freie Natur mit starkem Regen und in Regenkleidern zu vollziehen, um sich dort auf eine Achtsamkeitsübung einzulassen. Doch dann war sie zugänglich und offen für die Aktivität. Frau K. ist als Kind oft auf Kieselsteinen gegangen, aber während der Übungssituation führt sie dieses Gehen zum ersten Mal in ihrem Erwachsenenleben bewusst, still und achtsam aus (**Abb. 8-35**).

Beobachtungen der Therapeutin: Frau K. erfuhr während der Übung zum ersten Mal, dass das Hören eine wichtige Sinneserfahrung für sie ist. Sie erzählte, dass sie dieses bewusste Hören auf ihrem Arbeitsweg in Form einer Entspannungsübung umsetzen können wird, weil sie dort verschiedene Kieswege, die unterschiedliche Geräuschqualitäten verursachen, vorfinden kann, was eine denkbar günstige Voraussetzung für Entspannung im Alltag darstellt. Sie ist dankbar für die Einfachheit dieser Übungen, mit der sie wieder zu Energie kommen und sich selbst beruhigen kann, v.a. dann, wenn sie Stress hat. Die Gefühle, die bei den Übungen auftauchten, waren positiv, wie das Empfinden von Freiraum und das Gefühl von Verbundenheit mit etwas Größerem.

Im Pferdestall, auf Heu liegen

Es wurde ein nahegelegener Pferdestall aufgesucht, den die Patientin bereits von ihren Spaziergängen während des Klinikaufenthaltes kannte. Die Aufgabe bestand darin, sich einen Heuhaufen mit der Gabel zu schichten, auf dem sie sich ausstrecken konnte.

Beobachtungen der Therapeutin: Es war feuchtes Heu, auf dem Frau K. lag und dessen Geruch sie intensiv wahrnahm. Erinnerung an die Spaziergänge mit dem Vater, an die Fohlenweide, die Kaninchen im Stall der Großeltern und an die dazugehörenden Gerüche tauchten

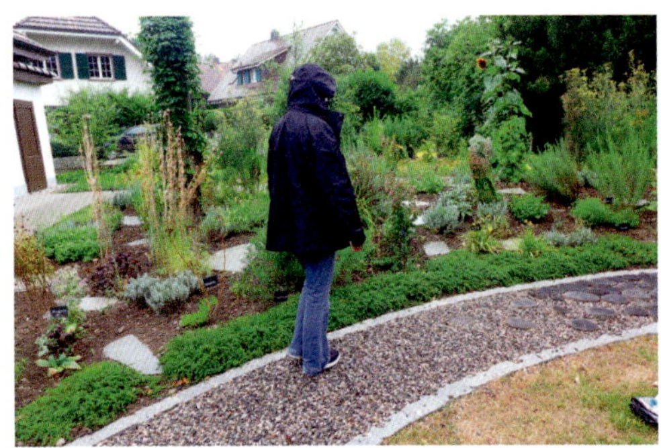

Abbildung 8-35: Bewusstes Gehen auf Kieselsteinen (Quelle: A. Adevi, M. Breznik)

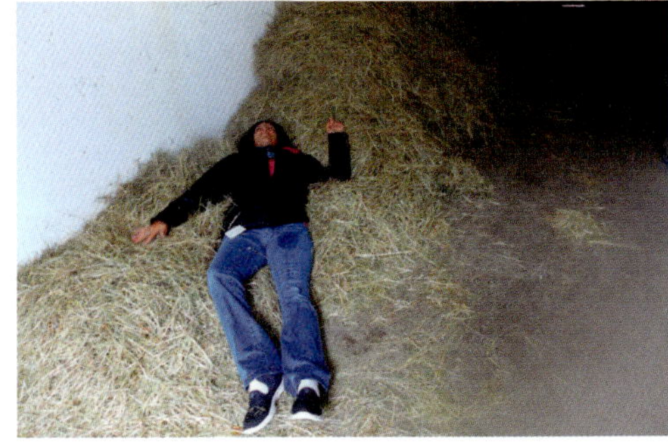

Abbildung 8-36: Im feuchten Heu liegen und die Gerüche aufnehmen (Quelle: A. Adevi, M. Breznik)

auf. Sie wirkte entspannt und zufrieden und hatte einen glücklichen Gesichtsausdruck, wirkte verbunden mit sich und den zahlreichen Sinneseindrücken aus ihrer Jugend.

Naturgeräusche im Regen, Regentanz im Wald

Zuerst wurden Materialien im Wald gesucht, von denen Frau K. annahm, dass sie damit Geräusche machen konnte. Für die Regentanzzeremonie wurde mit den gesammelten Gegenständen ein Kreis gelegt und Frau K. wurde von der Therapeutin zur Imitation von Gesten und Bewegungen aufgefordert, was sie ohne Probleme ausführte (**Abb. 8-37**). Schließlich wechselten die Rollen und die Therapeutin ahmte Gesten und Bewegungen von Frau K. nach. Das Ganze spielte sich in größerem räumlichem Abstand und im Wechsel von Nähe und Distanz ab, sodass ein rhythmisches Zusammenkommen und Auseinandergehen entstehen konnte.

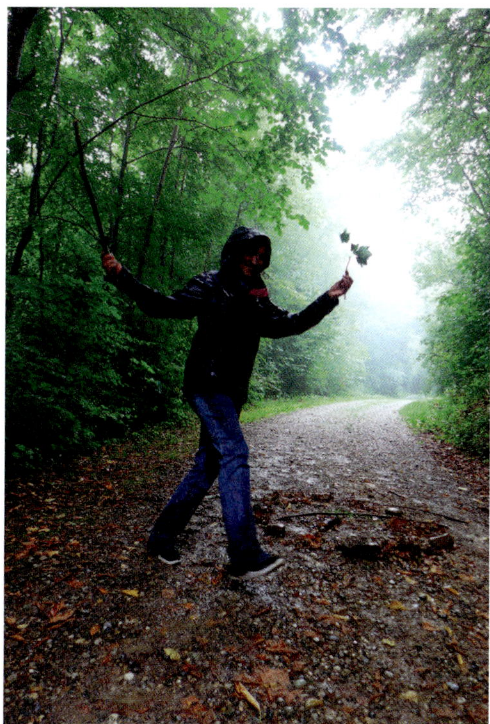

Abbildung 8-37: Ein Regentanz im Wald (Quelle: A. Adevi, M. Breznik)

Beobachtungen der Therapeutin: Die Aktivität gewann durch die „Nicht-Einsehbarkeit" der Szene durch andere Menschen an Intimität, was für Frau K. wichtig war und den Tanz unter dem Titel „freie Frauen" erst richtig zur Geltung brachte. Die Therapeutin war sich sicher, dass diese Aktivität von großem emotionalem Erinnerungswert bleiben würde. Frau K. schien bereits während der Naturanamnese äußerst geeignet für diese Aktivität, da es eine gewisse Freude an der Bewegung braucht, um diese Übung lebendig und emotional tiefgreifend werden zu lassen. Durch das Psychologiestudium von Frau K. war es für sie nicht ungewöhnlich, Übungen zu absolvieren, in denen man die inneren Grenzen erkundet. Das Rauschen des Regens in den Blättern war so stark, dass die Geräusche der gesammelten Perkussionsgegenstände übertönt wurden. Frau K. war während des Tanzens damit beschäftigt, starke Bewegungen auszuführen. Sie hopste und hüpfte in verschiedenen Rhythmen um den auf den Boden gelegten Kreis herum und vollführte einen „Hexentanz". Sie wirkte in sich selbst verankert, getragen und frei.

Das Bittere aus den Nostrano-Gurken entfernen

Frau K. konnte in dieser Übung mit den Nostrano-Gurken zeigen, wie man das bittere Ende abschneidet und den Schaum mit dem Bitterstoff durch rasche Bewegungen herauspresst (**Abb. 8-38**). Diese Aktivität hatte sie früher mit

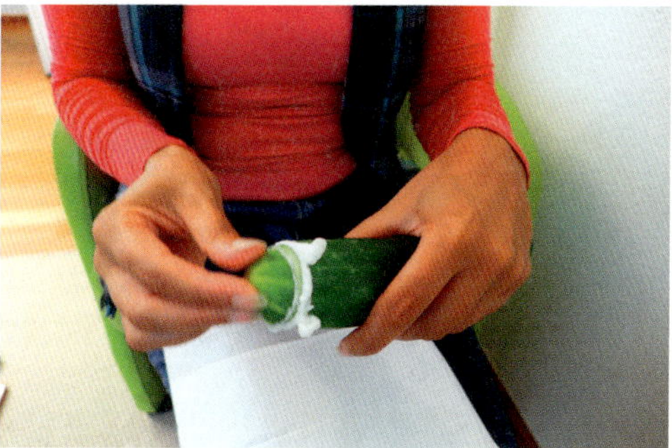

Abbildung 8-38: Herauspressen von Bitterstoffen aus einer Nostrano-Gurke (Quelle: A. Adevi, M. Breznik)

ihrem Großvater ausgeführt, was bei ihr mit positiven emotionalen Erinnerungen verbunden war.

Beobachtungen der Therapeutin: Diese Übung war für sie, nachdem sie die vorherigen Aktivitäten draußen im Regen absolviert hatte, wie ein gelungener und erholsamer Abschluss des doch sehr nassen Aktivitätstages. Frau K. war hingebungsvoll und konzentriert, konnte sich aber auch humorvoll und freudig der Aktivität zuwenden, die auch eine tiefere Bedeutung für sie gewann: „Das Bittere aus ihrem Leben entfernen".

Gefühle und Gedanken nach NBT: Achtsamkeitsübungen mit dem Gehör: rasche und tiefe Entspannungsmöglichkeit auf dem Nachhauseweg.

Naturkiste

Eine **Kartonschachtel, Verpackung einer Salatschleuder**, der Boden ist gefüllt mit **Erde** und darauf liegen viele **Karotten sowie Gurkenscheiben** und Gurkenschalen, welche von Frau K. während der Abschlussübung bearbeitet wurden, als Erinnerung an das gute Gefühl im Garten ihrer Kindheit und als Hinweis, sich selbst mehr zu erden und etwas in sich wachsen zu lassen. Gleichzeitig sollen diese Dinge an ein Gefühl der Geborgenheit im Garten und bei den Großeltern auch in schwierigen Zeiten erinnern, welche damals nach dem frühen Abschied vom Vater begannen. Der Regentanz hat keine Repräsentanz außer der **Erde**, mit der sich die Patientin während dieser, aber auch während der Kieselwegübung verbunden gefühlt hatte. Die **Metapher der Schleuder** kann auch als humorvoller Stellvertreter der Tanzbewegungen betrachtet werden.

Feedback

Beurteilung der Aktivitäten durch Frau K. zwei Wochen nach der NBT-Aktivität

Beim Spaziergang über den Naturweg mit Kieselsteinen war beeindruckend, dass es auf die Größe der Steine und auf die Kombination „Naturweg mit Kieselsteinen" ankam, dass die positiven Gefühle einsetzten. Auf den großen Steinen am Gleis zu gehen, verursachte ein ganz anderes Geräusch und fühlte sich unter den Füßen grob an. Auf dem reinen Kieselweg war das Knirschen der Steine sehr intensiv und die Steine spitzig unter den Füßen. Folglich löste ersteres nicht das entspannende, freudige, raumschaffende Glücksgefühl aus. Es war aber sofort da, als es ein „Naturweg mit Kieselsteinen" war. Diese Wirkung wird durch das Plätschern oder Fließen von Wasser und das feine Wehen des Windes (oder – wie an dem Tag – das Spüren der Wassertropfen auf der Gesichtshaut) verstärkt. Beim Liegen im Heu war es der erdende Geruch und das Spüren der tragenden, festen und doch weichen Unterlage, aber auch das Hören vom feinen Knistern der Heuhalme, was Ausgleich, Ruhe und Wärme spendete. Beim „Regentanz" im Wald war es die freie Bewegung mit der Musik des fallenden Regens und der Steine, Hölzer und Blätter, die hüpfend durch eine improvisierte Choreografie am Ende in einem „Natur-Mandala" am Boden ihren Platz fanden. Beglückend und erfüllend waren sowohl der Austausch in der tänzerischen Begegnung mit der Therapeutin als auch der tiefe Frieden in der Wahrnehmung, selbst ein Teil eines größeren Ganzen – der göttlichen Schöpfung – zu sein. Beim „Gurkenentgiften" war es das Eintauchen in eine spannende, interessant-geheimnisvolle Tätigkeit, die kindliche Neugierde erweckte und eine Art Verbunden- und Vertrautheit zwischen uns herstellte. Und es war lustig! Ich habe bei den Aktivitäten herausgefunden, dass ich hauptsächlich über das Gehör wahrnehme! Das war mir nicht in diesem Ausmaß bewusst. Hektik, Lärm, Geschrei rauben mir die Energie und um mich davor zu schützen, verspanne ich mich innerlich. Umgekehrt kann ich durch angenehme Geräusche Entspannung, Schutz, Freude bewahren oder zurückgewinnen. Auch Gerüche und Düfte, die ich positiv erlebe, z.B. Heu, frisch geschnittenes Gras, an der Sonne aufgehängte frisch gewaschene Wäsche, Kräuter wie

Basilikum, Rosmarin, köstliche Düfte beim Kochen oder Backen sind für mich eine gute Möglichkeit, mich ausgeglichen zu fühlen. Generell nehme ich meine Umgebung sehr feinfühlig wahr, meist mit allen Sinnen, sofern ich in Kontakt mit mir bin und bleibe. Was mir früher als Kind durch Sinneswahrnehmung in Bewegung in der Natur draußen zu positiven Gefühlen verhalf, ist heute unverändert genau so wirksam. Durch Achtsamkeit kann ich nahe bei mir bleiben, mich auf meinen Atem konzentrieren und dies ermöglicht es mir, besser wahrzunehmen, folglich zu hören, zu spüren, zu schmecken, zu riechen, zu sehen. Bei den Aktivitäten konnte ich folgende Gefühle erfahren: innere Ruhe, Entspannung, Gelassenheit, Entschleunigung, zentriert sein, Sicherheit, gefahrenfreier Freiraum, Geborgenheit, Freude, Vergnügen, Genuss, beschwingt sein, Neugierde, Anregung, Kreativität, Belebung, Energie, Wohlgefühl, Frieden, Erfüllung, Dankbarkeit, Unbehagen, Kälte (nach drei Stunden draußen bei Regen, wegen der durchnässten Kleider). Ich weiß nun durch diese Sinneserfahrungen, dass ich damit eine gute Möglichkeit gewonnen habe, schnell meine Ressourcen zu aktivieren, weil ich bewusster wahrnehmen kann oder gezielt Orte aufsuchen oder Dinge tun kann, die meine Sinne positiv anregen. Um diese Erfahrungen in den Alltag zu integrieren, kann ich entspannende Musik hören auf meinem lärmigen, hektischen Arbeitsweg, um entspannt zu bleiben. Und bei der Arbeit kann ich Pausen machen und zu einem nahen Naturweg mit Kieselsteinen und plätscherndem Bach gehen. Dasselbe habe ich zu Hause zweihundert Meter neben meiner Wohnung. Tägliche Bewegung in solcher Umgebung tut mir gut. Ich kann neue Rezepte ausprobieren, kochen, backen und jemanden dazu einladen. In meinem Malatelier kann ich malen oder gestalten und mich von Entspannungs-Ambiente oder klassischer Musik begleiten lassen, Duftkerzen und warmes Licht erhöhen noch mein Wohlgefühl. Ich plane im November einen Wellnessurlaub und nächstes Jahr würde ich gerne Ferien am Meer machen. Und irgendwann dazwischen ginge ich gerne auf eine zwei Tage dauernde Wanderung mit Übernachtung im Heu. Aktivitäten, die bei mir mehrere Sinne gleichzeitig anregen sind: Wenn ich über Naturwege mit Kieselsteinen gehe oder mit dem Fahrrad darüberfahre, dann ist es das Gehör, das das Knistern der Steine wahrnimmt, aber auch das Zwitschern der Vögel, das Plätschern des Baches, das Rauschen der Blätter im Wind. Dazu kommt das Fühlen des Windes auf der Haut oder des feinen Regens oder der flauschigen Schneeflocken. Meine Augen sehen letztere, wie sie sanft tanzend herunterfallen oder wie die Blätter ihren eigenen Tanz im Wind inszenieren oder wie ein feiner Wind über die Felder zieht, als würde er sie streicheln. Wenn ich koche, sind nebst Geruchssinn auch mein Geschmackssinn beim nicht immer nötigen Testen (aber da es lecker ist), mein Gehör beim Abknicken der Enden der grünen Bohnen, mein Sehen beim hübschen Anrichten – allesamt sind sie daran beteiligt, mir einen Zugang zu Freude, Genuss, Energie, Kreativität und Geborgenheit zu eröffnen. Umsetzen kann ich das alles: sofort!

Beurteilung durch Frau K. sechs Monate nach den NBT- Aktivitäten

Das Ziel, mich und meine Bedürfnisse zu spüren, so nahe bei mir zu sein und Energie zu tanken, wurden dank der Aktivitäten besser erreicht. Ein dankbarer Weg für mich. Alle Aktivitäten in der Natur halfen durch das Wahrnehmen von positiven Gefühlen aus der Kindheit über die Sinne. Am stärksten über das Gehör, was mir vorher nicht bewusst war. Im Alltag praktiziere ich z. B. das Gehen über einen Naturweg mit Kieselsteinen, am besten in der Nähe eines Baches, Flusses, mit leichtem Wind und feinen Gerüchen von Gras oder Frische, umrandet von Vogelgezwitscher, das ist das „Nonplusultra". Natürlich kommt nicht immer die ganze Kombination in dieser Art vor. Der feine Wind, die Gerüche dienen als Verstärkung des Wohlgefühls. Nebst dem Begehen von Naturwegen, was mir am liebsten ist, konnte ich noch folgende Ideen aus dem Aktivitätstag mitnehmen: Hören von entspannender Musik, z. B. Naturgeräusche über Kopfhörer auf dem Arbeitsweg. Zudem habe ich dieses Jahr wieder den Gemüsegarten aktiviert mit Karotten, Gurken, Salat, Kräuter, etc.

Bewegung und Tanztherapie ist auch eine Idee, die ich verfolgen werde. Ausflüge/Ferien/ Wanderungen mit Übernachtung im Stroh werde ich im Herbst planen. Auch Wellnessferien oder auch -tage mache ich immer wieder einmal. Und mein Wunsch: Ferien am Meer, Rauschen der Wellen, Meeresluft, leichter Wind, leckeres Essen wären wieder einmal wunderbar. Mein Fahrrad könnte ich reparieren lassen und kleine, gemütliche Touren den Bach entlang unternehmen. Der Aktivitätstag hat für mich rundum gestimmt. Einiges ist eben abhängig von der Jahreszeit, vom Wetter (es regnete aus Eimern) und Meer und Wellen hatten wir auch nicht. Wir konnten gut mit dem, was in der Natur rundherum vorhanden ist, arbeiten. Ganz toll wäre gewesen, wenn wir mit dem Fahrrad am Rhein entlang über Naturwege geradelt wären, aber eben, weder das Wetter noch die Zeit waren günstig. Egal, es war ein ganz tolles Erlebnis mit sehr viel Spaß und großem Nutzen.

Beurteilung durch Frau K. sechs Jahre nach der Aktivität

Ich habe in der Zwischenzeit an NBT gedacht. Ich kann mich nicht mehr an alle Übungen erinnern. Sicher aber, das ist mir noch sehr präsent, das Gehen über Naturwege – über Kieselsteine. Das mache ich noch immer und es beruhigt mich sehr. Bei den Sinneswahrnehmungen ist es auch sonst so, dass ich ein auditiver Mensch bin. Bewusstes Hinhören hilft mir sehr. Und Gartenarbeit. Ich nahm damals eine Gurke mit und pflanze immer noch jedes Jahr Gurken ein. Das weckt auch Kindheitserinnerungen an meine Großeltern. Auch der Heugeruch weckt Erinnerungen. All das schafft Zugang zu meiner Kindheit, die ich so wieder entdecke. Ich muss aber generell sagen, dass ich seit dem Klinikaufenthalt immer wieder in Krisen war, mit wenigen Unterbrechungen. In all der Zeit habe ich sehr viel mit dem in Verbindung gebracht, was ich gemeinsam mit der Therapeutin in der NBT entdeckt oder festgestellt hatte. Ein Heubad habe ich nicht mehr gemacht, das hat sich nicht ergeben, aber ich gehe auf Barfußwegen, auf Kieselsteinen und pflege eben die Gurken. Wichtig ist mir auch das Geräusch von fließendem Wasser. Sicher habe ich damals in der Klinik mit Mitpatienten über die NBT gesprochen. Im privaten Umfeld erzählte ich, dass mir die Natur guttut, aber ich erzähle nicht direkt von der Therapie. Außer meinem Bruder, er hat ebenfalls psychische Probleme. Bei meinen Gängen in der Natur versuche ich, mich mit anderen zu verabreden. Ich gehe aber auch allein. Ich würde auch jetzt jederzeit wieder an einer für mich maßgeschneiderten NBT-Aktivität teilnehmen.

Kommentar

Thema: Rituale

Rituale bewegen in der Therapie mehr als Worte, indem sie sich der Kraft von Symbolen und symbolischer Handlungen bedienen und so helfen, eine Änderung einzuleiten (Roberts, 1999). Definitionen, was ein Ritual ausmacht, finden sich in einer wohlbekannten Liste der Charakteristika: „Einem Muster folgende Folgen von Worten und Handlungen, oftmals ausgedrückt durch verschiedene Medien, deren Inhalt und Anordnung in unterschiedlichem Ausmaß charakterisiert werden durch Formvorschriften (Konvention), Rollenklischees (Rigidität), Verdichtung (Verschmelzung) und Redundanz (Wiederholung)“ (Tambiah, 1979, S. 119). Für eine Person, die Verlust oder Trauer erfährt, gibt es viele Möglichkeiten, ein Ritual in Gedenken an jemanden zu planen, da Rituale affektbetonte und symbolische Eigenschaften ausdrücken können. Die Trauer um eine geliebte, nahestehenden Person in etwas Positives verwandeln zu können, kann die betroffene Person eine neue Dankbarkeit erfahren lassen durch die Würdigung, dass der Tod zwar das Leben, nicht aber die Beziehung beendet. Ein solches Ritual kann auf tiefer seelischer Ebene wirksam sein. Durch ein individuell entworfenes Ritual kann die betroffene Person bestätigen, bezeugen und eröffnen, was lange Zeit verborgen oder bewusst vor der Umgebung geheim gehalten wurde. Ein Ritual kann als kraftvolles Erlebnis dienen, indem es von einer anderen Person miterlebt wird, um zu zeigen, dass sie sich verändert, geöffnet hat und eine neue oder zurückliegende Situation ihres Lebens akzeptiert hat. Dem festgelegten Ritual kann ein bestimmter Name gegeben werden, wobei das Benennen ein wichtiger Bestandteil ist. So können Rituale bei zahlreichen Anlässen angewendet werden. Ein Prinzip der NBT ist natürlich, die Natur in diese Rituale einzubinden. Hierdurch kann ein Ritual kontinuierlich Übergänge im Heilungsprozess oder von einem bestimmten Lebensabschnitt in einen anderen unterstützen. Durch Rituale ist es ebenso möglich, sich selbst nach schmerzhaften Erfahrungen besser zu fühlen und mit Ungewissheiten umzugehen. NBT-Rituale können mit Hilfe von Naturelementen helfen, komplexe Begebenheiten und Lebensgeschichten für Patient*innen handhabbar und neue positive Empfindungen oder emotionale Zustände deutlich zu machen. Sie können so Hilfe auf der Suche nach weiterführender Bedeutung und überpersönlicher Sinnhaftigkeit ihrer Lebenssituation finden. Es ist einfacher, ein weiteres Gefühl von Zugehörigkeit zu entwickeln, indem sich Patient*innen in einen umfassenderen Zusammenhang stellen und sich mit einer größeren Schöpfung verbinden. Die Natur einzubinden, verlangt sowohl von Therapeut*innen als auch von Patient*innen, sich mit dem Heilungsprozess in einer spezifischen Weise zu verbinden, die „einen Blick über den Tellerrand" voraussetzt. Dieser „Blick über den Tellerrand" verlangt von den Therapeut*innen einen besonderen Mut, um unter Umständen im Ritual auftretende „peinliche Schwingungen", die zumindest im spezifischen therapeutischen Zusammenhang, beispielsweise mitten im Wald, als etwas Normales und Gewöhnliches zu verstehen sind, dementsprechend zu erklären und zu interpretieren.

Alternative NBT-Aktivitäten: im Schnee rutschen, am Fluss entlang Radfahren.

Ein NBT-Ritual kann als ein unstrukturiertes, imaginatives und exploratives Spiel betrachtet werden. Wenn ein Patient seine spielerische Seite, Humor und die Fähigkeit loszulassen, als eine neu (wieder-)gefundene Eigenschaft zeigt, können Rituale eine Alternative als essenzieller Bestandteil der Entwicklung oder Festigung des Heilungsprozesses darstellen. Im Freien zu sein erleichtert es, körperlich aktiv, häufig auch unbefangener zu sein und mit dem Leben zu tanzen.

Manchmal ist es schwierig für die Patienten, auf eine rationale Weise die aktuelle Lebenssituation zu erklären und offen anzuschauen. Rituale können ebenso helfen, ein Gefühl von Kontinuität aufzubauen und innerhalb der Möglichkeiten das Gefühl der Zugehörigkeit zu dieser Welt, im „Hier und Jetzt" des Lebens, zu stärken. Die in der Natur gefundene Weisheit kann durch die Interaktion der betreffenden Person mit der Natur, in der eine Verbindung etabliert wird, ihre Wirkung entfalten. Hierin liegt auch der symbolische Gehalt der Natur, indem das Leben des Einzelnen mit dem der Pflanzen in einer Art verbunden wird, die dem Individuum die Perspektive auf das Vergehen der Zeit und die Möglichkeit des Wachstums eröffnet (Adevi & Mårtensson, 2013). Die Wahl einer spezifischen Umgebung und einer spezifischen Aktivität, die in ein auf den Patienten zugeschnittenes Ritual umgeformt wird, bedeutet vorbereitende Hintergrundarbeit für Therapeut*innen.

Die Idee hinter diesem „Regentanz-Ritual" war eine freudige Würdigung des neuen Lebens der Patientin. Es wurde für sie mit dem Ziel durchgeführt, dass sie anfängt, ihre eigenen Bedürfnisse im Leben zu reflektieren und sich selbst zu lieben, ohne vorher etwas dafür tun zu müssen, um geliebt zu werden. Der Regentanz war eine Aktivität, bei der sie beginnen konnte, den Prozess der Ablösung von ihren alten, negativen, traditionellen Gedankenmustern zu genießen. Allem Anschein nach sind auch verborgene, starke Heilwirkungen damit verbunden, wenn Patient*innen auf unvorhergesehene Weise in ein Ritual eingeführt werden. Dies scheint auf einer tieferen psychischen Ebene zu wirken.

Die Patientin hat ihre eigenen Glaubensgrundsätze, Normvorstellungen und ihren eigenen Zugang zum Ritual. Obwohl rituelles Heilen mit einem Mangel an Entwicklung in Verbindung gebracht wird (Kendall, 2001), bewirken das Wohlbefinden, die Freiheit und Freude nach rituellen NBT-Aktivitäten tatsächlich etwas Tiefgreifendes und „Erdendes", etwas Positives für das belastete Individuum. Ein Ritual kann innere Gefühlszustände und Emotionen ausdrücken und als ein Symbol für soziale Beziehungen dienen. Allerdings werden unterschiedliche Handlungen als Rituale bezeichnet, wenn es kein unmittelbares Verständnis der Verbindung zwischen Methode und Wirkung gibt. Vielleicht erfüllen Rituale nicht die Kriterien für Rationalität und entsprechen nicht den Maßstäben für Effizienz. Trotzdem sind Rituale für Menschen allgemein wirksam (politische Rituale vereinen, schamanische Rituale heilen, soziale Rituale verbinden, etc.) Obwohl rituelle Heilmethoden therapeutisch wirksam sind, stehen sie nicht in Einklang mit den Richtlinien der WHO. In einer Grundsatzerklärung wurde die Kategorie „Spirituelles Heilen" hinzugefügt, der Begriff aber nicht weiter definiert (WHO, 2002).

8.12 Frau Kirschgarten

Lachen ist gesund (Deutsches Sprichwort)

Der Fall wird nachfolgend ohne die persönlichen Anamnesen und Fragebeantwortung dargestellt, weil hierzu keine Entbindungserklärung vorliegt.

Diagnosen depressive Episode, Erschöpfungssyndrom, Probleme in Verbindung mit Beruf, Probleme in Verbindung mit der Familie, Infektanfälligkeit, Tinnitus, nervöse Darmbeschwerden, Globusgefühl.

Naturanamnese

Kernthemen: Kirschbäume, verwilderter Garten, Kaninchen, Hühner, Berge, Zelt, Wiese, Hund, Rodeln, Pilze, barfuß im Wasser.

NBT-Ziele

- Selbstwert stärken
- Anregung zur Kreativität in der Natur
- Eigene Bedürfnisse ernst nehmen.

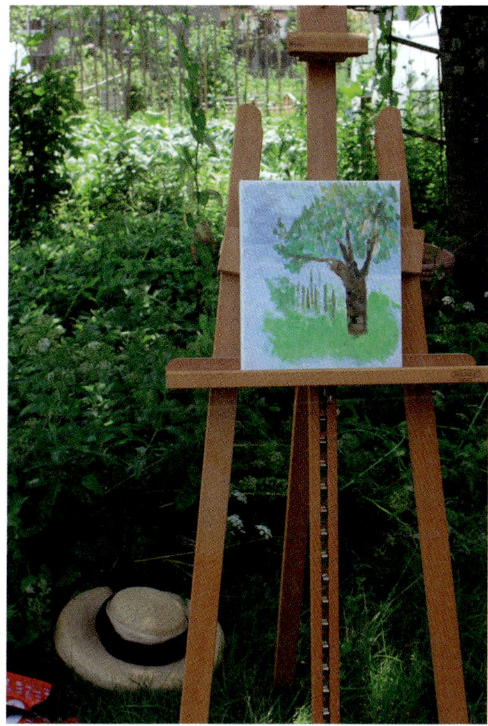

Abbildung 8-39: Malen in einer entspannten, ruhigen Atmosphäre in einem verwilderten Garten (Quelle: A. Adevi, M. Breznik)

NBT- Aktivitäten

Übungen: Kirschbaum malen in einem verwilderten Garten, Barfußparcours mit verschiedenen Naturbelägen.

Kirschbäume malen im Freien

Übungsziel: Die Patientin leidet unter Selbstunsicherheit. Diese Übung sollte den Selbstwert stärken, aber besonders die verschüttete Kreativität und die damit verbundene Freude anregen. Um die Tätigkeit vielfältiger und intensiver zu gestalten, wurde sie in einem verwilderten Garten durchgeführt (**Abb. 8-39**).

Beobachtungen der Therapeutin: Die Patientin hat geplant wieder mit dem Malen zu beginnen. Sie hat es in der Vergangenheit zugelassen, dass ihre kreative Seite verdrängt wurde, und dem möchte sie nun entgegenwirken. Es ist ihr auch bewusst, dass sie sich viel mehr in der freien Natur aufhalten sollte. Kirschbäume zu malen war für sie wie eine vollkommen natürliche und selbstverständliche Aufgabenstellung. Es entwickelte sich eine ruhige und entspannte Atmosphäre beim gemeinsamen Malen. Es ergab sich ganz von selbst, bei der aufmerksamen Arbeit zu schweigen. Die Patientin wirkte konzentriert, ruhig und gelassen in ihrem Tun.

Barfußgehen auf verschieden beschaffenen Böden

Übungsziel: mit der Natur in Kontakt treten, „erden", wieder Freude am Leben haben.

Beobachtungen der Therapeutin: Diese Aktivität war eigentlich nicht dazu gedacht eine „aufgekratzte" Stimmung zu erzeugen, aber sie wurde in der Interaktion zwischen Therapeutin und Patientin überaus lebhaft und lebendig. Es war, als ob diese tiefe, ruhige Konzentration beim Malen plötzlich aufgebrochen, und als ob die Zeit für das Spiel angebrochen wäre. Die Barfußaktivität war geprägt von freudvoller Intensität und Bewegung. Das Lachen und Kichern ging zunächst von der Patientin aus und schwappte dann unweigerlich auf die Therapeutin über. Die Patientin war dermaßen begeistert und angeregt, dass es nicht notwendig war, neue Bodenunterlagen zu finden, weil sie diese selbst aussuchte. Zufällig hatten Therapeutin und Patientin dieselbe Nagellackfarbe, was zur größeren Vertrautheit führte (**Abb 40a-b**). Die Patientin sagte, sie fühle sich, als ob zwei alberne Gören dazu unterwegs wären, etwas Verbotenes zu tun.

Naturkiste

Unterschiedliche **Bilder von blühenden Kirschbäumen** im Hinblick auf die positive Bedeutung von Knospen und Blüten im Frühling als Metapher für die Erinnerung an die Naturumgebung ihrer Kindheit, mit der sie Trost in der Zeit nach dem frühen Tod des Vaters fand. Gleichzeitig waren diese gedacht als Erinnerung an das verbotene Stehlen der Kirschen und als Metapher dafür, sich Freiheiten zu nehmen und selbstbewusst zu handeln. Ein **Gemälde der Patientin** und **eine Malpalette**, **gefüllt mit Kirschfrüchten**, die den Wunsch verfestigen soll, regelmäßig zu malen. Eine **Campingtasse mit Wildblumen** stellvertretend für Aktivitäten im Freien, welche die raschere Erholung stärken können, sowie **Bilder vom Bergwandern** als Metaphern für intensive Erfahrungen von „Draußen-Sein", auch als Repräsentanz für das Erlebnis barfuß durch die Natur zu gehen, um sie direkter wahrzunehmen.

a)

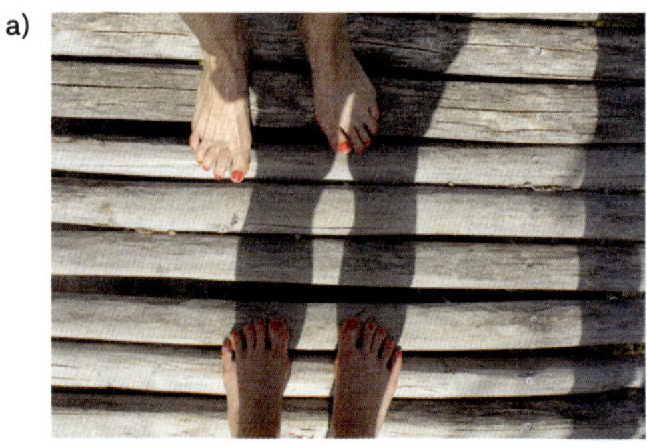

b)

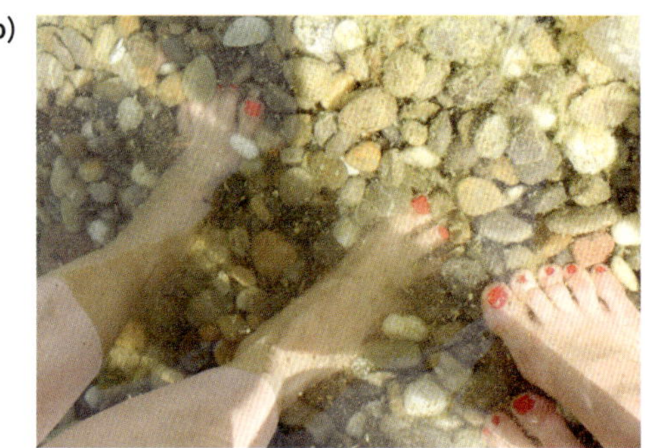

Abbildung 8-40: Barfußgehen auf Holz (a) und im Wasser (b) (Quelle: A. Adevi, M. Breznik)

Kommentar

Thema: Humor

Humor ist vielfach mit der Reduktion von wahrgenommenem Stress und den Auswirkungen stressauslösender Faktoren in Verbindung gebracht worden (Abel, 2002; Lefcourt, 2001; Martin, 2001). Angesichts dessen, dass Humor wesentlich zum Wohlbefinden beiträgt, ist es sinnvoll, ihn, wo immer es angemessen erscheint, in die NBT miteinzubeziehen. Wenn sich in der NBT eine Gelegenheit ergibt, den Sinn für Humor anzusprechen, sollte diese ohne zu zögern ergriffen werden. Da der Patient oder die Patientin aus verständlichen Gründen introvertiert, niedergeschlagen, deprimiert, müde oder traurig sein kann, ist nicht daran zu denken, Humor in die Aktivität „einzuplanen", sondern der Fokus liegt zunächst einzig auf der Ausführung der NBT-Aktivität in der freien Natur. Speziell gegen Ende des Rehabilitationsprozesses lässt sich dann aber häufiger ein Bedürfnis feststellen, das Lachen „herauszulassen". Es wird von Patienten nicht selten als Erleichterung empfunden, jemanden zu finden, mit dem sie – wenn auch nicht in Gegenwart von Mitpatienten – wieder lachen und Witze reißen können. Denn vor allem am Anfang der Rehabilitation ist meist für Gelächter und freudvolle Momente kein Platz.

Alternative Aktivitäten: Brennball spielen, Kaninchen, Hühner, Zeltübung.

Die Forschung liefert uns nützliche theoretische Grundlagen für die möglichen Beziehungen zwischen Humor und Wohlbefinden (Martin, 1996; Martin et al., 2003; Svebak, 1996), und zwar sowohl in Hinblick auf das körperliche (Martin, 2001) wie auch das seelische (Martin et al., 2003) Wohlbefinden. Überdies kann Lachen auch zu Veränderungen in zahlreichen physiologischen Systemen (dem muskuloskelettalen, kardiovaskulären, endokrinen, immunologischen usw.) führen. Ein Sinn für Humor kann „habituelle heiterkeitsbezogene positive Emotionen oder Stimmungen" (Martin, 2001, S. 506) hervorrufen. In unserem Zusammenhang ist auch interessant, dass Humor aufgrund dieser Begünstigung von positiven Affekten vielleicht indirekt auch leistungssteigernd für andere Aktivitäten ist, die eine gerichtete Aufmerksamkeit erfordern. Studien haben gezeigt, dass die Präsentation humoristischen Materials die Problemlösungsfähigkeiten verbessern (Isen et al., 1987). Für Patienten sollte sich also bei Anwendung eines direkten Attention Restoration Theory-Ansatzes (Kaplan, 1995; Kaplan & Kaplan, 1989) und eines indirekten Humor-Ansatzes eine wirklich enge Beziehung zwischen Person und Natur ergeben, wenn sie imstande sind, beide als Bewältigungsstrategien einzusetzen. Das ist allerdings lediglich Spekulation. Dabei darf aber nicht übersehen werden, dass sich in Studien auch eine negative Beziehung zwischen Humor und selbstberichtetem Stress gezeigt hat (Abel, 2002; Svebak et al., 2004). Je nachdem, wo sich ein Patient oder eine Patientin im Rehabilitationsprozess befindet und wie sozial kompetent er oder sie ist, liegt es bei den Therapeut*innen zu entscheiden, ob die Einbeziehung von Humor in die NBT angebracht ist.

8.13 Frau Lehmfigur

Alles, was zu viel ist, ist wider die Natur (Hippokrates)

Allgemeine Anamnese

Die Patientin ist in Italien aufgewachsen. Die Eltern betrieben zunächst einen Bauernhof und wanderten, als die Patientin zehn Jahre alt war, in die Schweiz aus. Nach Abschluss der Mittelschule kam die Patientin ebenfalls in die Schweiz, wo sie studierte und eine Familie gründete. In den letzten Monaten entwickelte sie eine zunehmende Besorgnis, an einer körperlichen Erkrankung zu leiden, mit zahlreichen Symptomen, wie Gewichtsabnahme, wechselnde Bauch- und Darmbeschwerden, schlechtem Schlaf und Gedankenkreisen. Somatische Abklärungen hätten keine pathologischen Befunde erbracht, wodurch sich der psychische Zustand jedoch nicht verbessert habe. Sie gibt zudem an, eine innere Anspannung zu verspüren, die sie kaum zur Ruhe kommen lasse.

Diagnosen: generalisierte Angststörung, Erschöpfungssymptomatik, perfektionistische Persönlichkeitszüge.

Naturanamnese

Kernthemen: hügelige Landschaft, Berge, Bauernhof, Schafe, Enten, Hühner, Kühe, Käseproduktion, Pinienwald, Olivenbäume, Stoppelfelder, Meer, Ginsterbüsche, Schlange.

Frau L. berichtet, sie sei in einer Hügellandschaft, die von Bergen umrahmt war, auf einem kleinen Bauernhof aufgewachsen, auf dem Hühner, Enten, Schafe und Kühe gehalten wurden. Sie erinnert sich an intensives Grün, helles Licht und die freie Sicht von den Bergen bis zum Meer. Mit dieser Landschaft verbindet die Patientin ein Gefühl von Geborgenheit, aber auch Freiheit, Dankbarkeit für die Schönheit, Glück und Vertrauen. Die Gegend sei geprägt gewesen von Pinienhainen, Olivenhainen und Weingärten. Die Mutter von Frau L. verarbeite die Schafmilch von Februar bis Mai zu Käse. In der Sommerzeit verbrachte die Familie auch viel Zeit am Strand. Frau L. hat intensive Erinnerungen an Oliven, wenn im November zur Erntezeit überall unter den Bäumen Netze ausgebreitet wurden. Sie erzählt von gelben Ginsterbüschen im Frühling und gelbbraunen Stoppelfeldern im Spätsommer. Als Kind war Frau L. ständig im Freien, sie wollte jedoch nicht unbedingt bei den Arbeiten mithelfen. Sie bezeichnet sich selbst als sehr bequem. Frau L. schwärmt von der Schönheit großer Bäume und der Unendlichkeit des Sternenhimmels in ihrer Kindheit. Eine prägende Erinnerung, die sie mit ihrer Kindheit verknüpft, ist der lange lehmige Schulweg, den sie über Jahre zu absolvieren hatte. An eine Begebenheit erinnert sie sich besonders intensiv: Im Alter von ungefähr sechs Jahren war sie an einem Tag allein unterwegs zur Kirche und Sonntagsschule. Auf dem Weg kroch eine große Schlange, die das Weitergehen verhinderte. Frau L. getraute sich zunächst nicht vorbeizugehen und wich ein paar Schritte zurück, kehrte dann um und fasste allen Mut, um an dieser Schlange vorbeizukommen, worauf sie als kleines Mädchen ausgesprochen stolz war.

NBT-Ziele

- Zeit für sich selbst nehmen
- Nicht ständig die Erwartung anderer erfüllen müssen
- Bedürfnisse erkennen.

NBT Aktivitäten

Übungen: Abgrenzungen, Kindheitserinnerungen im Wald mit Lehm gestalten, Gebet in der Natur.

Kindheitserinnerungen modellieren

Übungsziel: Die Übung hat wenig Vorgaben, es geht darum, mit Lehm in der Natur kleine Skulpturen zu schaffen, wobei man sich von Erinnerungen aus der Kindheit inspirieren lässt.

Es gibt keinen künstlerischen Anspruch an die Darstellung. Die Aktivität wurde gewählt, da die Patientin im Interview erwähnt hat, sie wäre gerne kreativ.

Beobachtungen der Therapeutin: Frau L. legte von Beginn an eine sehr zurückhaltende Art an den Tag und die Therapeutin versuchte, demzufolge in ihrer Planung darauf Rücksicht zu nehmen. Es war an diesem heißen Tag angenehm, sich im Schatten des Waldes aufzuhalten, wo das Licht der Sonne durch das grüne Laub schien und die von Frau L. ausgewählte Lichtung eine einladende Ruhe ausstrahlte. Nachdem die Skulpturen aus Lehm anhand der Kindheitserinnerungen geschaffen waren, sollte Frau L. einen geeigneten Platz für diese im Wald suchen, um dann, wie bei einer Kunstausstellung, zu den einzelnen Werken zu führen und diese und deren Zusammenhang zur ausgewählten Naturumgebung zu erläutern (**Abb. 8-41a-b**). Frau L. hatte zunächst Mühe, in dem weitläufigen Waldabschnitt ihre Lehmfiguren wiederzufinden. Doch nach einer Zeit, die auch mit humorvollen Bemerkungen und Lachen erfüllt war, konnte sie alle wiederentdecken. Sie hielt die Präsentation ihrer Kunstwerke zunächst auf professionelle Weise ab, wobei nach und nach, in den Schilderungen der Situationen aus der Kindheit, eine intensive emotionale Beteiligung spürbar wurde. Eine gelbe Dotterblume, auf die Frau L. im Wald gestoßen war, erinnerte sie an den Frühling in ihrer Herkunftsgegend. Sie war ein Zeichen dafür, dass sie die lange, ihr lästige Unterwäsche gegen die leichte kurze Sommerunterwäsche wechseln durfte – eine erheiternde Erinnerung!

Die Lehmfiguren der Patientin

Der **modellierte Mond am Baum** symbolisiert den Mond zwischen den Bäumen am Heimweg in Kindertagen, als sie mit der Familie in der Dunkelheit nach Hause unterwegs war, wobei ihnen der Mond am Himmel den Weg durch den dunklen Wald erhellte (**Abb. 8-41b**). **Der Palmzweig** stellt für Frau L. ein wichtiges Symbol für die Osterzeit dar. Sie durfte die geweihten Palmzweige aus der Kirche auf die Wiesen tragen und jeweils an den Ecken der Felder platzieren, damit die nächste Ernte geweiht war und ausreichend Ertrag brachte. **Der Fels symbolisiert** das Bergmassiv, welches die Landschaft der Kindheit am Horizont dominierte und dessen Silhouette Frau L. mit „Heimat" verbindet. **Das Schaf** erinnert an die Mutter der Patientin. Sie fertigte aus der Schafmilch Käse.

a)

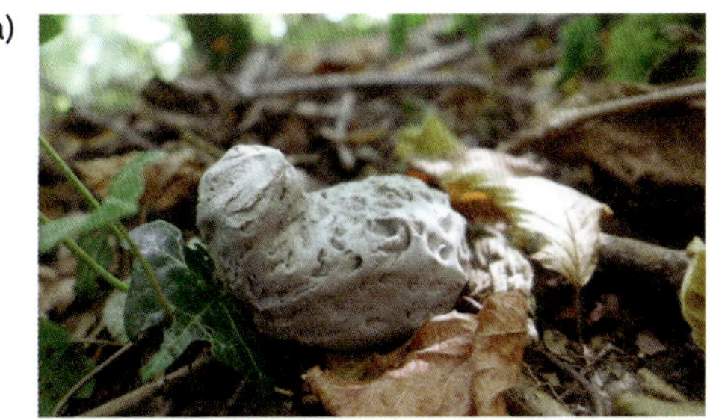

b)

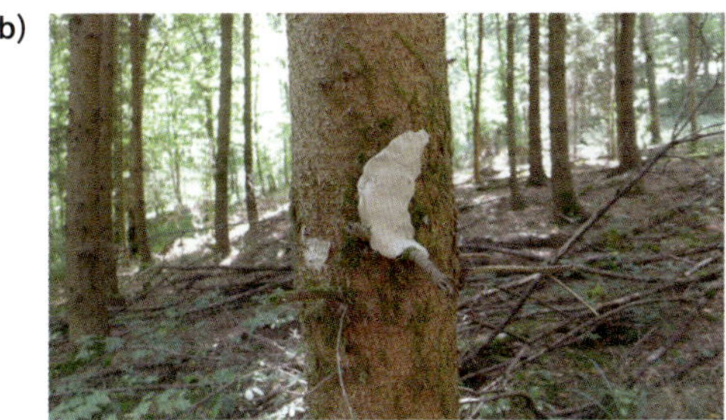

Abbildung 8-41: Die von der Patientin kreierten Lehmfiguren (a) im Wald (b) (Quelle: A. Adevi, M. Breznik)

Beten oder Meditieren in der Natur

Übungsziel: Spiritualität in der Natur erfahren, um früheres religiöses Erleben zu vertiefen.

Beobachtung der Therapeutin: Frau L. berichtet im Vorfeld, dass sie regelmäßig betet und im Glauben einen starken Halt findet. Bei dieser Übung sollte die Patientin einen geeigneten Platz im Wald suchen, um zu meditieren oder zu beten (**Abb. 8-42**). Während der Übung wurde der Wald plötzlich lebendig. Das Zwitschern der Vögel war gut zu hören, und das Moos glitzerte unter den letzten Feuchtigkeitstropfen. Die Patientin wirkte konzentriert und

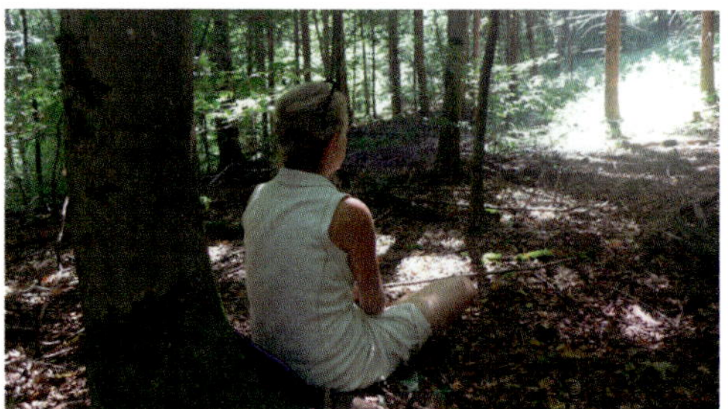

Abbildung 8-42: Beten oder Meditieren im Wald (Quelle: A. Adevi, M. Breznik)

entspannt, erschuf einen eigenen Raum der Einkehr und Ruhe rund um sich, der sie zu schützen schien. Sie hatte die Augen geschlossen, als ob sie sich ins Gebet vertiefen würde. Für die Therapeutin war es unangenehm, diese Übung zu beenden, weil sich das Gefühl der Störung eines intimen Moments aufdrängte. Den Weg zum Wald waren Frau L. und die Therapeutin wegen der Sommerhitze eher rasch gegangen, doch der Weg nach der Übung hinunter ins Städtchen, wo die nächste Aktivität stattfinden sollte, wurde bedächtig beschritten, wobei die Patientin einen kommunikativen, offenen und gelösten Eindruck erweckte.

Grenzen ziehen lernen

Übungsziel: In der Übung geht es hauptsächlich darum, Grenzen zu ziehen, diese bewusst wahrzunehmen und diese auch anderen gegenüber plausibel zu machen, indem die Teilnehmerin verbalisiert, wo ihre Grenzen und Bedürfnisse zur Abgrenzung liegen.

Beobachtungen der Therapeutin: Eine Übung auf Baumstümpfen, die in unterschiedlicher Entfernung zueinanderstehen. Frau L. bekam Schnüre und Schleifen ausgehändigt, sie sollte sich einen Baumstumpf aussuchen, auf dem sie herausfinden sollte, wieviel Raum sie rund um den Baumstumpf für sich benötigt, um sich darin wohlzufühlen (**Abb. 8-43**). Sie sollte diese Grenzen mit Schnüren und Schleifen, aber auch mit Ästen, Zapfen und Blättern, die sie in der Umgebung fand, umgrenzen und im Anschluss erklären, wie sie sich diesen Raum vorstellte und wie sie ihn füllte. Hier zeigte Frau L. neue Seiten ihrer Persönlichkeit, indem sie sehr lebendig wirkte, gestikulierte und klar ihre Bedürfnisse darlegen konnte. Sie zeigte eine humorvolle Seite, einen trockenen Witz, konnte sich selbstironisch sehen und fand neue Perspektiven in der gemeinsamen Betrachtung von innen und außen, „mein und dein“.

Gefühle und Gedanken nach NBT Aktivität: Schöne Erinnerungen an die Herkunftsfamilie, die Kultur und den Glauben, Erinnerungen an Glück und Schönheit, Gelassenheit im Gebet, Geborgenheit, Hoffnung auf Schaffung von Freiräumen in der Zukunft.

Naturkiste

Eine runde **Kartonschachtel, gefüllt mit Erde**, stellvertretend für die Lehmerde des Schulwegs von Frau L., aber auch für die „Lehmfiguren“, mit denen sie die vielen eindrücklichen positiven Kindheitserinnerungen dargestellt hatte. Eine **Plastikschlange** als Sinnbild für ihre mutige Aktion auf dem Schulweg, als sie damals nicht vor dem Tier zurückgewichen war, um verschreckt wieder nach Hause zu laufen, sondern allen Mut zusammennahm, um an der großen Schlange vorbeizukommen und vorwärtszugehen. Auf dem Deckel der Schachtel ist ein **Foto einer käsenden Frau** aufgeklebt, als Erinnerung an die einfache, aber natürliche und vitale Umgebung des „heimatlichen Bauern-

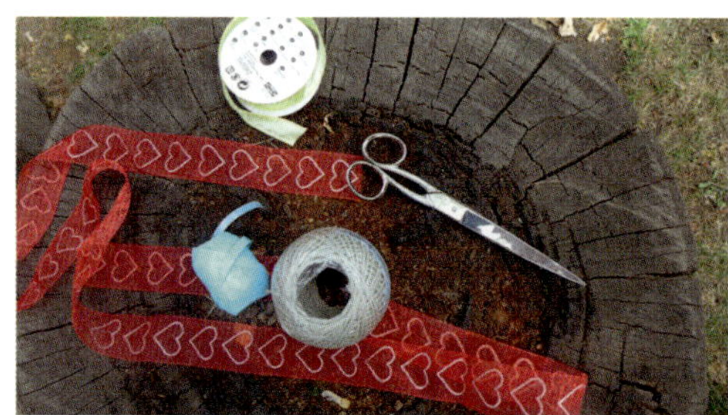

Abbildung 8-43: Grenzen ziehen um einen Baumstumpf: Wie viel persönlichen Raum benötigt die Patientin? (Quelle: A. Adevi, M. Breznik)

hofs“ der Eltern, wo auch gekäst wurde und wie Frau L. relativ unbeschwert und behütet aufgewachsen war (**Abb. 8-44**).

Feedback

Beurteilung durch Frau L. zwei Wochen nach der NBT-Aktivität

Figuren aus Ton im Wald: Ich konnte mich in kurzer Zeit für Erlebnisse entscheiden, die ich anschließend mit Ton verbildlichen konnte. Es waren alles schöne Erinnerungen von Erfahrungen, die mit meiner Familie, meiner Kultur, meinem Glauben oder nur mit der Natur in meiner Kindheit zu tun hatten. Bei einer Fülle von Erinnerungen an Glück und Schönheit fühlte ich mich reich beschenkt und wie umgeben von guten Mächten. Dieses Gefühl nahm auch Form in der Platzierung der einzelnen Figuren im Wald an: Das Schaf am Weiden, die Blume als Frühlingsbote am Fuße des Baumes, der Mond am Baumstamm, der Palmzweig im Gebüsch und die Silhouette der Berge ganz oben auf der Lichtung.

Beten im Wald: Beim Beten kam mir die Natur als Spiegel der Schöpfung entgegen, wo ich als Geschöpf auch meinen Platz finde. Bei Licht und Schatten konnte ich mich in einem zarten Sprossen identifizieren, der fein, aber standhaft dem Himmel emporwuchs. Ich fühlte mich geborgen in der Gegenwart Gottes, auch wenn schwere Gedanken mir durch den Kopf gingen.

Baumstumpf der Abgrenzung: Diese Übung hatte für mich eigentlich wenig mit Natur zu tun. Ich konnte allgemein über das Thema der Abgrenzung zwischen meiner Innenwelt und der Außenwelt nachdenken. Ich konnte nachempfinden, dass ich in den letzten Jahren die Außenwelt viel differenzierter als die Innenwelt wahrgenommen habe, und dass meine Innenwelt zugunsten der Außenwelt schrumpfte. Diese Erfahrung bringt mir wenig Glück und Freude. Meine jetzige Lebensphase, die Krankheit und der Aufenthalt in der Klinik empfinde ich als Ansporn, den Kontakt mit meiner Innenwelt neu aufzunehmen, zu pflegen und zu vertiefen. Eigentlich sind alle die oben beschriebenen Themen für mich sehr lebendig und präsent in meinem alltäglichen Denken und Fühlen. Während des Nachmittags konnte ich herausfinden, dass ich tendenziell das Erlebte in Bildern in meinem Gedächtnis gespeichert wiederfinde, und dass erst das Betrachten dieser Bilder in mir Gefühle aufkommen lässt. Bis dahin dachte ich, dass ich v.a. durch das Verbalisieren der Erlebnisse und die metaphorische Darstellung meine Sinne anregen kann. In der NBT konnte ich erfahren, dass auch die Manualität meine Sinne anregen kann, obwohl ich glaubte, darin nicht begabt zu sein. Während der Aktivitäten kamen Gefühle des Glücks, der Geborgenheit und Schönheit (Erfahrungen in der Kindheit, Familienleben, Schönheit der Natur), Gefühle der Hoffnung im Gebet und das Gefühl der Unausgeglichenheit zwischen Innen- und Außenwelt in der letzten Aktivität auf. Ich nehme diese Sinneserfahrung als Nährboden mit, v.a. das Nachempfinden der glücklichen Momente der Kindheit und die Gelassenheit im Gebet.

Ich werde vermehrt die Gepflogenheit vertiefen, Erfahrungen und Gefühle durch Versinnbildlichung zu betrachten, um meine Gefühle differenzierter wahrzunehmen und darauf meine Handlungen zu stützen. Ich werde das regelmäßige Niederschreiben von Erlebnissen und Gefühlen in sinnbildlicher Form wieder aufnehmen sowie den Kontakt mit der Natur regelmäßig suchen. Ich denke, dass die jetzige Krise und das Aufbrechen einer neuen Phase (Abnahme der familiären Verpflichtungen und des sozialen Engagements) für mich auch Frei-

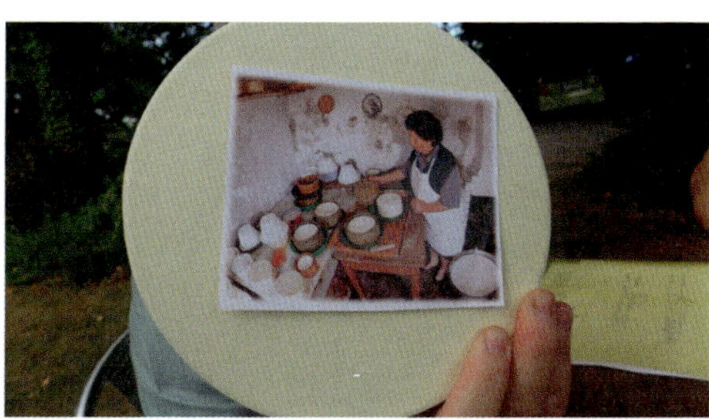

Abbildung 8-44: Käse herstellen – eine Erinnerung an die Kindheit (Quelle: A. Adevi, M. Breznik)

räume schaffen werden, die ich in diesem Sinne ausschöpfen kann.

Beurteilung durch Frau L. sechs Monate nach der NBT-Aktivität

Die NBT-Aktivitäten waren interessant und angenehm. Sie gaben mir die Möglichkeit, in einer anderen Form über mich zu reflektieren. Ich glaube nicht, dass sie punktuell zum Erreichen der Therapieziele maßgeblich geholfen haben. Sie sind jedoch ein Ansatz, um gesünder zu leben. Eigentlich habe ich keine besondere Aktivität in meinem Alltag umgesetzt. Nach der NBT fühlte ich mich aber gestärkt in der Annahme, dass die Natur ein offenes Buch für die Lebensweisheiten darstellt. Ich versuche vermehrt durch Bilder aus der Natur, Lebensereignisse zu erkennen und zu interpretieren. Das machte ich bereits in meiner Kindheit und Jugend durch Niederschreiben von kleinen Tagebucheinträgen und Gedichten. Und jetzt habe ich es bewusst wieder aufgenommen. Die Natur ist für mich wie eine Linse, die das Lesen, Betrachten und Verstehen erleichtert. Als Aktivität praktiziere ich lediglich das regelmäßige bewusste Verweilen in der Natur, auch in der „Stadt-Natur“ wie einem Park oder einer Allee, in der Sonne oder im Regen beim Mittagspaziergang. Von den Übungen in der Klinik hatte ich am liebsten das Sitzen und Beten am Fuß eines starken Baumes. Als private Prävention gehe ich einmal in der Woche für zwei Stunden in den Wald oder auf den Hügel für Nordic-Walking um nachzudenken. Als alternative Aktivität hätte ich mich gefreut auf eine Kutschenfahrt von Hügel zu Hügel.

Beurteilung durch Frau L. sechs Jahre nach der NBT-Aktivität

Tatsächlich denke ich immer wieder an den Ansatz der Naturbasierten Therapie. Das Treffen im Wald ist mir in guter Erinnerung geblieben. Sie haben mich angespornt, die Wertschätzung der Natur und besonders meine Erfahrungen in der Natur bewusster und vermehrt in meinem Alltag zu verankern. Konkret gehe ich öfter, nach einem bestimmten Ritual, in der Natur spazieren und suche bewusster den Kontakt zur Natur meiner Herkunft. Außerdem versuche ich, regelmäßig Naturerfahrungen in Bildern und Texten festzuhalten. Ich widme bewusst meine freie Zeit im Alltag einer Tätigkeit in der Natur: Spaziergang im Park an Arbeitstagen und ausgedehntes Spazieren im Wald am Wochenende. Urlaub in der Natur, wenn ich länger Zeit habe. Auch teile ich meine Gedanken über meine NBT-Aktivitäten mit meinem Mann. Ich muss aber ergänzen, dass ich im Moment diese Erlebnisse eigentlich nicht primär als „Therapie“ oder „Prophylaxe“ erlebe, sondern eher als „Modus Vivendi“ integriert habe. Aktuell habe ich kein Bedürfnis nach einer meiner Situation angepassten NBT-Aktivität.

Alternative Aktivitäten: unsichere Situationen bestehen, Hände in der Erde: Pflanzen, unterschiedliche Erdbeschaffenheiten mit den Händen ertasten und beschreiben lassen, Literatur: Zitate laut im Wald lesen und darüber reden.

Kommentar

Thema: Koordinieren von Sinneseindrücken

Das gemeinsame Thema der drei Aktivitäten, die mit dieser Patientin unternommen wurden, lässt sich als eine gründliche Untersuchung von Ayres (1983) Theorie der sensorischen Integration beschreiben, ausgeführt in der subtilen Art der NBT. Jegliche Kommunikation beginnt mit Gewahrsein – einem Sinn dafür, wo wir uns befinden, der Empfindung und Wahrnehmung unserer Umgebung. Ayres Theorie umfasst den gesamten Sinnesapparat: Seh, Hör-, Geruchs-, Geschmacks- und Tastsinn, Temperatur- und Druckempfindung, Gleichgewichtssinn, Bewegungssinn, die Empfindung von Muskeltonus, Körperposition, Vibration, Schmerz und Schwerkraft sowie Viszeralsinn (die Wahrnehmung der inneren Organe). Zuerst müssen die einzelnen Sinnesempfindungen zu Gruppen gebündelt, dann aktiviert und schließlich in den ganzen Körper „einschließlich des Gehirns" integriert werden. Ayres zufolge ist die Koordinierung von Sinneseindrücken und Umgebungen wesentlich dafür, wie wir unsere Umwelt interpretieren und erleben. Interessanterweise nimmt Ayres Bewegung und Position in den Sinnesapparat mit auf, wobei sie die folgenden Sinne als grundlegend ansieht: Tastsinn, Gleichgewichtssinn, Empfindung von Schwerkraft, Körper- und Muskelposition. Damit beschreibt sie auch die Körperwahrnehmung, denn die Integration dieser Sinne hat zur Folge, dass man sich als eigenständiger Körper im Raum wahrnimmt. Die mit der Patientin durchgeführten Aktivitäten stimulierten die von Ayres genannten Grundsinne, und zwar vornehmlich durch körperlichen Kontakt. Ob es nun an der an dem Tag herrschenden Hitze oder an der Konzentration des Tagesprogramms lag, die Patientin war jedenfalls während der gemeinsamen Stunden ausgesprochen ruhig und gelassen. Im Allgemeinen gilt für jede Aktivität, dass die dafür gewählte Naturumgebung sicher und geschützt sein muss, da sie eine Öffnung des Bewusstseins bewirkt (Adevi, 2012) und die Präsenz fördert sowie die Fähigkeit, im Hier und Jetzt zu sein. Andererseits ist es auch befriedigend, mit Sinneseindrücken konfrontiert zu werden und darauf mit immer feineren Anpassungsleistungen und komplexeren Verhaltensweisen reagieren zu können. Sensorische Integration ist die Fähigkeit des zentralen Nervensystems, die Sinneseindrücke so zu organisieren, dass die verarbeitete Information Sinn ergibt. Diese Sinn(en)haftigkeit schafft schließlich die Befriedigung, welche die Entwicklung des Gehirns fördert. Laut Ayres streben wir aus diesem Grund von Natur aus nach Sinneseindrücken, die förderlich für die Organisation des Gehirns sind.

Es kann nicht genug betont werden, wie wesentlich die Herstellung der Körperwahrnehmung bei Personen mit Erschöpfungsstörungen ist. Ein gesteigertes Körperbewusstsein erhöht das Gefühl, ein eigenständiges Individuum zu sein, was sich positiv auf den Erholungsprozess auswirkt. Ein erheblicher Teil der Stresserholung vollzieht sich in der Verbindung von Therapie und Natur. Die Natherpia-Hypothese besagt, wie wichtig für die Erholung das „Durchlaufen" dreier gesteigerter Formen von Bewusstsein ist: dem Körperbewusstsein, dem Gefühlsbewusstsein und dem Existenzbewusstsein. Natherapia steht für Natur, Therapie, Hingabe: „Ein salutogener Öffnungsprozess scheint stattzufinden, wenn verschiedene multisensorische Eindrücke aus der Natur zusammenkommen und auf Reflexionen aus einem therapeutischen Kontext treffen. Ein multisensorischer Bewusstseinswandel unterstützt, beschleunigt und vertieft dann anscheinend die Stresserholung. [...] Dies geschieht auf verschiedenen, miteinander interagierenden Ebenen – körperlich, emotional und existenziell" (Adevi, 2012, S. 82-83). In diesem Zusammenhang trifft Roxendals Erklärung von Körperbewusstsein zu: „Body awareness is used as an overall concept for experience and use of the body, representing body consciousness, body management and deepened body experience" (Roxendal, 1985, S. 11).

Gefühlsbewusstsein kann als Zugang der Person zu einem „Kern-Selbst" beschrieben werden, wo sie ihre Bewältigungs- und ihre Adaptionskapazitäten nutzen kann (Adevi, 2012). Das Existenzbewusstsein erweist sich dort als sinnvoll, wo über existenzielle Bedingungen nachgedacht wird, Fragen über Leben und Tod, die jegliche Sicherheit infrage stellen. Körper-, Existenz- und Gefühlsbewusstsein helfen dem Patienten, im Zuge der Selbstregulation Bewältigungsmechanismen zu entwickeln, die oft das Wohlergehen und die Zufriedenheit steigern. Die Ressourcen, über die die Natur verfügt, können im Natherpia-Prozess durch psychotherapeutische Ziele unterstützt werden, wie sie in vielen Studien beschrieben werden, z. B. Hartig et al. (1991) und Totton (2003b). So wie der Garten in der Gartentherapie bildet in der NBT die Natur die aktive Zutat, die für den Patienten die therapeutische Beziehung verstärkt und den

Bewusstseinswandel ermöglicht. Natur fungiert im Erholungsprozess als wesentliche und wirkmächtige Akteurin. Die Patient*innen „öffnen sich" in der Natur oder im Garten, wo sie Zugang zu Erinnerungen haben, die die Erholung begünstigen. Ausgelöst wird die Erholungsreaktion, wenn die durchgeführte Aktivität das Erreichen eines erweiterten Bewusstseins ermöglicht. Die Natur wird bei dem Prozess als „Landebahn" verwendet. In der NBT wird die „Landebahn" Natur als entscheidender Faktor für das Erholungsergebnis erachtet, das sich bei Patient*innen nach und nach einstellt. Dabei müssen diese die Möglichkeit erhalten, zwischen mehreren Ebenen zu pendeln; in einer Art Kontinuum aus emotionalen, körperlichen, existentiellen, kognitiven und sozialen Ebenen (Adevi, 2012).

Grenzen ziehen lernen: An dieser Aktivität waren alle drei Bewusstseinsebenen beteiligt. Vorzugsweise sollte diese Aktivität an zweiter Stelle kommen, aber in diesem Fall wurde die Reihenfolge von der geografischen Lage der beiden vollkommen verschiedenen Naturumgebungen determiniert. Die Abgrenzungsübung wurde in einem Schulhof mit angepflanzten Sträuchern und Bäumen rund um die Baumstümpfe durchgeführt, welche die zentralen Objekte bei dieser Aktivität bildeten. Die Patientin sollte aussuchen, auf welchen Stumpf sie stehen und die Aktivität ausführen wollte. Sie war sehr entschlossen bei der Wahl des Ortes. Dies kommt übrigens bei Patienten mit schweren Stressfolgeerkrankungen häufig vor; sie sind sich immer erstaunlich sicher, wo sie sich platzieren oder hinsetzen wollen, wo eine Aktivität stattfinden soll etc. – jedenfalls wenn sie die Möglichkeit erhalten zu wählen. Da die Patientin in dieser Phase zu Beginn etwas erschöpft wirkte, wurde darauf geachtet, dass ihr die Übung im Hinblick auf Körperbewegungen, Körper- und Muskelposition, Gleichgewichtssinn, Schwerkraftwirkung nicht zu viel Mühe bereitete. Offenbar war aber genau das Gegenteil der Fall – die Patientin schien diese Art von Bewegungen regelrecht zu brauchen. Sie sagte, sie hätte ihren Körper schon lange nicht mehr so beansprucht: Auf Baumstümpfe steigen und von ihnen herunterspringen, nachdem sie zuvor in der Hitze zu einem etwas entfernteren Waldgebiet gelaufen war. Das plötzlich gesteigerte Körperbewusstsein bereitete ihr offenbar große Freude.

Kindheitserinnerungen modellieren: Bei dieser Aktivität sind die Grenzen zwischen den verschiedenen Wahrnehmungsebenen sehr fließend wie in den meisten Fällen. Die drei Bewusstseinsebenen gehen ineinander über, sodass der Grenzverlauf zwischen ihnen gar nicht benannt werden muss – selbst wenn man es könnte. Der gesamte Körper ist involviert, besonders, wenn die Aktivität wie hier in einem Wald stattfindet. Im Freien mit Lehm zu arbeiten, ist etwas ganz anderes als in einem Innenraum am Tisch zu sitzen und Skulpturen zu verfertigen. Im Wald gehört dazu auch die Suche nach einem passenden Ort für die Präsentation des Werks, womit ebenfalls ein starkes emotionales, existenzielles und körperliches Bewusstsein einhergeht. Diese „Ort-Suche" wird häufig mit großer Würde ausgeführt, ist fast etwas Sakrales, ein besonderer Augenblick zwischen Patient und Therapeut. Nach Ayres Theorie sind hier Tastsinn und Bewegung („ein Raum/Zeit-Sinn") beteiligt. Außerdem wird die NBT-Aktivität „Kindheitserinnerungen mit Lehm modellieren" nicht ohne Grund in einem Waldgebiet ausgeführt. Der Mensch hat dank seiner evolutionären Herkunft eine landschaftliche Präferenz für die Savanne. Für unsere Verhältnisse könnte man einen Laubwald als etwas Ähnliches betrachten. Beide besitzen eine mittlere bis hohe Dichte an Pflanzenbewuchs, verstreute Bäume oder kleine Baumgruppen, einheitlich hohes Gras (Falk & Balling, 2010; Purcell, 1992; Purcell et al., 1994). Im Leben dieser Patientin spielten bewaldete Gegenden zwar schon früher eine Rolle, in jedem Fall aber trägt die Durchführung dieser Aktivität in einem Wald zur Stresslinderung bei. Die therapeutischen

Erfahrungen der beiden Autorinnen zeigen, dass bei Durchführung dieser Aktivität in einem Meeres- oder See-Ambiente nicht dieselbe „behütete Atmosphäre" zustandekommt. Anscheinend benötigt diese Aktivität eine bergende Umgebung, wie sie der Wald für viele darstellt – das Erreichen geistiger Freiheit, wie sie von Wasserumgebungen begünstigt wird, ist hier nicht das Ziel. Ähnliches gilt übrigens auch für die Durchführung dieser Aktivität im Klinikgarten: Befinden sich Patient*innen in einem schlechten körperlichen Zustand, wird die Stresslinderung als geringer empfunden, wenn die Aktivität an einem näher gelegenen und leichter zugänglichen Ort wie im Klinikgarten durchgeführt wird. Der Grund dafür könnte sein, dass er nicht bergend genug ist. Zudem verleiht der Wald dieser NBT-Aktivität einen fast magischen Anstrich. Ein Klinikgarten ist eben geplant und menschengemacht und nicht natürlich und wild wie ein Wald.

Ein weiterer wichtiger Aspekt bei der Durchführung dieser Aktivität ist die zeitliche Länge des Waldaufenthaltes. Es macht in diesem Fall einen Unterschied, ob man „nur" in den Wald geht, um die Aktivität durchzuführen und gleich wieder in die Klinik zurückkehrt. Für diese Aktivität sollte ein längerer Aufenthalt im Wald eingeplant werden, vielleicht in Kombination mit einer anderen, speziell auf den Patienten abgestimmten Aktivität. Im vorliegenden Fall folgte darauf ein Moment der Ruhe, der in einem stillen Gebet rund um die Lehmfiguren im Wald bestand. Die Forschung hat gezeigt, dass Dauer und Frequenz des Aufenthalts in der Natur einen Einfluss auf den potenziellen Stressabbau haben, wobei insbesondere der Aufenthaltsdauer eine gewisse Bedeutung zukommt (Korpela et al., 2008). Eine Meta-Analyse zur Wildnistherapie weist ebenfalls eine starke positive Korrelation mit der Aufenthaltsdauer nach (Cason & Gillis, 1993).

Beten in der Natur: Typisch für NBT-Aktivitäten ist, wie sehr sie maßgeschneidert sind. Diese Aktivität ist ein gutes Beispiel. Der Glaube der Patientin war bekannt, sie ist aktives Mitglied einer Kirche und hat dort viel Erfahrung in der Erörterung existenzieller Fragen gesammelt. Nun erhielt sie die Gelegenheit, sich unter freiem Himmel um ihr eigenes existenzielles Bewusstsein zu kümmern, statt sich den Bedürfnissen anderer zu widmen, und ohne hinterher aufmunternde Gespräche führen zu müssen, für die sie Verantwortung trägt. Wie von Adevi (2012) beschrieben, scheinen sich mit dem existenziellen Bewusstsein verbundene Reaktionen dann einzustellen, wenn über den Existenzgrund des Menschen nachgedacht wird (Heidegger, 1927; Kierkegaard, 1843; Sartre, 1962). Das sind letztlich Fragen von Leben und Tod, die das Individuum zutiefst verunsichern. Die symbolischen Erfahrungen, die man dabei macht, könnten laut Bucci (2003, 2007a, b) sehr subtil, nahezu unbewusst sein. Im Allgemeinen blieb diese Patientin lieber allein, suchte eher selten die Gesellschaft von Mitpatienten in der Klinik. Ein solches Persönlichkeitsmerkmal ist auch beim Planen einer NBT-Aktivität zu berücksichtigen. Für die Patientin war es selbstverständlich, in der Natur zu beten. Die Sensibilität von Stresspatienten macht es erforderlich, dass ihnen die Therapeutin unauffällig und feinfühlig folgt. Dies ist ein gutes Beispiel dafür, weil es verdeutlicht, dass die Therapeutin nicht immer zeigen muss, wie alles zu machen und auszuführen ist. Es vermittelt Patient*innen ein Gefühl der Befriedigung, wenn sich für sie Gelegenheit ergibt, die Therapeutin auf etwas in der Natur hinzuweisen, ihr zu zeigen, wie man etwas macht oder wie etwas genannt wird oder ihr die Geschichte einer seltenen Pflanze zu erzählen. Auch darin liegt ein versteckter Heilungsaspekt der NBT. Das Religiöse sollte natürlich privat bleiben, aber wenn das „Beten" ermunternde Argumente, positive Mantren, lautes Nachdenken und Formeln zum Gesunden umfasst, ist hier das Risiko gering, die Privatheit zu verletzen. Auch diese Aspekte sollten erwähnt werden und fallen ebenfalls unter den Begriff „Beten" – obwohl hier vielleicht ein besserer Ausdruck angebracht wäre. Hin und wieder wird auch von Patient*innen der Wunsch geäußert, ihre existenzielle, weltanschauliche oder religiöse Seite mit anderen Patienten zu teilen. Sie wünschen sich einen Ort, wo sie diese ausleben können, wie einen Andachtsraum am Flughafen. Spontan könnte man als NBT Therapeutin vorschlagen, dass eine Klinik dafür einen eigenen Ort im Freien anbieten könnte, mit einer Art neutralem Altar.

8.14 Frau Negrita

Im Wald gibt es selten Internet, aber du wirst dort andere Verbindungen finden (Anna Adevi)

Allgemeine Anamnese

Die Patientin ist im Schweizer Mittelland in einer kleinen Stadt an einem Fluss geboren. Sie wuchs gemeinsam mit ihrem jüngeren Bruder auf, der wegen seiner extremen Unruhe viel Aufmerksamkeit benötigte, sowohl von den Eltern als auch von ihr als Schwester. Die Mutter war streng und kontrollierend, zum Vater hatte sie ein enges emotionales Verhältnis. Nach der Schule absolvierte sie die Ausbildung zur Praxisassistentin und lebte zunächst mit ihrem Mann im Tessin, nach der Scheidung schließlich wieder in der nördlichen Schweiz. Sie hat eine erwachsene Tochter. Nach einer schwierigen beruflichen Belastungsphase aufgrund von betrieblichen Umstellungen reagierte die Patientin mit der Entwicklung einer depressiven Episode, welche von Schlafproblemen, Konzentrationsstörungen, ängstlichen Stimmungen, ausgeprägten Versagensgefühlen und rascher Erschöpfbarkeit geprägt war. Körperlich hatten sich im Vorfeld wiederkehrende Kopfschmerzen und Schmerzen im Lendenwirbelbereich bemerkbar gemacht.

Diagnosen: Anpassungsstörung mit depressiver Episode, Erschöpfung, Belastung im Beruf, Rückenschmerzen, Hyperthyreose.

Naturanamnese

Kernthemen: Holzgeruch, Bäume, Wald, Herbst, Farben, Pfadfinderwelt, Ziegen, Vögel, Holzhäuser, Sandstrand, Meer.

Vorwiegend erinnert sich die Patientin an die Farbe Grün, den Geruch nach frisch geschlagenem Holz, der aufatmenden Natur nach einem Sommergewitter, hell und dunkel im Wald, Sonne auf den Wiesen und Spielplätzen. Im Winter erfreute sie der Schnee an ihrem Geburtstag, im Herbst der dichte Nebel und die geheimnisvolle Stille auf dem Schulweg. Die Patientin erinnert sich an eine große Eiche im Ort, wo sie aufgewachsen ist, unweit davon befand sich der Arbeitsplatz des Vaters, dessen Asche in der Nähe dieses Baumes begraben ist. Beide Familien hatten mit Holz zu tun, sowohl väterlicherseits mit einer Sägerei als auch mütterlicherseits mit einer Möbelschreinerei. Für Frau N. ist der Duft des Waldes etwas Prägendes, Positives. Frisch gefälltes Holz riecht für sie wie der Großvater mütterlicherseits. Manchmal sucht Frau N. den Wald auf, um das frische Holz zu riechen. Sie ging gerne allein in den Wald, weil sie die Umgebung dann intensiver wahrnahm, was jedoch in letzter Zeit nicht mehr möglich war. Im Alter von sechs oder sieben Jahren war sie bei den Pfadfindern; beim Wandern in den Bergen erinnert sie sich heute gerne an diese Zeit zurück. Sie beschreibt detailgenau, wie die Pfadfinder-Kleidung früher ausgesehen hat und erzählt, wie sie während eines Pfadfinderlagers die Haare im Schmelzwasser des Rhonegletschers gewaschen hat. In den Lagern fühlte sie sich frei vom Druck durch die kontrollierende Mutter. Drei Dinge in der Natur sind für sie besonders wichtig: die Berge, der Herbst und die Farbenvielfalt. Sie war oft gemeinsam mit Eltern und Großeltern auf Wanderungen, die Ferien wurden in Italien an der Adria mit Sandstrand und Camping verbracht. Ihre Mutter habe Zeichnungen gefunden, welche Frau N. in der Kindheit angefertigt habe und Frau N. war überrascht, wie detailreich die Holzhäuser, Hühner, Kühe und Tannenbäume darauf abgebildet waren. Sie hatte zeitlebens eigentlich immer Sehnsucht nach alldem. Als sie fünf Jahre alt war, wohnte die Familie für ein paar Monate in einem Holzhäuschen. Dort hatte es eine schwarze Ziege namens Negrita gegeben, die sich manchmal auch im Wohnzimmer aufhalten durfte. Frau N. fütterte die Ziege, die ihr folgte wie ein Hund. Sie träumt davon, eines Tages selbst Ziegen mit unterschiedlichen Fellfarben zu halten.

NBT-Ziele

- Allein im Wald wandern
- Selbstbestimmtes Handeln trainieren
- Natur genießen
- Zugehörigkeitsgefühl zu Natur und Welt stärken.

NBT-Aktivitäten

Übungen: Kunst im Wald, Holzmusik, Ziegenfreundschaft, Kinderzeichnungen betrachten.

Kunst im Wald

Übungsziel: Sich wieder allein im Wald wohl fühlen, die Natur geniessen.

Beobachtungen der Therapeutin: Die Aufgabe war, im Wald unterschiedliche Materialien zu sammeln, um daraus ein Kunstwerk zu gestalten und dann den Besuchern der Ausstellung zu erzählen, welche Kindheitserinnerungen mit Material und Kunstwerk verbunden sind. Frau N. war während dieser Aktivität sehr offen und konnte von sich selbst etwas preisgeben. Für diese Aufgabe nahm sie sich auch genügend Raum und Zeit, was sich als vertiefendes Element entpuppte.

Holzmusik

Übungsziel: selbstbestimmtes Handeln in einer Naturumgebung, sich im eigenen Rhythmus behaupten, Selbstwert stärken.

Beobachtungen der Therapeutin: Frau N. und die Therapeutin suchten sich je zwei klingende Holzstöcke im Wald, im Anschluss setzte man sich auf den Waldboden und versuchte mit geschlossenen Augen, seinen eigenen Takt zu finden (**Abb. 8-45**). Währenddessen hörte die andere zu, wobei offen war, wie lange eine Person sich den Raum für den eigenen Rhythmus nahm. Das Gemeinschaftserleben während dieser Aktivität war stark, das Schweigen und aufeinander Hören mit geschlossenen Augen bildeten die Grundlage für eine vertrauensvolle Atmosphäre.

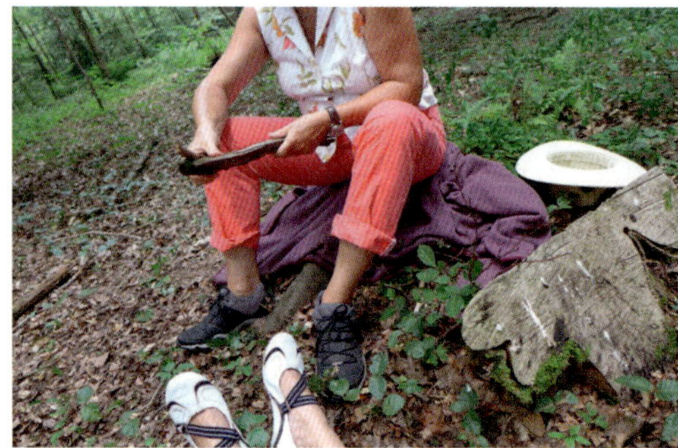

Abbildung 8-45: Den eigenen Rhythmus finden (Quelle: A. Adevi, M. Breznik)

Ziegenfreundschaft

Übungsziel: die Nähe eines Tieres mit allen Sinnen wahrnehmen und genießen.

Beobachtungen der Therapeutin: Die Intention der Therapeutin war, Frau N. ein Geschenk in Form einer freudvollen und unanstrengenden Aktivität zukommen zu lassen, weil sie insgesamt erschöpft und emotional ausgehungert wirkte. Nach einem kurzen Spaziergang suchte man ein Kleintiergehege auf. Die Erinnerungen an die Erlebnisse mit der schwarzen Ziege in der Kindheit hatten offensichtlich eine große Bedeutung und die Idee hinter der Aktivität war, dass die Patientin als Stadtbewohnerin vielleicht nicht häufig Gelegenheit dazu findet, mit Ziegen in Kontakt zu kommen. Zunächst saßen Frau N. und die Therapeutin in einiger Entfernung von den Ziegen auf einer Bank außerhalb des Tiergeheges, weil Frau N. nach der zurückgelegten Wegstrecke erschöpft war. Plötzlich begann eine schwarze Ziege auf den Zaun zu springen und in Richtung Patientin zu sehen. Dann näherten sich Therapeutin und Patientin dem Gehege und Frau N. konnte dank eines freundlichen Wärters sogar die Ziege streicheln, was in ihr sichtlich große Freude auslöste (**Abb. 8-46**).

Kindheitszeichnungen gemeinsam betrachten

Übungsziel: wieder mit der Freude an der Natur in Beziehung treten, Selbstbewusstsein stärken.

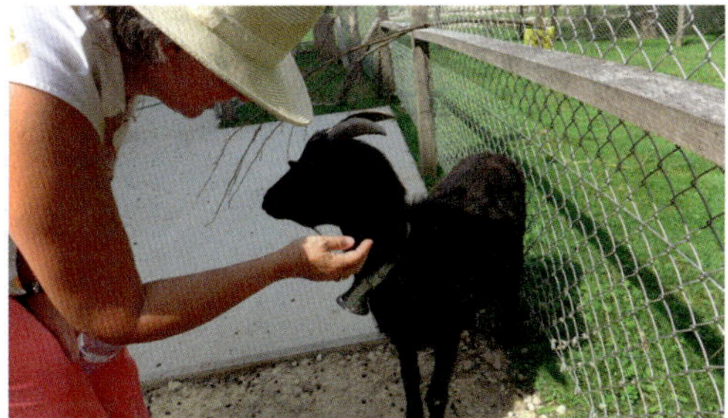

Abbildung 8-46: Die schwarze Ziege erinnert die Patientin an die Kindheit (Quelle: A. Adevi, M. Breznik)

Beobachtungen der Therapeutin: Die Mutter von Frau N. hatte diese Bilder nach Jahren wiederentdeckt und der Patientin übergeben. Auf diesen Zeichnungen sah man Vögel, Berge und Tiere rund um einen Bauernhof. Bei Frau N. löste das gemeinsame Betrachten dieser Zeichnungen, die sie mitgebracht hatte, Freude, Leichtigkeit und auch Stolz aus (**Abb. 8-47**). Es erweckte den Anschein, als würde sie sich darüber freuen, mit dem Betrachten der Zeichnungen der Therapeutin ein Geschenk machen zu können, sozusagen als Dank für das Geschenk der Begegnung mit der schwarzen Ziege. Diese Aktivität diente dazu, das positive Selbstbild zu stärken und alte, lange nicht gebrauchte Fähigkeiten wiederzuentdecken und diese wertzuschätzen.

Erleben und Gefühle nach NBT: positive Kindheitserinnerungen, Gefühl: Geborgenheit im Wald, Glücksgefühle, Beruhigung, positive Stimmung, Unendlichkeit, Gedankenkreisen unterbrechen können.

Naturkiste

Eine kleine wohlriechende Kiste aus Holz, bezugnehmend auf das Thema der Holzverarbeitung mütterlicherseits und väterlicherseits, gefüllt mit **Holzstückchen, kleinen Astteilen, sowie Steinen, Tannenzapfen und Blättern** aus dem Wald, mit denen Frau N. ihre Kunstwerke geschaffen hatte, als Erinnerung daran, dass dieser Zugang zur Natur und v.a. zum Wald, mit dem sie sehr verbunden ist, jederzeit wiederholbar ist. Ihre eigenen **Kinderzeichnungen** mit Tieren, Bäumen und Châlets. **Bilder von Bergen und Bergnatur** als Erinnerungen an die Wanderungen mit der Familie und den Pfadfindern als Anregung, diese wieder für sich selbst zu entdecken und zu praktizieren (**Abb. 8-48**).

Feedback

Beurteilung durch Frau N. zwei Wochen nach der NBT-Aktivität

Der Aktivitätstag hat mich gelehrt, tief in mir verwurzelte Erinnerungen wieder abzurufen, um einen beruhigenden, positiven, geborgenen, glücklichen, erfüllten und freudebringenden Zustand zu erreichen. Ich fühle mich immer wohl in der Natur, auch bei bedrohlichen Wetterbedingungen. Hätte ich nochmals eine

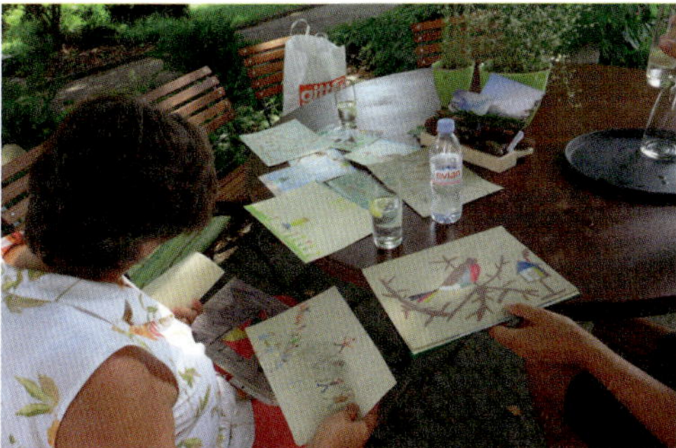

Abbildung 8-47: Mit Freude die eigenen Zeichnungen betrachten und sich an die Kindheit erinnern (Quelle: A. Adevi, M. Breznik)

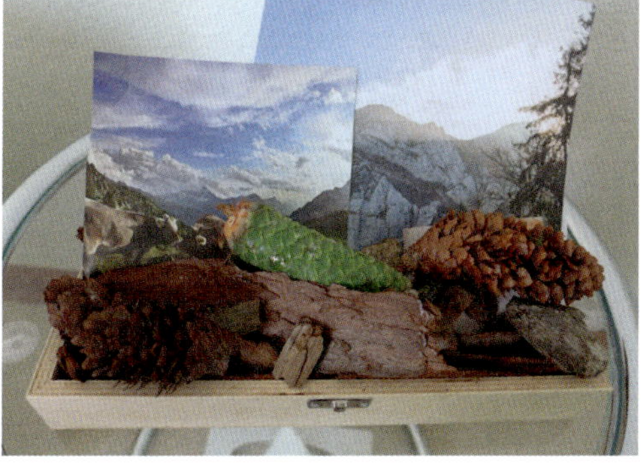

Abbildung 8-48: Die Naturkiste von Frau Negrita (Quelle: A. Adevi, M. Breznik)

Berufswahlchance mit den heutigen Erkenntnissen und Erfahrungen, würde ich einen naturbezogenen Beruf wählen. Ich kann meine Sinne durch Achtsamkeit, Neugierde, Mut und Zeit, die ich mir nehme, berühren. Bei den Aktivitäten erlebte ich emotional sehr starke Gefühle, die mich zu Freudentränen rührten. Gefühl von Glück, Stärke und Vitalität, Sinn, Leben, Unendlichkeit. In Zukunft weiß ich, wo und wie ich Kraft schöpfen, das Gedankenkreisen unterbrechen kann und zurück zu mir finde. Ich gehe jeden Morgen fünf Kilometer am Fluss laufen. Ich sehe es nicht als Konditionstraining, sondern als Entdeckungsreise. Jeden Morgen dokumentiere ich fotografisch drei nebeneinanderstehende Bäume. Einer ist vital, einer vertrocknet, einer abgestorben. Am Ufer beobachte ich Fische, große und kleine, entdecke immer etwas Neues, transportiere Steine nachhause, die mich ansprechen, grüße konsequent jedermann, dem ich begegne. Ich lasse mir Zeit und komme immer entspannt und stolz nach Hause. Beim Laufen, Spazieren im Wald, am Fluss, Wandern in den Bergen, Pilze sammeln, Tiere beobachten kann ich mehrere Sinne gleichzeitig anregen.

Beurteilung durch Frau N. sechs Monate nach dem Aktivitätstag

Der Aktivitätstag hat mich wieder zur Besinnung, zu Ruhe, Freude und mehr Gelassenheit geführt. Das Wandern war und ist meine Therapie. Daraus entwickelte sich richtige Achtsamkeit, Neugier und Dankbarkeit. Ich habe den Weg zurück in die Natur, in die Berge und meistens wieder in den Garten gefunden, nachdem ich vor dem Klinikeintritt nichts mehr davon wissen wollte. Ich hatte keine Blumenkästen bepflanzt, sämtliche Zimmerpflanzen gingen ein und ich habe sie nicht ersetzt. Nun besuche ich häufig ein nahegelegenes Gartencenter und die Baumschule. Ich verbringe viele Stunden mit der Suche nach Ausdrucksformen mit Schwemmholz und besonderen Steinen und versuche, sie zu Objekten zu verarbeiten. Das Fotografieren kam auf meinen Spaziergängen und Wanderungen dazu. Diese Bilder schaue ich mir regelmäßig an und versuche die Emotionen des Moments wieder aufkommen zulassen. Das hilft mir dabei, mich zu erinnern und zu konzentrieren. Der positive Effekt dieser Aktivitäten ist, dass ich immer leistungsfähiger werde und die Lust und Freude daran zunimmt. Meine Idee war, aus den Erkenntnissen des Aktivitätstags meine Sinne wieder zu trainieren. Das Auge schulen, Gerüche wahrnehmen, das Gehör spitzen, fühlen (Haptik). Laufen ist in jeder Hinsicht meine liebste Aktivität, wie auch die Gartenarbeit. Für die Zukunft habe ich mir vorgenommen, wieder mehr Kontakt zu Wasser und Flüssen und der Bergwelt zu haben. Große Wanderungen in den Bergen, wieder ein paar Gipfelspitzen besteigen, ohne mich zu überfordern. Pilze sammeln, beobachten. Der Aktivitätstag hat mich einen großen Schritt weitergebracht. Vielleicht hätte ich als alternative Aktivität gerne ein Feuer ohne Streichhölzer entfacht, ganz nach Pfadfindermanier.

Beurteilung durch Frau N. sechs Jahre nach der NBT-Aktivität

Mir geht es sehr gut. Ende 2020 habe ich das Pensionsalter erreicht und dank Corona und Lockdown durfte ich das letzte Jahr in meinem Berufsleben ziemlich locker beenden. Auf die Pensionierung habe ich mich schon lange vorbereitet und ich genieße die gewonnene Freiheit. 2018 bei einem Aufenthalt in Neuseeland griff die NBT dort in dieser fantastischen Natur voll durch. Noch nie in meinem Leben hatte ich so viel Zeit für mich gehabt und ich war überwältigt ob der Schönheit dieser Natur. 2019 durfte ich nochmals dorthin reisen. Zum Teil habe ich die Südinsel allein bereist und unendlich viele großartige Bilder in meinem Gedächtnis gespeichert. Diese Bilder und die Erinnerung an das Gefühlte nutze ich, um positive Gedanken zu erzeugen, die mir einfach guttun. So gesehen habe ich von der NBT den größten Nutzen geschöpft und bin davon voll überzeugt.

Ich habe seit den NBT-Aktivitäten immer wieder an die Übungen gedacht und bewege mich täglich in der Natur. Ich wohne am Waldrand, laufe täglich bei jedem Wetter, beobachte die Vegetation, Himmel und Erde, die Tiere. Seit der NBT-Aktivität ist es mir gelungen, all dies bewusst wahrzunehmen, einzuatmen und eine tiefe Zufriedenheit zu verspüren. An die damaligen Übungen kann ich mich leider nicht mehr genau erinnern, doch ich spüre einfach, dass ich den richtigen Weg eingeschlagen habe. Ich war schon immer sehr naturverbunden und verspürte keine Notwendigkeit, einen eigenen oder neuen „Naturtypus" zu ergründen, um meine Freizeit zu gestalten. Was ich vor der NBT gemacht habe, habe ich beibehalten, nur sehr viel bewusster und achtsamer, und das ist für mein Wohlbefinden ein großer Gewinn. Es hat mir geholfen, wieder „geerdet" zu sein. Ich habe der Familie und auch Freunden von dieser positiven Erfahrung in der NBT berichtet. Umsetzen konnte ich dies allerdings mit ihnen nicht. Auf gemeinsamen Ausflügen kommt es vor, dass ich meine Begleitung „nerve", weil ich etwas sehe oder etwas rieche oder einen schönen Stein noch mitnehmen muss oder einfach nicht vom Fleck komme, weil es so viel zu beobachten gibt. Dass ich Ziegen liebe, weiß aber die ganze Familie, und ich werde überall, wo es welche gibt, darauf aufmerksam gemacht, falls ich sie nicht schon vorher entdeckt habe. Die Gartenarbeit, die für mich nicht Pflicht, sondern Entspannung und Freude bedeutet, empfinden andere Familienmitglieder als lästig und mühsam. Aktuell habe ich kein Bedürfnis nach einer aktualisierten, auf mich zugeschnittenen NBT-Aktivität. Ich denke, dass ich die NBT-Erfahrung gut in meinen Alltag integriert habe und einen großen Nutzen daraus gezogen habe, wofür ich sehr dankbar bin.

Kommentar

Thema: Die individuelle Naturverbindung

Es wurde die These aufgestellt, dass Landschaftspräferenzen stark von kindlichen Landschaftserfahrungen beeinflusst sind (Adevi & Grahn, 2011a). Hierbei wird angenommen, dass der Mechanismus, durch den diese besondere Landschaftspräferenz entsteht, der frühkindlichen Bindung an die primäre Bezugsperson ähnelt (Bowlby, 1980). Nach Bowlbys Bindungstheorie entsteht dieser Mechanismus in einer bestimmten sensiblen Phase der kindlichen Entwicklung und beeinflusst vermutlich auch die Bildung von Beziehungen im Erwachsenenalter (Bowlby, 1980) – ebenso könnte es sich mit der Bindung von Menschen an bestimmte Landschaften verhalten. Ausgehend von verschiedenen Untersuchungen zu dieser Frage (Adevi & Grahn, 2011a, 2011b) wurde die Nature-Attachment-Hypothese entwickelt (Adevi, 2012), bei der es um die stresslindernde Wirkung der Natur geht, und zwar sowohl bei kürzlich aufgetretenen Stresssymptomen als auch bei schwerem Stresssyndrom. Die hier erörtere Patientin kann als Beispiel dafür dienen, wie die Hypothese in Wirklichkeit aussehen kann. Sie hatte eine Diagnose, die in das Spektrum des schweren Stresssyndroms fiel. Die für sie vorgesehene, maßgeschneiderte NBT-Aktivität richtete sich nach den Landschaftspräferenzen ihrer Kindheit. Die ausgesuchte Landschaft wurde deshalb als besonders hilfreich und angemessen für sie erachtet, weil das Ziel darin bestand, nachhaltigere Gefühle des Wohlbefindens zu wecken. Die Nature-Attachment-Hypothese besagt, dass das Individuum über einen inneren, als numinos erlebten Selbstregulierungsprozess verfügt, der die Stresserholung fördert, wenn er in der Landschaft aus der Kindheit stattfindet. Möglich wird das dadurch, dass Gegenden, in denen man sich als Erwachsener zu Hause fühlt, eine wichtige Verbindung zur Landschaft der Kindheit darstellen. Nach dem Interview stand unzweifelhaft fest, wo die NBT-Aktivitäten der Patientin stattfinden sollten: im Wald. Menschen fühlen sich in der Landschaft, in der sie aufgewachsen sind, stärker zu Hause und das beeinflusst auch die Wahl ihrer Erholungsgebiete und Freizeitaktivitäten (Adevi, 2012). Je bessere Möglichkeiten man hat, das als NBT-

Therapeut zu berücksichtigen, umso bessere Resultate sollte man erzielen. Selbstverständlich gibt es nicht viele Rehabilitationskliniken, die über die Möglichkeit verfügen, Patient*innen alle vier Landschaftstypen anzubieten, die sich als signifikant erwiesen haben (Adevi & Grahn, 2011a): Waldland; Bergland; Küstenland; Hügelland mit Seen; Weide und Ackerland.

Alternative Aktivitäten: Pfadfinderaktivitäten, Bäume umarmen, Malen im Wald.

„Je zerbrechlicher und schwächer die Person psychisch ist, umso mehr Hilfe kann sie vermutlich aus der individuellen Naturbindung ziehen und sich in stresserzeugenden Situationen darauf stützen" (Adevi, 2012, S. 76). Das wurde mit dieser Patientin auf allen Ebenen durchgeführt. Ferner können sinnliche Eindrücke in einer ruhigen Umgebung positive, urtümliche Gefühle wie Freude und Neugierde auslösen, die wiederum einen reflexiven, konstruktiven Denkprozess in Gang setzen, sodass ein Prozess der Selbstregulation stattfinden kann (Adevi & Mårtensson, 2012). Auch deshalb musste die NBT-Hauptaktivität dieser Patientin zum großen Teil im Wald stattfinden. Es war deutlich zu sehen, dass sich die Wahrnehmungen der Patientin im Wald positiv auf ihr Verhalten in dieser, „ihrer" Umgebung auswirkten. Mit ihrer Waldbindung entspannte sie sich in dieser Umgebung, weil sie ihr ein Gefühl der Sicherheit vermittelte. Sie hatte dort die Situation im Griff, weil sie ihr vertraut war. Ihr Selbstbewusstsein schien zuzunehmen, sie gewann an Stabilität. Ihr dabei zuzusehen und sie zu beobachten, war ein verbindendes Moment. Dieselbe Patientin hätte wahrscheinlich Schwierigkeiten gehabt, mit der Komplexität und Unvorhersehbarkeit zurechtzukommen, die an einer stürmischen Küste auftreten können. Nach einer ersten Aktivität im Sitzen (Holzmusik) bekam sie die Aufgabe, im Wald Material zu suchen, das mit ihrer Kindheit in der Natur zu tun hat und es später in einer Art Ausstellung zu präsentieren. Die Art, wie sie sich bewegte, ihre Art zu lächeln, ihre gesamte Erscheinung war „neu" im Vergleich zu der Frau, die in der Umgebung der Klinik unsicher umherspazierte. Die als hundertprozentiger Küstentyp „diagnostizierte" Therapeutin achtete genau darauf, wo sie im Wald hintrat und hielt -unbewusst, aber doch - Ausschau nach möglichen „Gefahren", während sich die Patientin auf der Suche nach dem Naturmaterial plötzlich freier bewegte. Studien zeigen, dass ein Mensch, der sich oft in einer Gegend wie in einem Wald aufhält, viel mehr wahrnimmt als andere, die nicht die gleiche Erfahrung damit haben (Norman et al., 2010). Es war für die Patientin offensichtlich viel einfacher als für die Therapeutin zu finden, was sie suchte. Zu einem gewissen Grad mag der Patientin bei dieser Aktivität auch ihre Vorliebe für Holz als Material entgegengekommen sein, aber wie stark genau, ist schwer einzuschätzen. Als „Tüpfelchen auf dem i" wurde noch eine Aktivität durchgeführt, die auf ihrer schönsten Kindheitserinnerung beruhte. Nach einem ruhigen Spaziergang vom Wald hinunter zum kleinen Tierpark im Stadtzentrum konnte sie auf ihr Lieblingstier aus Kindertagen treffen: eine schwarzen Ziege.

8.15 Frau Pilz

Es reicht nicht nur zu leben, man braucht Sonnenschein, Freiheit und auch eine kleine Blume (H.C. Andersen)

Allgemeine Anamnese

Die Patientin ist in London geboren und aufgewachsen. Die Eltern waren im Zweiten Weltkrieg aus Polen geflüchtet. Der Vater der Patientin verstarb bei einem Autounfall, als die Patientin acht Jahre alt war, wobei sie selbst schwer verletzt wurde und sich in den nächsten Jahren häufigen Operationen unterziehen musste. Sie übernahm nach dem Verlust des Vaters mehr Verantwortung für ihre Geschwister. Zeitlebens bestand eine enge Beziehung zur Mutter, die vor zehn Jahren an Krebs verstarb. Die Patientin absolvierte eine Wirtschaftsausbildung und arbeitete in verschiedenen Sparten, unternahm viele Reisen. Seit zwölf Jahren ist sie mit einem ehemaligen Schulfreund liiert, zog mit ihm in die Schweiz und war in administrativen Tätigkeiten bei unterschiedlichen Arbeitgebern tätig. Vor drei Jahren wurde sie an einem Tumor operiert und nach Rückkehr an den Arbeitsplatz bekam sie dort wegen ihres Leistungsabfalls zunehmend Probleme mit einer Kollegin. Sie leidet unter Störungen der Konzentration und des Gedächtnisses, Schlafproblemen, Ängsten und entwickelte in letzter Zeit eine psychophysische Erschöpfung.

Diagnosen: Anpassungsstörung mit depressiver Episode, v.a. Posttraumatische Belastungsstörung, Erschöpfungssyndrom, Konflikte am Arbeitsplatz.

Naturanamnese

Kernthemen: wilde Gärten, Farbenschönheit, begrünte Hauswände, Wald, Morgentau im Gras, Spargel, Pilze, Duft nach Rosen, Spuren im Schnee.

Die Patientin ist mit strukturierten und gepflegten Gärten in England aufgewachsen, was sie immer gestört hat. Blumen sollen dort wachsen, wo sie sind, in ihrer ganzen Vielfalt und Farbenpracht. Der Duft von alten Rosen hat für die Patientin eine große Anziehungskraft. Sie liebt Häuser, die von Efeu überwuchert werden. In ihrer Kindheit traf sich ihre Familie an den Wochenenden mit zwei, drei anderen polnischen Familien zum Wandern. Die Pilze und der grüne Spargel (Hopfenspitzen), die man im Wald fand, wurden mit mitgebrachten Kartoffeln am offenen Feuer frisch zubereitet. Sie kann sich gut an den Geruch nach Pilzen und Wald erinnern, wenn es feucht oder neblig war, auch an das Glitzern des Morgentaus im Gras. Die Patientin mag die Herbstzeit, wenn es noch warm und sonnig ist. Sie erinnert sich aber auch gerne an den Winter und das Geräusch von Frost, an die ersten Schritte im Schnee. Kräuter waren für sie immer wichtig, denn warum hätten wir sonst Früchte, Pflanzen oder Kräuter bekommen, wenn es nicht darum ginge, diese auch als Medizin zu verwenden. In den Ferien war die Familie manchmal in Wales, mit weißen Sandstränden, mit Ebbe und Flut. Frau P. picknickt gerne draußen. Sie liebt es innezuhalten und die Natur zu beobachten, es ist für sie wie Poesie. Wenn sie in den Himmel blickt, gibt ihr dies innere Ruhe.

NBT-Ziele

- Probleme anderer nicht auf sich nehmen
- Sich abgrenzen
- Entspannen in der Natur.

NBT-Aktivitäten

NBT-Aktivitäten: Vogelstimmen im Wald auf einer Decke liegend zuhören und interpretieren, liegend im Freien den Himmel beobachten.

Vogelstimmen im Wald interpretieren, Himmel beobachten
Beobachtungen der Therapeutin: Vogelkommunikation: Der Gang zum Wald erfolgte in großer Langsamkeit. Die Patientin hatte im Vorfeld geäußert, dass es sie interessieren wür-

de, was die Vögel miteinander sprechen. Sie wurde dazu angehalten im Wald für sich zu formulieren, worüber sich ihrer Meinung nach die Vögel unterhielten. Die Aktivität war auf Wunsch der Patientin wegen ihrer Schwäche in einem ganz langsamen Rhythmus geplant und sie hielt oft inne, um zu rasten und sich umzuschauen. Während der gesamten Vogel-Übung war im Gesicht von Frau P. ein Lächeln zu beobachten. Es war für die Patientin erholsam, im Wald auf einer Decke zu liegen, in die Bäume zu blicken und die Ausschnitte des Himmels darüber zu betrachten. Die Übungen gestalteten sich als Balanceakt für die Therapeutin, um der Stärke der Persönlichkeit von Frau P. Raum zu geben, aber auch ihre körperliche Zerbrechlichkeit zu berücksichtigen, die an dünnes Porzellan erinnerte. Die Patientin bewegte sich würdevoll, wie eine alte Königin, was der Szenerie etwas Zeremonielles verlieh.

Gefühle und Gedanken nach NBT: Fröhlichkeit, Glück, Wohlbehagen, Vorfreude auf den eigenen Garten.

Naturkiste
Eine Teflonpfanne, gefüllt mit **Pilzen und grünen Spargeln**, um die Patientin einerseits daran zu erinnern, dass sie selbst sich wie Teflon verhalten sollte, wenn es darum geht, die Probleme von anderen Menschen von sich abgleiten zu lassen. Andererseits dient die Pfanne dazu, die Pilze und den grünen Spargel im Freien zuzubereiten, als Reminiszenz an die positiven Jugenderinnerungen im Wald mit der Familie vor dem tragischen Unfall, als alles noch „heil“ war. Zwei Plastikstrohhalme symbolisieren die feinen Antennen der Patientin und sollen auch eine Anregung dafür sein, ihre humorvolle, etwas sarkastische Seite in der Zukunft besser als Abgrenzungswerkzeug einzusetzen. Ebenso finden sich in der Pfanne **Bilder von Wäldern, Küstenlandschaften, Himmel und Bäumen,** die die Patientin zum Erstinterview mitgebracht hatte (**Abb. 8-49**).

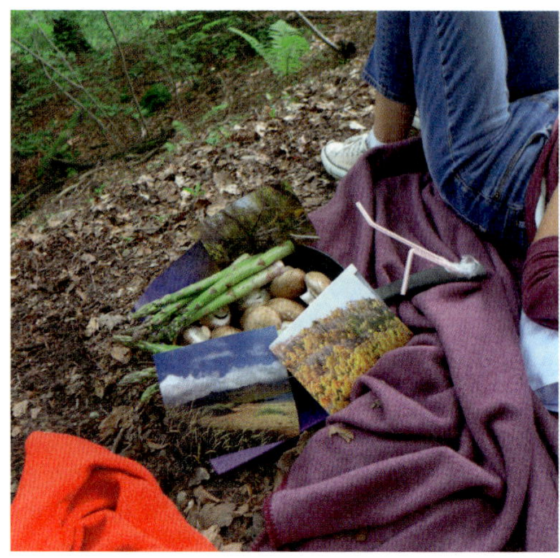

Abbildung 8-49: Die Naturliste von Frau Pilz (Quelle: A. Adevi, M. Breznik)

Feedback
Beurteilung durch Frau P. zwei Wochen nach der NBT-Aktivität
Ich war von Neugierde bestimmt, zurückzuschauen in meine Vergangenheit, um Zeiten heraufkommen zu lassen, die mich an Glück in einer Naturumgebung erinnern, an das Gefühl von Wohlbefinden und Freiheit und Freude, die mit diesen Gefühlen zusammenhängen. Die Freude, einfach zu sein und einfach eins zu sein mit der Natur. Sitzen und sich entspannen in einer Naturumgebung, in einem Wald, der durchflutet ist mit Sonnenschein und diese Natur zu beschreiben, brachte viele fröhliche und glückliche Gefühle. Der Geruch des Waldes, das Vogelgezwitscher in den Bäumen und das Rascheln der Blätter im Wind war behaglich und beruhigend. Mich selbst in den Zusammenhang des großen Plans der Natur zu versetzen und mich zu erinnern an meinen Platz im fortschreitenden Prozess des Lebens. Diese Bäume werden hoffentlich länger am Leben sein als ich. Der Wald wird sich mit der Zeit verändern, so wie sich alle Dinge mit der Zeit verändern müssen. So ist es auch mit unserem Leben. Ich habe immer gerne im Garten gearbeitet und werde bald die Möglichkeit haben, dies wieder zu tun. Meine Hände in der Erde zu spüren ist erdend,

und den Pflanzen und den Blumen beim Wachstum zuzusehen, ist befriedigend. Ich werde auch die Möglichkeit haben, den Morgendunst zu genießen, die Stille des Nachmittags und die Farben der untergehenden Sonne. Das nachfolgende Gedicht beinhaltet alles, welche Erfahrung ich mit mir genommen habe. Das Gedicht mit dem Titel „Leisure" stammt von William Henry Davies (1871-1940):

What is this life if, full of care,
we have no time to stand and stare.
No time to stand beneath the boughs
And stare as long as sheep or cows.
No time to see, when woods we pass,
Where squirrels hide their nuts in gras.
No time to see in brought daylight,
Streams full of stars, like skies at night.
No time to run at beauty's glance,
And watch her feet, how they can dance.
No time to wait, till her mouth can
Enrich that smile her eyes began.
A poor life this if, full of care,
We have no time to stand and stare.

Beurteilung durch Frau P. sechs Monate nach der NBT-Aktivität

Die Übungen halfen mir mich daran zu erinnern, mich im Hier und Jetzt wohlzufühlen und es zu genießen. Ich habe es geschafft in meinem Alltag Freiräume zu finden, in denen ich einfach sitzen und schauen kann und in der Lage bin, den Vögeln beim Singen zuzuhören und einfach allein zu sein für ein paar Minuten. Ich bin oft im Garten oder auf langen Spaziergängen unterwegs, egal bei welchem Wetter. Wir haben einen Stall in Frankreich gekauft, den wir renovieren werden, ich bin dabei, meinen Garten zu planen und genieße es, meinem Partner bei einigen Arbeiten zu helfen, wir werden uns in der Pension dort niederlassen. Ich habe von den Leuten auf dem Land inzwischen gelernt, wie einfach und leicht es sein kann, das Leben zu genießen. Ich habe jetzt Werkzeuge, um zu genießen, das „Hier und Jetzt" und nicht, sich den Kopf bereits über die Zukunft zu zerbrechen.

Beurteilung durch Frau P. sechs Jahre nach der NBT-Aktivität

Ich habe die Stadt 2018 verlassen und lebe nun in einem kleinen Dorf in Frankreich. Mein Partner und ich haben dort einen alten Stall gekauft, den wir unermüdlich in ein Wohnhaus umbauen, es wird noch einiges zu tun geben. Meinen Traum vom Garten kann ich hier verwirklichen.

Kommentar

Thema: Machtgleichgewicht

Der therapeutische Prozess hat ein unausgesprochenes Machtproblem, da das physische Setting einer „normalen" Sitzung – das traditionelle Therapiezimmer – meist von Therapeut*innen kontolliert wird und von diesem eingerichtet ist. Das kann ein Machtungleichgewicht schaffen, das bei einer im Freien stattfindenden Therapie nicht im gleichen Maß auftritt (Berger & McLeod, 2006). Das gemeinsame Draußensein in der Natur ermuntert die Patient*innen vielmehr, den eigenen Genesungsprozess selbst und auf andere Art in die Hand zu nehmen. Die Therapie im Freien abzuhalten, kann also die therapeutische Allianz stärken.

Alternative Aktivitäten: alle Achtsamkeitsübungen mit Sinneswahrnehmungen in der Natur.

Bei einigen Patient*innen ist das Machtungleichgewicht von Anfang an spürbar. Äußern kann sich das in Dingen wie Altersfragen, einer gegenüber den Therapeut*innen an den Tag gelegten „Glaub-ja-nicht-dass du-besser-bist-als-ich"-Haltung, Stilfragen, Kleidungsfragen usw. Im Freien müssen die Patient*innen nicht nur eine Beziehung zur Therapeutin, sondern auch zur Natur aufbauen – die Patient*innen sind stärker mit den vielen Dingen beschäftigt, die es wahrzunehmen gibt. In der freien Natur werden die Therapeut*innen unbewusst als Personen wahrgenommen, die das therapeutische Gespräch ermöglichen und nicht als jemand, der alle Antworten weiß. Die Therapie weist mehr demokratische Elemente auf, wenn sie draußen stattfindet. Patient*innen fühlen sich schneller „kleiner", als sie wirklich sind, wenn sie sich einem traditionellen therapeutischen Setting, etwa einem Büro mit Fauteuils, befinden („kleiner" wegen der möglichen Signale, die das Interieur ausstrahlt: „Dies ist die Welt einer Person, die es besser weiß, die über tiefere Einsichten verfügt".) Es ist wichtig, Gegenseitigkeit in den therapeutischen Prozess einzuführen und das kann die Einbeziehung von Elementen bedeuten, die Therapeut und Patient gemeinsam haben (Aron, 1996). Derartige Elemente, die zwei Individuen miteinander teilen, finden sich leichter draußen in der Natur. Sie lassen sich unkomplizierter besprechen, weil die Therapeut*innen keine persönlichen Informationen preisgeben müssen, wenn die Natur als Thema und Hintergrund fungiert. Therapeut*innen sind genauso überrascht wie der Patient, wenn plötzlich Tiere unvermittelt vor ihnen stehen. Was in der Natur passiert, kann hinterher reflektiert werden und wird zu einer wichtigen relationalen Basis, mit all ihrer Dynamik. Die Therapeut-Patient-Dyade ist in natürlichen und neutralen Umgebungen meist „direkter". Man könnte sagen, dass das gegenseitige Verhältnis deshalb „freundlicher, enger und offener" ist als im traditionellen psychotherapeutischen Indoor-Setting. Im Freien besteht für beide Seiten die Möglichkeit, spontaner zu sein. Es gibt mehr Angebote, die man spontan gemeinsam erleben kann. Findet die Therapie im Freien statt, gibt es mehr Spielraum dafür, Empathie zu zeigen: mithilfe der einen allseits umgebenden natürlichen Objekte, was vor einem auf dem Boden liegt, in den Büschen, am Strand, im Wasser usw. Im Fall dieser Patientin bestand wahrscheinlich eine Diskrepanz zwischen ihrer Wahrnehmung der Therapeutin im Innenraum (beim Interview, den Fragen zu Kindheit und Naturerfahrungen, in einem normalen Behandlungszimmer, beide gut gekleidet) und am NBT-Aktivitätstag, beim Aufsuchen eines wunderbaren Fleckens Wald mit durch ausladende Äste fallendem Sonnenlicht (die Natur als Raum, ein leise geführtes freies Gespräch ohne bestimmte Fragen, ohne Anforderungen). Die plötzliche Neutralität war real, auch wenn sie zwischen Therapeutin und Patientin nicht ausdrücklich thematisiert wurde.

8.16 Frau Rose

Jede Rose, die in der äußeren Welt duftet, spricht vom Geheimnis des Ganzen (Dschalaleddin Rumi)

Allgemeine Anamnese

Die Patientin wurde in Holland geboren. Zu den Eltern bestand ein schwieriges Verhältnis, ebenso zu einem Onkel, bei dem sie ab dem vierundzwanzigsten Lebensjahr in der Schweiz arbeitete. Später fand sie in wechselnden Praxen in der Schweiz Anstellung als Dentalhygienikerin. Sie erkrankte bereits mehrfach an einer Erschöpfungsdepression. Frau Rose hat eine ausgeprägt perfektionistische Persönlichkeitsstruktur, die ihr zwar bei ihrer Arbeit zugutekam, die sie aber andererseits immer mehr einengte. Zudem wurde ihre innere Verunsicherung in den letzten Monaten immer stärker, Interessensverlust und Antriebslosigkeit verunmöglichten ihr mehr und mehr, im Alltag zu bestehen. Die Patientin litt unter sich immer wieder aufdrängenden Erinnerungen früher erlebter Traumatisierungen, starke innere Anspannung und Beeinträchtigung des Schlafes waren Folgen davon. Gleichzeitig verstärkten sich die immer wiederkehrenden Schmerzen im Halswirbel und Lumbalwirbelsäulenbereich. Die Patientin lebt allein und hat außer ihrem Onkel, zu dem sie ein belastetes Verhältnis hat, keine Verwandten in der Schweiz.

Diagnosen: Verdacht auf Posttraumatische Belastungsstörung, Erschöpfungssyndrom, Probleme in der Arbeit, chronische Rücken- und Nackenschmerzen.

NBT Anamnese

Kernthemen: Maisfeld, Feuchtigkeit im Wald, Sanddorn, Lindenblüten, Heu, Rhododendron, Wärme, Bauernhof, Wind, Sturm, Freiheit, gelbe Rosen, Dornen.

Frau R. wuchs in ländlicher Umgebung im Flachland mit Bächen und Wald auf. Wenn sie heute an diese Landschaft denkt, kommen ihr Szenen mit Sturm und einer wogenden Waldlandschaft in den Sinn, aber auch Erinnerungen an den Geruch nach feuchtem Waldboden und Nebel, nach Maisfeldern. Beim Geruch nach Sanddorn, Lindenblüten, Tannenwald und Heu empfindet sie Freude. Gleichzeitig taucht das Bild von Bauernhöfen, Weite, Feldern, Kanälen, Weidelandschaften und Bäumen in ihr auf. Ein lila Rhododendron weist auf eine liebevolle Kindheitserinnerung an den Vater hin, dieser Busch hat auch zur Zeit seines Todes geblüht, was Frau R. damals Trost spendete. Mit dem Vater verbindet sie Abendspaziergänge, Erinnerungen an Sand und das flache Land. Mit der Mutter verbindet sie das tiefe Grün der Wiesen, die Blüten von Obstbäumen und den Geruch nach Regen. Sie habe als Kind gerne den Samenstand der Pusteblumen weggeblasen; das sei für sie gewesen, als ob sie alle Probleme damit wegblasen könne. Sie liebe den Wind, habe jedoch vor dem Sturm Angst, besonders bevor es losging und auch nachdem er sich gelegt habe, wegen der eventuell folgenden Überschwemmungen. Jedoch wenn der Sturm losbricht, löse sich auch die innere Anspannung. In den letzten Jahren verknüpft sie den Sturm immer mehr mit dem Gefühl von Freiheit und sie fühlt, wie sie innerlich aufblüht, wenn es stürmt, weil es sie an ihre Kindheit in Holland erinnert. Der Sturm hat auch einen spezifischen Geruch, den aber andere nicht in ähnlicher Weise wahrnehmen wie sie. Sie erzählt von vielen prägenden Eindrücken aus der Kindheit am Lake Michigan im Rahmen von Amerikaaufenthalten gemeinsam mit der Familie – eine für sie faszinierende Gegend. Sie ist später immer wieder in diese Landschaft zurückgekehrt, die sie mit Schneestürmen, roter Erde, Schwimmen und Sonne verbindet. Die Patientin liebt besonders gelbe Rosen, die Weichheit der Blütenblätter, ihr Leuchten in der Abendsonne, ihre Anmut und ihre durch Dornen geschützte Schönheit. Frau R. verarbeitet gern Naturprodukte. Sie fertigt z.B. Parfum aus Ingwer, Sandelholz und Pfeffer an, Teemischungen mit Fruchtblüten oder Rosenkonfitüre zu Ostern.

Wenn Frau R. über Natur spricht, fällt ihr ein Zitat des irischen Geistlichen und Schriftstellers John O`Donohue ein: „Beauty loves imperfections“. Dies spende ihr auch immer wieder Trost.

NBT-Ziele

- Ich bin genug so wie ich bin
- Loslassen schlechter Erinnerungen und Personen
- Mehr Platz für Dornen und Abgrenzung
- Selbstwert stärken.

NBT-Aktivitäten

Übungen: Problemstellungen und Lösungssuche in der Natur: die Natur hat alle Antworten, Apfelessen mit allen Sinnen, gelbe Rosen zeichnen, Dornen verarbeiten, Papierarbeiten.

Fragen an die Natur

Übungsziel: Loslassprozess von traumatischen Erlebnissen durch existenzielle Fragestellungen an die Natur, weil die Patientin eine reife Persönlichkeit ist, die Sensibilität, Lebenserfahrung und Abstraktionsvermögen mitbringt, um sich auf den Dialog mit der Natur einzulassen. Die Patientin wird dazu angehalten, verschiedene Problemformulierungen zu notieren und sich auf die Suche nach Antworten in der Natur zu begeben. Bin ich genug stark? Bin ich ok, so wie ich bin? Was habe ich in meinem Leben geschafft? Warum habe ich diese Erfahrung machen müssen? Schaffe ich es, meine Herausforderungen zu meistern?

Beobachtung der Therapeutin: Die Körpersprache der Patientin drückt eine Hingabe zu dieser Übung aus; sie bewegt sich vorsichtig, neugierig, bewusst und würdevoll. Man kann deutlich erkennen, wie sie aufblüht, als sie für sich Bäume im Garten entdeckt, die eine Metapher für sie selbst repräsentieren: ihre Entwicklung, die sie vom Stamm bis zur Baumkrone hinauf verfolgen kann. Im Anschluss wirkt sie stolz und selbstbewusst. Frau R. bekommt durch das Betrachten der Bäume eine positive Version von sich selbst gespiegelt. Die Therapeutin tritt in ihrer begleitenden Rolle mehr in den Hintergrund, wird von Frau R. weniger gesucht, welche sich mit der Aufgabenstellung verbunden hat, sich dadurch von der Therapeutin emanzipiert und eingebunden ist in ihrem eigenen Erleben mit der Natur.

Kommentar der Patientin: Plötzlich habe ich meinen „Familienbaum“ inmitten der anderen Bäume gefunden und war sehr glücklich darüber in ihm, seiner Gestalt und seinem Wuchs, viel Gutes über meine Herkunftsfamilie und mich zu entdecken, was mich berührt hat und mit Stolz, Rührung und Zuversicht erfüllte.

Apfel-Achtsamkeitsübung

Übungsziel: Verfeinerung der Wahrnehmung von Grenzen und Reizen, auch wenn diese nicht so heftig und turbulent sind wie bei einem Sturm. Feinere Reize waren durch die Traumatisierung unterdrückt worden. Es geht darum, die Schönheit der Dinge und deren Intensität wahrzunehmen, sich dabei zu entspannen und innere Ruhe zu finden. Die Patientin soll den Apfel betrachten, daran riechen, ihn betasten und ihn dann langsam essen, kauen, schmecken.

Beobachtungen der Therapeutin: Frau R. sitzt entspannt und erwartungsvoll in ihrem Sessel und beginnt, den Apfel mit allen Sinnen zu erforschen, lässt sich Zeit (**Abb. 8-50**). Es gelingt während der Aktivität Freude an den Sinneswahrnehmungen zu wecken, und es scheint auch ihre genuine Energie hervorzulocken, selbst in ihrer Erschöpfungsdepression. Die Hingabe und Zufriedenheit bei dieser Apfel-Achtsamkeit ist deutlich beobachtbar.

Kommentar der Patientin: Es war für mich wichtig, allein in dieser Übung zu sein, sich einen eigenen Platz im Garten zu suchen und den Apfel mit allen Sinnen vertieft wahrzunehmen.

Die Welt der gelben Rosen

Übungsziel: Wahrnehmung der Lieblingsrosen und was man mit diesen alles ausdrücken und

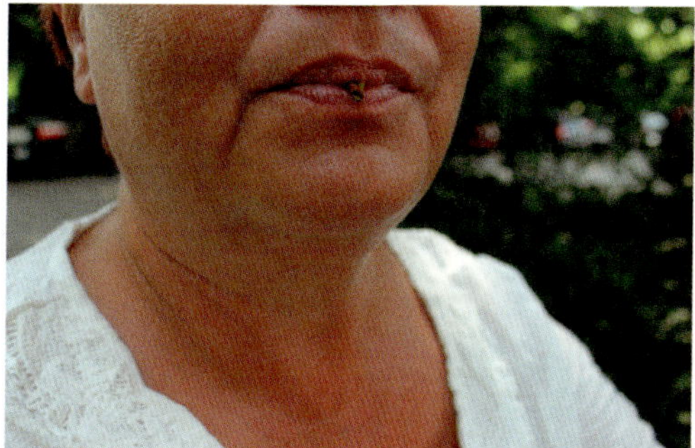

Abbildung 8-50: Ein Stück Apfel schmecken, mit allen Sinnen genießen (Quelle: A. Adevi, M. Breznik)

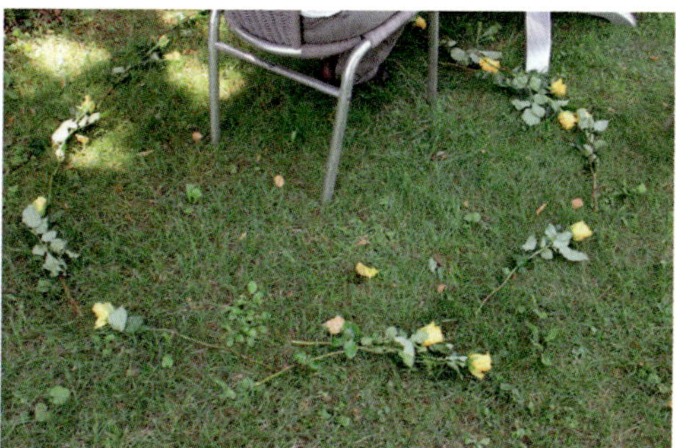

Abbildung 8-51: Ein Rosenkreis als würdiger Raum (Quelle: A. Adevi, M. Breznik)

gestalten kann. Übung: mit Papier, Schere und Stift etwas mit den Rosen und den Dornen gestalten, zeichnen, kleben, etc.

Beobachtungen der Therapeutin. Ein Kreis von Rosen auf den Boden um ihren Sessel bietet Frau R. Schutz und einen würdigen Raum (**Abb. 8-51**). Sie hat sich ihren eigenen „Palast" erschaffen, in dem sie sich freier fühlen kann. Farbstifte und Schere handhabt sie feierlich, was den therapeutischen Rahmen aufwertet und dadurch in seiner Wirkmöglichkeit erhöht. Ihre Wertschätzung für das Setting ist deutlich spürbar. Erst waren die Dornen negativ besetzt, doch dann kann sie diese mit einem Mal mit Respekt behandeln, ihre Funktion würdigen. Sie kann den Dornen im Rahmen der Collage, welche sie anfertigt, einen Platz geben – zur Verteidigung der Schönheit – und auch die Analogie zu sich selbst ziehen (**Abb. 8-52**). Die Dornen haben mithin einen Bedeutungswandel erfahren, die Patientin lernt die Dornen zu schätzen: „Das war ein schöner Abschluss", so ihr Kommentar.

Kommentar der Patientin. Mein Selbstbewusstsein ist weniger groß, ich sehe viel stärker aus als ich bin, ich muss den Dornen viel mehr Platz geben zu meiner Verteidigung.

Gedanken und Gefühle nach NBT: mit Stolz und Zuversicht "Familienbaum" entdeckt, genussvoll den Apfel für mich allein essen und

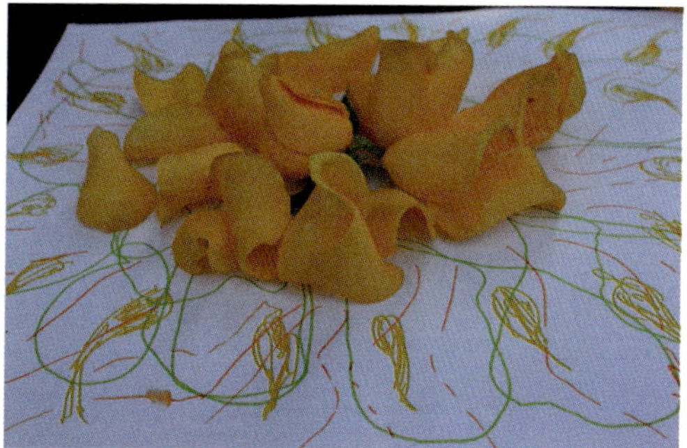

Abbildung 8-52: Collage mit Rosen (Quelle: A. Adevi, M. Breznik)

neue Emotionen dabei entdecken, mehr Dornen zur Verteidigung des Selbstwertes einsetzen.

Naturkiste

Ein **roter Plastikapfel** für die intensive Achtsamkeitsübung mit dem Apfel, die ihr, auch übertragbar auf andere Sinneserfahrungen im Kleinen, dabei helfen kann, ihr Stressniveau zu senken und die Anspannung zu lösen. **Ringelblumensalbe** als Beispiel und als Wertschätzung für Selbstgemachtes aus Naturprodukten, was eine sinnvolle Beschäftigung für die Patientin weiterhin sein kann, um auf eine geerdete Art ins Tun zu kommen. **Bilder vom Lake Michigan**, wo sie sich als Jugendliche geborgen und wohl fühlte. Das **O`Donohue-Zitat: „Beauty loves imperfections"**, dass die Patientin über die Jahre begleitet hat und in dem sie auch eine Bestätigung darin findet, wenn sie manchmal nicht so perfekt ist und auch nicht so hohe Ansprüche an sich stellen soll (**Abb. 8-53**).

Feedback

Beurteilung der Aktivitäten durch Frau R. zwei Wochen danach

Das Apfelessen hat mich gelehrt, näher bei meinen Emotionen zu bleiben und näher heranzugehen. Nehme die Natur viel intensiver wahr, konnte sogar eine Erstarrung wieder auflösen. Ich nehme mir seither vor, die Ruhe in der Natur zu suchen und zu beobachten. Doch insgesamt hat mir der Spaß gefehlt – auch wenn ich das Basteln mit den Rosen als freudig empfunden habe – mir hat eine gewisse Leichtigkeit gefehlt. Wäre mehr Spielspaß dagewesen, hätte ich es dann einfacher, mich aus gewissen schwierigen Situationen rauszuholen.

Beurteilung durch Frau R. sechs Jahre nach NBT-Aktivität

An die NBT-Übungen habe ich später im Zusammenhang mit Somatic Experiencing gedacht. Ich habe meine Therapeutin gebeten, so oft wie möglich zur Therapiestunde in die Natur zu gehen und kann dazu sagen, dass diese Therapiestunden in der Natur viel intensiver und nachhaltiger waren. Im Verlauf der Zeit habe ich schon Lust verspürt, meinen Naturtypus tiefer zu ergründen, muss aber ehrlich gestehen, dass ich mir nicht immer die Zeit dazu nehme und bedanke mich, dass sie mich daran erinnert haben. Vor allem in der Zeit nach meinem Klinikaufenthalt habe ich die damaligen NBT-Aktivitäten besprochen und dann wieder im Zeitfenster vom ersten Lockdown. Da haben wir immer wieder mal kurze Achtsamkeitsübungen in der Natur gemacht, was dann aber leider wieder ein wenig abgeflacht ist. An einer neuen für mich aktualisierten NBT-Aktivität würde ich teilnehmen, aber vielleicht in einer anderen Form? Die ursprüngliche NBT Aktivität war sehr beeindruckend, rückblickend frage ich mich allerdings, ob ich persönlich vielleicht mehr profitiert hätte von mehreren kürzeren Aktivitäten während des Klinikaufenthaltes.

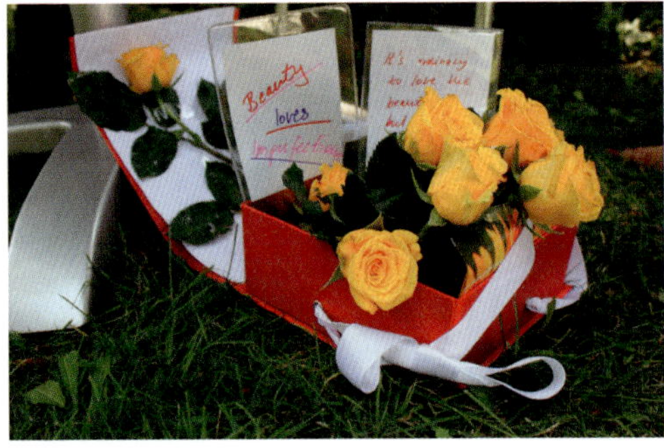

Abbildung 8-53: Die Naturkiste von Frau Rose (Quelle: A. Adevi, M. Breznik)

Kommentar

Thema: Natherpia – vertieftes Bewusstsein erlangen

Volle Patientenzufriedenheit in der psychiatrischen Behandlung dürfte mit der therapeutischen Allianz, der erlebten Hilfe durch und dem Verständnis zwischen Therapeut und Patient zusammenhängen. Allein die Etablierung der therapeutischen Beziehung kann bei einer schwachen, kranken, verletzten Person eine Erfüllung ihrer Wünsche bedeuten. Die Qualität des therapeutischen Verhaltens kann der entscheidende Faktor sein, der den Erholungsprozess in die richtige Richtung lenkt. Darauf deuten jedenfalls wissenschaftliche Studien, in denen dieser Faktor meist als „Helping Alliance“ bezeichnet wird. Größte Bedeutung kommt dabei der Zeit – dass ausreichend Zeit eingeräumt wird –, dem Einverständnis zwischen Patient und Therapeut – dass beide die gleiche Erklärung für die Probleme und ihre Ursachen haben – und einem förderlichen psychosozialen Klima sowie der Stabilität und Struktur zwischen Therapeut und Patient zu (Johansson & Eklund, 2003). Natürlich bevorzugen alle Patienten eine Behandlung ihrer Person, ihrer eigenen Probleme – eine individuelle Intervention, Verbindung, Beziehung mit dem Therapeuten. Wie diese Patientin die Behandlung erlebte, klingt wie eine Bilanz der wichtigsten Erkenntnisse von Johannsson & Eklunds Studie. Berücksichtigt man die Rahmenbedingungen, die dieser NBT-Aktivitätstag beinhaltete, brachte die Patientin nachher deutlich zum Ausdruck, dass die oben erwähnten Faktoren gegeben waren. Sie wusste zu schätzen, dass die Therapeutin nichts tat, was als zu rasche Intervention empfunden wurde; anscheinend geschah alles in dem ihr gemäßen Tempo, einem harmonischen Gleichgewicht, das ihr angemessen war. Die Patientin hatte das Gefühl, dass ihr zugehört wurde und jeder Schritt auf ihrer Lebenssituation beruhte. Sie beschrieb, wie eine generalisierte, standardisierte Therapie aussehen kann und begrüßte, dass sie als die Person gesehen wurde, die sie jetzt ist, mit ihren aktuellen Problemen – selbst wenn der Weg über ihre schlimmen Kindheitserlebnisse führte. Das Beste an der NBT, so wie sie mit ihr durchgeführt wurde, war ihrer Meinung nach, dass sie, wie sie sagte, auf Augenhöhe stattfand und nicht über sie hinweg. Sie spürte, dass ein Interesse an ihr und ihren Bedürfnissen bestand; und sie hatte Bedürfnisse auf körperlicher, emotionaler und existenzieller Ebene, auch wenn sie es selbst nicht so ausdrückte.

Alternative Übungen: Schweigeübungen in der Natur, Nebelzimmer.

Die Patientin „verstand" die NBT, ohne vorher Bekanntschaft damit gemacht zu haben – sie erfasste sie intuitiv als eine Therapieform, die ihr nur helfen, in ihrem Leben etwas zum Besseren wenden konnte. Sie vertraute dem Prozess voll und ganz. Sie bewies ihren Mut – auf der körperlichen wie auch auf der psychologischen und existenziellen Ebene. Diese Patientin zeigte exemplarisch – in einem „praktischen" Sinn, im Gegensatz zur früher beschriebenen theoretischen –, was Natherpia ist: „Ein salutogener Öffnungsprozess, der stattzufinden scheint, wenn verschiedene multisensorische Eindrücke aus der Natur zusammenkommen und auf Reflexionen aus einem therapeutischen Kontext treffen. Ein multisensorischer Bewusstseinswandel unterstützt, beschleunigt und vertieft dann anscheinend die Stresserholung. [...] Dies geschieht auf verschiedenen, miteinander interagierenden Ebenen – körperlich, emotional und existenziell" (Adevi, 2012, S. 82-83). Ohne dass der Therapeut Wärme und Unterstützung für die gegenwärtige Situation ausstrahlt, ist aber ein „Klima der Zusammenarbeit" kaum herzustellen oder zu erzwingen. Um in der Natherpia „die Diamanten zu heben", bedarf es einer Wechselbeziehung zwischen Patient, Therapeutin und Natur – eines respektvollen Eingehens aufeinander. Beruht die Beziehungsebene auf Stabilität, Vertrauen und Struktur, ist es leichter, ein Gefühl der Entlastung zu erreichen – die Welt zu vergessen und sich nur um das Hier und Jetzt zu kümmern. Hat man es geschafft, Kontakt herzustellen – v.a. bei einem mehrwöchigen Aufenthalt in einer Klinik, wo es zu vielen Begegnungen mit dem Therapeuten kommt – kann allein dieser „unbewusste" Kontakt das Ergebnis positiv beeinflussen. Selbst wenn es nur kurze Momente sind, in denen sich die Wege kreuzen, so zeigt sich darin doch, dass die Patientin (oft fern der Familie und der Heimat) nicht allein ist, gesehen wird, jemand Besonderer auch für die Therapeutin ist. Diese Patientin hob ausdrücklich hervor, dass sie wirklich gesehen, ernst genommen, als Person wahrgenommen wurde – sie erhielt die Bestätigung, ein wertvolles menschliches Wesen zu sein. Genau das ist ihr nämlich in ihrem Leben abhandengekommen. Dieser neue „Status" – als die Person gesehen zu werden, die man ist – kann sich auch in sozialer Hinsicht als wichtig erweisen: „Es zahlt sich aus, neue Menschen kennenzulernen, sie können mich etwas lehren, und ich kann daran wachsen."

Patienten genügend Zeit zu geben, ist ein wesentlicher Aspekt in der NBT. Die Natur zeigt, dass man nichts erzwingen kann, dass die Dinge so lange brauchen, wie sie brauchen. Die NBT muss darin den Weg der Natur gehen. Als die Person gesehen zu werden, die man ist, mit all seinen Fehlern anerkannt zu werden, kann allein öffnen für ein erweitertes emotionales Bewusstsein. Ein weiteres Beispiel für die Öffnung eines erweiterten emotionalen Bewusstseins war in diesem Fall die Aktivität, bei der die Patientin von gelben Rosen umringt war und als die „Königin" gesehen wurde, die sie in ihrem Leben ist. Ein erweitertes emotionales Bewusstsein zu „durchlaufen" ist oft ein wichtiger Prozess in der Stresserholung (Adevi, 2012). Emotionales Bewusstsein kann auch definiert werden als das Überwinden der Hindernisse für eine psychologische Ausgeglichenheit. Die um die Patientin herum arrangierten Rosen sind auch ein schönes Beispiel dafür, dass die Natur in der Lage war, intensive emotionale Erfahrungen zu spiegeln. Die damit verbundene Sinnlichkeit trug bei ihr zu einem neuen emotionalen Klima bei, das oft auch therapeutische Prozesse befördert. Wenn die Natur einen Selbstheilungsprozess in Gang setzt, kann sie die Patientin auch näher an ihre Gefühle heranführen. Das erweiterte Körperbewusstsein entwickelt sich in den Körperbewegungen, die sie auf der Suche nach den Antworten in der Natur ausführt, aber auch in der Aktivität des ruhigen, achtsamen Verzehrs eines Apfels. Nach Roxendal ist „Körperbewusstsein ein Sammelbegriff für das Erleben und den Gebrauch des Körpers, steht für das Gewahrsein, die Handhabung und das vertiefte Erleben des Körpers" (Roxendal, 1985, S. 11). Das erweiterte existenzielle Bewusstsein kam bei der ersten Aktivität zum Tragen; der Suche nach Antworten in der Natur für eine Reihe von Problemstellungen, für die die Natur alle Antworten hat. Für die Patientin schien sich bei der Reflexion ihrer existenziellen Befindlichkeit deutlich ein Sinn einzustellen, beschrieben z.B. von Kierkegaard (1843) oder Sartre (1962). Mit ihren existenziellen Fragen ergründete sie auch, was ihr Sicherheit im Leben bedeutet. Es gab in allen Aktivitäten eine klare Verbindung zu „spirituellen" Aspekten. Diese Patientin war scheinbar mühelos und unkompliziert durch verschiedene Naturelemente, über die sie sich beim Erstkontakt informiert hatte, zu erreichen. Ausgeführt wurden mit ihr Aktivitäten, in deren Zentrum das Ewige der Natur und kosmischer Zeiträume standen. Diese Aspekte befinden sich in einem ständigen Dialog mit unserem zeitlichen Dasein im Hier und Jetzt. Man hatte fast das Gefühl, den dritten Therapeuten – eben die Natur – regelrecht spirituell zu „berühren", so überzeugend schien es bei dieser Patientin, die Natur als weiteren Partner einzubeziehen. In einem solchen Fall ist es leicht, eine therapeutische Allianz herzustellen und weiterführende passende Aktivitäten und Methoden zu finden. Erreicht man eine solche Verbindung mit einem Patienten, wird es auch möglich, den interpersonellen Dialog um einen Aspekt zu erweitern, der über „das Selbst hinausgeht". Die Natur verfügt offenbar über ihre eigene therapeutische Dynamik und stellt ihre eigenen Anforderungen an das Leben. Die schriftliche Beurteilung der Patientin zwei Wochen nach NBT fiel im Gegensatz zu den Beobachtungen der Therapeutin während der Übungen eher „lau" aus, was Hinweise auf die vorsichtige Art der Beziehungsgestaltung bei Verdacht auf PTBS birgt.

8.17 Frau Schatzsuche

Es ist nicht alles Gold was glänzt (Deutsches Sprichwort)

Allgemeine Anamnese

Die Patientin wurde in Deutschland geboren und wuchs gemeinsam mit ihrem jüngeren Bruder auf. Die Eltern kümmerten sich wenig um die Erziehung, schulische Leistungen waren nicht wichtig, dafür aber das Aussehen und generell der äußere Schein. Ihr Vater sei sehr streng mit ihr gewesen, doch habe sie auch einiges von ihm gelernt. Zu ihm besteht ein schwieriges Verhältnis. Die Patientin entwickelte als Jugendliche ein provokantes Verhalten, dazu eine Essstörung. Nach verschiedenen Ausbildungen im Handels- und Ökonomiebereich sowie Erlernen von Fremdsprachen, lebte und arbeite sie viele Jahre in Südamerika. Sie kehrte nach Europa zurück, nahm verschiedene Stellen in Deutschland an und zog vor ein paar Jahren in die Schweiz. Die Patientin ist alleinstehend. Sie litt seit jungen Jahren immer wieder an Erschöpfungszuständen. Es kam in den letzten Jahren zum Auftreten von wandernden Schmerzen im ganzen Körper, weshalb die Patientin eine strikte Nahrungsumstellung begann, was auch mit restriktivem Essverhalten einhergeht, weil sie fast nichts mehr verträgt, ohne Beschwerden zu entwickeln. Sie beschreibt sich als hochsensibel und empfindsam auf Umweltreize, zudem besteht eine Neigung zu Diarrhoe und Gewichtsabnahme, wobei medizinische Abklärungen bislang keinen erklärenden Befund erbracht hätten. Bei Klinikeintritt liegen Konzentrationsstörungen vor, die sich über den Tagesverlauf, ebenso wie eine körperliche Schwäche, verstärken.

Diagnosen: chronische Schmerzen, Erschöpfungssyndrom, Verdauungsbeschwerden bei Nahrungsmittelunverträglichkeiten.

Naturanamnese

Kernthemen: Meer, Wanderungen, Nadelbäume, Wald, Schatzsuche im Wald. weiter Blick von den Bergen, Vogelbeobachtung, Natur als Kirche, Hochsitz, Förster, Weinbau.

Die Patientin ist an der norddeutschen Küste aufgewachsen. Wasser, Hafen und Meer bedeuten für sie Freiheit. Sobald sie Schiffe sieht, befällt sie eine Sehnsucht nach der Ferne. Einen freien Blick kann sie aber auch beim Besteigen von Bergen genießen. Als Kind war sie oft bei ihrer Großmutter zu Besuch, dort gab es viele Gelegenheiten, im Wald mit dem Bruder Schatzsuchen zu veranstalten oder im See zu schwimmen. Die Schatzsuche im Wald bedeutete nach Wertgegenständen zu suchen, die nach den Erzählungen der Großmutter von russischen Soldaten am Ende des Zweiten Weltkrieges in den umgebenden Wäldern vergraben worden waren. Sie und ihr Bruder waren gut ausgerüstet und gingen oft auch bei Regen in den Wald, wobei sie sich an den Geruch von Pilzen erinnert. Frau S. wandert gerne, hat einen engen Bezug zu Nadelwäldern, wie man sie in der Gegend findet, wo die Großmutter wohnte. Sie fühlt sich dort geerdet, empfindet einerseits Geborgenheit, andererseits eine Wehmut, die eine wichtige Komponente ihrer Gefühlswelt darstellt. Die Familie wanderte auf Betreiben des Vaters oft und Frau S. hatte dabei gemeinsam mit ihrem Bruder viel Spaß. Von ihrem Vater hat sie gelernt, wie man Vögel beobachtet, denn er sei ornithologisch interessiert gewesen. Ihn habe sie sie oft mit einem Fernglas ausgerüstet auf Hochsitze begleitet, um von dort aus mit ihm stundenlang die Landschaft und die Tiere zu beobachtet. In den letzten Jahren besuchte Frau S. in Südamerika verschiedene Weingüter, wobei sie sich für die Herkunft und die Umgebung der Trauben interessiert. Gott, Natur und Glaube hängen für Frau S. zusammen, man bekomme Energie und Kraft in dieser „Naturkirche". Sie fertig in ihrer Freizeit große Gemälde und Skulpturen an. Kreativität beinhalten für die Patientin das Gefühl von innerer Freiheit, aber auch Entspannung.

NBT-Ziele

- Genießen lernen
- Sich vom Vater und dessen Anforderungen lösen
- Entspannung erlernen
- Mehr Zeit achtsam in der Natur verbringen, nicht nur unter dem Aspekt von „Leistungswandern".

NBT-Aktivitäten

Übungen: Specksteinarbeit im Regen, Natur als Kirche, Vogelbeobachtung, Schatzsuche im Unterholz.

Specksteinarbeit im Regen

Speckstein, geschützt bei Regen in einem offenen Unterstand bearbeiten (**Abb. 8-54**).

Übungsziel: Entspannen durch Konzentration auf eine kreative Arbeit im Freien, die scheinbar nutzlos ist, bei jedem Wetter.

Beobachtung der Therapeutin: Es war für die Patientin wichtig, zuerst ihr Einverständnis zu den Aktivitäten und zum Programm zu geben. Für die Ausführung der Übungen sollten für die Therapeutin folgende Punkte gewährleistet sein: Die Übungen sollten nichts mit dem Körper zu tun haben, nicht mit Sport oder Leistung, mit dem perfekten Schein nach außen, sondern mit einer Fokussierung auf das Hier und Jetzt. Frau S. konnte sich nach und nach auf die Situation des Speckstein-Bearbeitens unter einem Dach im Regen einlassen und machte zeitweise einen zufriedenen, in sich gekehrten Eindruck.

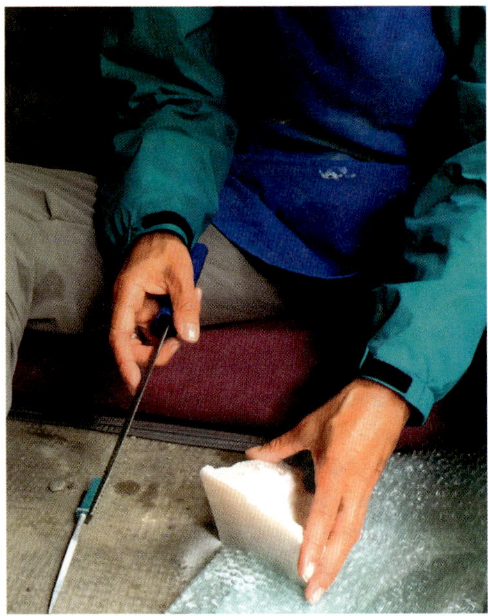

Abbildung 8-54: Einen Speckstein bearbeiten (Quelle: A. Adevi, M. Breznik)

Naturkirche

Übungsziel: In der Natur Zeit für sich selbst nehmen, sich in der Natur aufgehoben fühlen, eingebettet in ein größeres Ganzes.

Beobachtungen der Therapeutin: Vor einer kleinen, von Bäumen überragten alten Kapelle im Kurpark befindet sich ein überdachter Sitzplatz. Die Patientin war bewegungsunruhig, es war keine vertiefte „Naturkirchen-Stimmung" aufgekommen, obwohl sich Frau S. auf die Beobachtung eines Finken einlassen konnte und sich dabei auch etwas entspannte. Durch die in einigem Abstand vorbeispazierenden Menschen schien sich Frau S. beobachtet und unfrei zu fühlen. Es wirkte, als würde ein unbewusstes Kontrollbedürfnis die Konzentration auf sich selbst und die Naturumgebung behindern.

Wurzelmeditation

An einem mehrere große bodennahe Äste umfassenden Baum im Kurpark mit vielfältigen dicken Wurzeln, welche durch die Erde an die Oberfläche drücken und gut sichtbar sind (**Abb. 8-55**).

Übungsziel: Eigene Möglichkeiten der Verwurzelung anregen, und die daraus erwachsene Stärke wahrnehmen. Eigene Wurzeln in beliebigen Naturumgebungen finden, auch wenn Frau S. in ihrem Leben oftmals den Ort und die soziale Umgebung gewechselt hat.

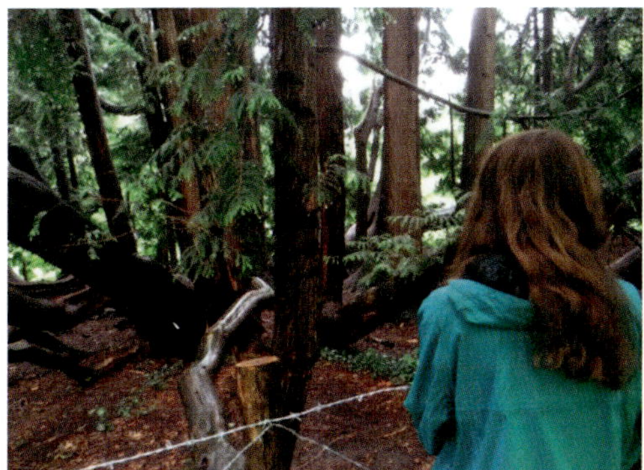

Abbildung 8-55: Wurzelmeditation im Wald (Quelle: A. Adevi, M. Breznik)

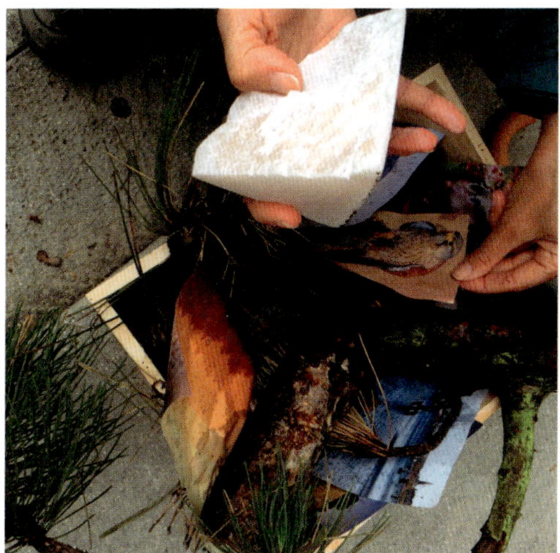

Abbildung 8-56: Die Suche nach dem Schatz „Naturkiste" im Unterholz (Quelle: A. Adevi, M. Breznik)

Beobachtungen der Therapeutin: Frau S. wirkte in die Beobachtung der imposanten Baumgruppe vertieft, war jedoch rasch dabei, das Gesehene intellektuell zu kommentieren, was das tiefere innere Erleben zu unterdrücken schien und es schien für die Patientin ein Verbot in der Luft zu liegen, sich dem Hier und Jetzt anzuvertrauen.

Schatzsuche im Unterholz

Es wurde die Naturkiste im Parkgelände der Klinik im dichten Unterholz versteckt und Frau S. dazu aufgefordert, diese wie früher bei der Schatzsuche mit ihrem Bruder zu suchen (**Abb. 8-56**).

Übungsziel: Spielerisch mit alten positiven Kindheitserinnerungen in Kontakt treten und sich wie früher dem natürlichen Spiel anzuvertrauen und damit Vertrautheit zu ermöglichen, auch in einer fremden Naturumgebung. Anknüpfen an frühere vertraute Beziehungen, wie damals bei der Großmutter, als sich Frau S. als Kind gemeinsam mit ihrem Bruder dort wohl gefühlt hatte.

Beobachtungen der Therapeutin: Sie wirkte während dieser Übung mehr bei sich als in den vorangegangenen Übungen, vielleicht war dies auch der Uneinsehbarkeit des Geländes geschuldet. Frau S. schien einen fast unbeschwerten Enthusiasmus zu entwickeln. Als sie ihre „Schatzkiste" stolz in Händen hielt, wirkte sie entspannt. Frau S. scheint in ihrem ganzen Wesen und mit ihren Sinnen ständig hellwach und unbewusst die Umgebung auf Reize absuchend, was ihr sicherlich zur schnellen Situationserfassung und auch in professionellen Belangen einen Vorteil verschafft, jedoch für sie als Person kaum Entspannung und Grundvertrauen zulässt, was sich über die Jahre auch negativ auf den Körper auswirken kann.

Naturkiste

Dazu gehört auch die **Suche nach der Naturkiste**, die als **„Schatzsuche im Wald"** gestaltet war. Die Naturkiste besteht aus einer Weinholzkiste (die Patientin fährt immer wieder gern auf Weingüter, um die Reben in ihrer Umgebung zu erleben). Diese Kiste ist gefüllt mit **Ästen, Waldnadeln und Tannenzapfen** als Repräsentant für den Wald in der Naturumgebung der Großmutter, mit all den Gerüchen und Formerscheinungen im Kleinen. Das **Foto eines Falken** soll an die vielen positiven Erlebnisse im Zusammenhang mit der Vogelbeobachtung hinweisen, die sie gemeinsam mit ihrem Vater in der Kindheit hatte. Diese Aktivität soll auch eine ausbaubare Möglichkeit für Frau S. darstellen, sich nicht körperlich in der Natur zu verausgaben, sondern ihr ruhig und kontemplativ zu begegnen, um innerlich zur Ruhe zu kommen.

Feedback

Beurteilung durch Frau S. zwei Wochen nach den NBT-Aktivitäten

Längst vergessene positive Kindheitserinnerungen wurden präsent und haben einen Blickwinkel auf die damit in Zusammenhang stehenden Personen positiv verändert. Die bereits bekannte starke Verbundenheit mit der Natur wurde nochmals untermauert. Die Achtsamkeit für Details kann noch verbessert werden. Ich habe am Aktivitätstag wahrgenommen, dass Innehalten, das heißt, nicht immer in Bewegung sein, wichtig ist. Auch Rausgehen, wenn das Wetter eigentlich schlecht ist. Dass es an dem Tag geregnet hat, war ein sehr großes Geschenk, und die Beobachtung der Natur im Regen eine neue und sehr schöne Erfahrung für mich. Ich konnte während und nach den Übungen Frieden, Entspannung, Glück, Dankbarkeit, Vergebung in mir wahrnehmen. Es wurde mir bewusst, dass eine Verbesserung der familiären Beziehungen angesagt ist, ebenso eine Verbesserung der körperlichen Symptome durch Entspannung und Pausen sowie ein „Toolkit“ für seelische Krisen. Ich werde öfter raus in die Natur gehen, auch bei schlechtem Wetter. Weniger „Powerwandern“. Mehr Achtsamkeit, Beobachtung und Hören. Arbeit und Natur, wenn möglich, verbinden. Kreatives Arbeiten draußen, wie beim Specksteinarbeiten, kann mich innerlich befreien, ebenso innehalten in der Natur (gar nichts tun, nicht bewegen, nur schauen, hören, fühlen, riechen). Anfangen kann ich mit diesen Aktivitäten sofort, regelmäßig raus, aber es ist auch eine berufliche Neuorientierung nötig, vielleicht mit Einbezug der Natur.

Beurteilung durch Frau S. sechs Jahre nach der NBT-Aktivität

Ich denke öfter an die NBT-Aktivitäten zurück, wenn ich in der Natur bin, oder wenn ich an den Aufenthalt in der Klinik erinnert werde. Von der Zeit dort ist mir der NBT-Aktivitätstag als ein Highlight in Erinnerung geblieben. Trotz meiner körperlichen Erschöpfung und des Regens war der Aufenthalt draußen sehr schön. Auch wurde ich dadurch darauf aufmerksam, dass mich als Kind mein Vater die Natur zu schätzen gelehrt hat, und dass ich ihm dafür dankbar bin, was sicherlich einen positiven Einfluss auf das ansonsten sehr schwierige Verhältnis zu meinem Vater hat. Da mein Zustand während des Klinikaufenthaltes nicht psychischer Natur war, konnte mir nicht geholfen werden; ich kann mir aber sehr gut vorstellen, dass es insbesondere bei Depressionen ein guter Weg ist, um die Neurotransmitter von den negativen Trampelpfaden zurück zu den positiven zu führen, die es ermöglichen, die Schönheit der Natur und damit des Lebens wieder zu genießen. Ich habe bereits vor den NBT-Aktivitäten viel Zeit in der Natur verbracht, eigentlich bin ich täglich draußen, das heißt, meine Beschäftigung mit der Natur ist insgesamt gleichgeblieben. Ich glaube, eine aktualisierte maßgeschneiderte NBT-Aktivität ist nicht nötig.

Kommentar

Thema: Die „Prospect-Refuge“-Theorie

Ein Patient kann von der Natur auch gelangweilt sein oder sie bloß als etwas Gegebenes und an sich nicht Interessantes sehen. Wir müssen damit rechnen, dass manche Menschen nicht empfänglich sind für die „Signale“, die uns die Natur durch beeindruckende Wasserfälle, energiespendendes Sonnenlicht oder schöne Wolkenformationen sendet. Man kann zwar lernen, sie zu schätzen, aber nur, wenn der oder die Betreffende dazu bereit ist. Manchmal besteht bei einem Patienten einfach kein Wunsch, die ursprünglich negative oder neutrale Einstellung gegenüber der Natur zu verändern. Hatte etwa ein älterer Patient sein Lebtag lang ein nüchternes, rohes und kritisches Verhältnis zur Natur, wäre es fast lächerlich, als Therapeut seine Haltung ändern zu wollen. In der eigenen Arbeit mit älteren Patienten hat es sich aber als nützlich erwiesen zu zeigen, wie viel Freude die Natur anderen Menschen bereiten kann und welchen Einfluss die Natur auf andere auszuüben vermag. Bisweilen dient die negative Einstellung gegenüber der Natur als eine Art Protest, das Zurschaustellen eines provokanten Persönlichkeitsmerkmals, um Aufmerksamkeit zu erregen. Andererseits müssen Naturumgebungen tatsächlich nicht immer erholsam sein. Es fehlt zwar an Studien über die verschiedenen Faktoren, die in Angst einflössenden Naturumgebungen (z.B. einem dichten Wald) eher Stress auslösen und scharfe Aufmerksamkeit statt sanfter Faszination verlangen (Kaplan & Kaplan, 1989), z.B., um zu verhindern, dass man sich verirrt. Sehr wohl aber haben Studien gezeigt, dass der Aufenthalt in der Natur bei hohem Prospect- und geringem Refuge-Charakter erholsam wirkt, wogegen Naturumgebungen mit geringem Prospect- und hohem Refuge-Charakter nicht erholsam wirken und sogar Stress und die Aufmerksamkeitsermüdung verstärken können. „Prospect" bedeutet in der „Prospect-Refuge"-Theorie von Appleton (1975) ein gutes Sichtfeld, während „Refuge" auf Orte verweist, die sich als Versteck eignen. Diese beiden Landschaftsmerkmale haben unterschiedliches Erholungspotenzial für den Menschen. Nach Appletons Theorie bevorzugen wir Naturumgebungen, von denen aus wir gut sehen aber schlecht gesehen werden können, weil solche Umgebungen Schutz vor gefährlichen Lebewesen bieten. Laut Appleton wird der wahrgenommene Prospect- und Refuge-Charakter sowohl von physischen als auch symbolischen Aspekten der Naturumgebung bestimmt. Was die Stress-Behandlung betrifft, die im Fokus dieses Buches steht, scheint es so zu sein, dass der Refuge-Charakter für stressgeplagte Menschen wichtiger ist, um eine Landschaft als erholsam wahrzunehmen (Grahn & Stigsdotter, 2010). Dennoch ist eine Verschränkung beider Aspekte vonnöten. Sich nur verstecken zu können und auf die Sinne, v.a. das Gehör, verlassen zu müssen, ohne in der Lage zu sein zu sehen bzw. beobachten, wird bei einer Person Stress auslösen – aufgrund der Angst, angegriffen zu werden.

Alternative Aktivitäten: Hochsitz im Wald, Hafen am Fluss.

Diese Patientin erweckte den Eindruck, eine Person mit starken Meinungen und einer kritischen Einstellung zum Leben, gegenüber anderen Menschen, aber auch Naturumgebungen und Landschaften gegenüber zu sein. Wenn man eine NBT-Aktivität für eine sensible und zugleich kritische Patientin entwickelt, will man als Therapeutin nicht riskieren, den „falschen" Ort dafür zu wählen. Etwas offenere Patient*innen führen auch zu einem offeneren Denken beim Therapeuten und machen ihn kreativer. In diesem Fall wurde ein Ort im Freien gesucht, der sich für eine künstlerische handwerkliche Arbeit bei strömendem Regen eignete. Die Therapeutin zeigte Frau S. verschiedene überdachte Orte und überließ ihr die Wahl. Alle verfügten über einen starken Prospect-Charakter und einen starken Refuge-Charakter. Das Bearbeiten von Speckstein – eine Tätigkeit, die die Patientin liebte – wurde hier plötzlich ins geschützte Freie verlagert, sodass sie alle Sinne in Anspruch nahm. Es ging sehr gut, ohne jegliche Negativität. Bei dieser Aktivität wurde die „Prospect-Refuge"-Theorie deshalb herangezogen, weil die Erschöpfung der Patientin ausgeprägt war. Eine weitere Absicherung für das Funktionieren des Angebotes des Aktivitätstages war die Wahl einer Tätigkeit, von der die Therapeutin wusste, dass die Patientin sie gerne ausübte.

Die bei der Patientin geforderte besondere Zugangsweise limitierte auch, was man mit ihr unternehmen konnte und wo. Eine wichtige positive Kindheitserinnerung war jene an die Momente mit ihrem Vater auf dem Hochsitz im Wald. Ein Hochsitz wäre ein wunderbarer Ort gewesen, da es ein von der Patientin geschätzter Ort sein sollte, wo die therapeutische Arbeit stattfindet. Es war kein Zufall, dass der Hochsitz bei ihr zum Thema wurde, handelt es sich dabei doch um die Quintessenz eines Ortes, von dem man alles sieht und selbst nicht gesehen wird, einen Ort, entworfen von Jägern. Ein Hochsitz könnte vielleicht auch in ihrem weiteren Leben der ideale Ort für sie sein, um weiter über sich nachzudenken, wobei sie wichtige Familienangehörige mitnehmen könnte, um mit ihnen dort zu sitzen und zu diskutieren oder einfach nur ein Picknick zu veranstalten. Doch leider scheiterte die Durchführung einer Übung auf einem Hochsitz in der Nähe nach der Rückfrage bei der Forstverwaltung, die eine Benützung eines solchen aus Sicherheitsgründen untersagte. Vielleicht sollte man manchmal gar nicht so viele Fragen an Behörden stellen, wenn es um nützliche Übungen geht.

8.18 Herr Schiffskapitän

Vereinfacht ausgedrückt bedeutet Achtsamkeit, in jedem Augenblick präsent zu sein, ohne zu bewerten (Jon Kabat-Zinn)

Allgemeine Anamnese

Herr S. ist im Schweizer Mittelland aufgewachsen und absolvierte zunächst eine Lehre als Metzger und fand später eine Anstellung im Strafvollzug. Nach Trennung von seiner Frau und Tochter und mit dem Beginn einer beruflichen Weiterbildung entwickelte er zunehmend eine depressive Erschöpfung mit Schlafproblemen und ausgeprägten Konzentrationsstörungen, Grübelzwang und Abnahme der Leistungsfähigkeit sowie des Antriebs. Gewohnte Freizeitaktivitäten wie Spazieren, Rad fahren und Rollerbladen vernachlässigte der Patient in der letzten Zeit.

Diagnosen: Ein- und Durchschlafstörungen, Erschöpfungssyndrom, Probleme in Verbindung mit Familie, Nackenschmerzen.

Naturanamnese

Kernthemen: Boote, Rudern, Hund, Picknick am Bach, Federballspielen, Kühe melken, Heuen, Winter.

Der Patient ist in einem Tal aufgewachsen, seine Spielplätze waren am Bach und am Wasserfall, wo er auch oft gebadet hat. Mit dieser Kindheitslandschaft verbindet er grüne Wiesen, landwirtschaftliche Gerüche, verschiedene Lichtphänomene am Himmel bei unterschiedlichen Wetterbedingungen. Wasser ist für ihn ein wichtiges Element und er geht besonders gerne am See spazieren. Als Kind spielte er oft den Kapitän eines Schiffes, woran er sich gerne zurückerinnert. In den Ferien war Herr S., meist gemeinsam mit seiner Schwester, in einem Gummiboot oder in einem Tretboot auf einem See im Tessin unterwegs oder er war gerne beim Heuen und Melken auf einem Bauernhof. In der Nähe seines Heimatortes gab es einen Skilift, wo er als Kind häufig mithelfen durfte, was wiederum mit vielen positiven Erinnerungen an den Winter verbunden ist. Doch generell fühlt er sich im Sommer wohler. Da konnte man mit der Herkunftsfamilie im Freien Grillieren, Ball und Federball spielen und es wurde oft ein Picknick an einem Bach veranstaltet – sein bester Freund, Hund Jimmy, war auch mit von der Partie. Herr S. brachte Fotos aus der Kindheit mit und berichtete über seine Erlebnisse mit großer Begeisterung, z. B., wie er mit zwei Mädchen und zwei Jungen regelmäßig kleine Ausflüge gemacht und an einem Fluss gepicknickt sowie Verstecken gespielt habe.

NBT-Ziele

- Selbstwert erhöhen
- Allein sein können in der Natur
- Im Kontakt mit dem Wasser Anregung der Sinne und gleichzeitig Erholung und Entspannung finden.

NBT Aktivitäten

Übungen: Achtsamkeitsübung: Wasser beobachten und Frage: Was sagt das Wasser zu mir? Swimmingpool, Rhein, Bach, Brunnen, Teich, Trinkwasser im Garten.

Achtsamkeitsübungen an verschiedenen Stationen mit Wasser
Zusammen mit der Frage: Was sagt das Wasser zu mir? Swimmingpool, Fluss, Bach, Brunnen, Teich, Trinkwasser im Garten.

Übungsziele: Lernen, sich mit sich selbst wohlzufühlen, Stress abbauen, Selbstwert erhöhen.

Achtsamkeitsübungen mit verschiedenen Orten mit Wasser. Es geht darum Schmecken, Fühlen, Sehen, Hören, Riechen einzusetzen und offen zu sein dafür, was das jeweilige Wasser mit seiner Qualität an Positivem mitteilen möchte.

Beobachtungen der Therapeutin: Der Patient kam in einem sehr aufmerksamen Zustand und er notierte während der Übungen sehr viel. Die Situationen der Übungen waren für den Patienten etwas ungewohnt, doch konnte er sich gut einlassen, die Außenwelt erfolgreich ausschalten und seine Wahrnehmung auf das Wasser fokussieren. Generell erwies sich Herr S. als ein idealer Patient für NBT, weil er ohne Vorurteile auf die Übungen zugehen konnte und sichtlich in den einzelnen Stationen einen Prozess durchmachte. Die Therapeutin gewann den Eindruck, dass der Patient von mehreren NBT-Sitzungen sehr profitieren würde, weil er dann vertieft seine Wahrnehmung ändern könnte. Es wurden verschiedene Arten von Wasser aufgesucht, wie der Swimmingpool der Klinik, wo er die Füsse baden sollte, dann ein kleiner Weiher im Klinikgarten (**Abb. 8-57a-b**), ein Brunnen im Dorf, ein rauschender Bach, der Fluss mit Sandbänken, die Steinbrücke mit dem Rauschen des Flusses darunter, zuletzt ein Springbrunnen. Der Patient war während der Übungen stimmungsmäßig ausgeglichen, aufmerksam und in sich hineinhörend.

Gefühle und Gedanken nach NBT: beruhigend, motivierend, belebend, erfrischend, erwärmend, abkühlend, erholend.

Naturkiste

Das **Plastik-Spielzeugboot mit einem Kapitän** als Metapher dafür, dass er sich als Kapitän in seinem Leben fühlen kann, was für ihn nach der Trennung von seiner Familie nicht mehr möglich war. **Kindheitsfotos**, um wieder an die „gute" Zeit mit intensiv erlebten schönen Situationen am Wasser in seiner Kindheit anzuknüpfen. Beide Symbole sollen den positiven Bezug von Herrn S. mit dem Element Wasser wieder aufnehmen und helfen ihn daran zu erinnern, dass es eine Quelle für sein Selbstbewusstsein sein kann und die für ihn einfachste Möglichkeit bietet, sich mit der Natur intensiv zu verbinden, um Erholung zu finden (**Abb. 8-58**).

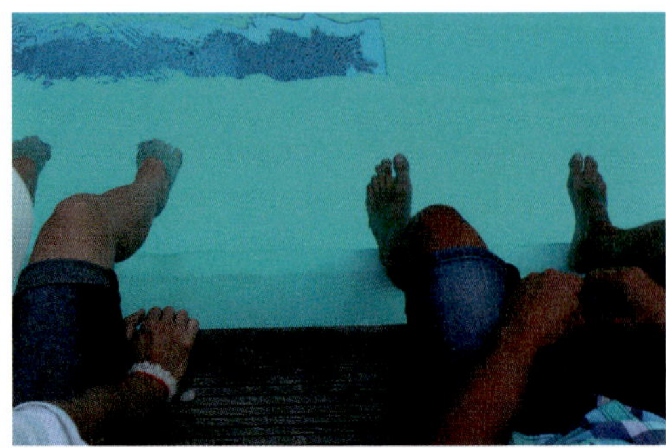

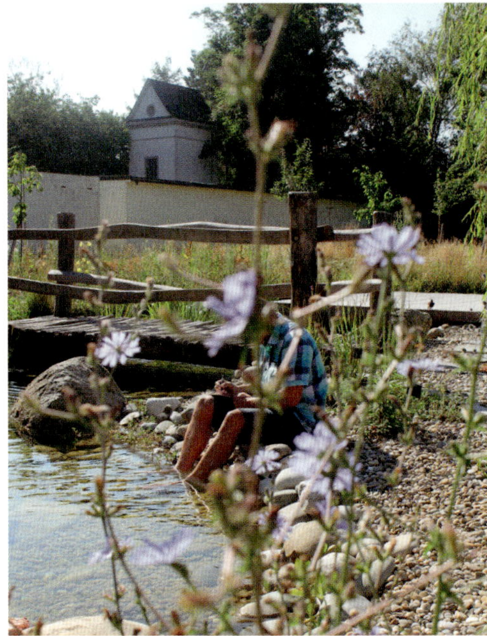

Abbildung 8-57: a. Wasserkontakt spüren am Swimmingpool; b. an einem Weiher im Klinikgarten (Quelle: A. Adevi, M. Breznik)

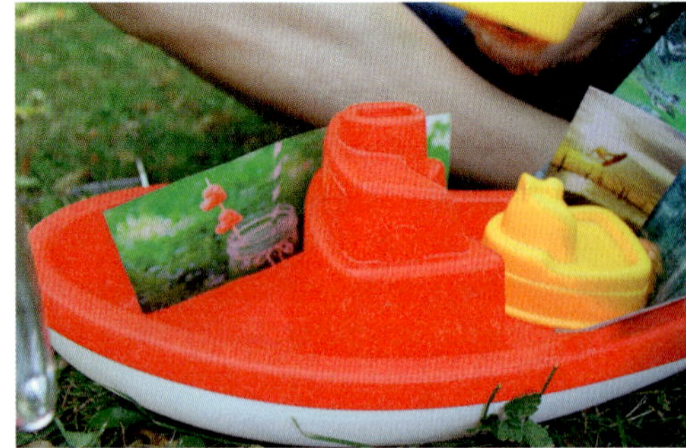

Abbildung 8-58: Spielzeugboot mit Kindheitsfotos (Quelle: A. Adevi, M. Breznik)

Feedback

Beurteilung der Aktivitäten durch Herrn S. zwei Wochen nach der NBT-Aktivität

Ich muss das wieder lernen, was Glück und Freude bedeutet und dies auch wahrnehmen, ebenso muss ich lernen, meine Sinne noch präziser und intensiver einzusetzen und mich mit der Natur und Umgebung mit allen möglichen Sinnen in Verbindung bringen. Für mich waren die Aktivitäten beruhigend, motivierend, belebend, erfrischend, erwärmend, abkühlend, erholend. Ich möchte in Zukunft die Natur noch bewusster und intensiver wahrnehmen, mir mehr Zeit nehmen, um meinen Bedürfnissen nachzukommen wie Spazieren, Rollerbladen, Schwimmen, Speckstein bearbeiten, Musizieren, Grillieren. Um in Zukunft mehr Prophylaxe in Bezug auf meine Gesundheit zu betreiben, werde ich Tag für Tag daran arbeiten, um diese Dinge umzusetzen.

Beurteilung durch Herrn S. sechs Monate nach der NBT-Aktivität

Das ganze „Paket" hat mir gutgetan! Hat mir bestens geholfen, denn ich konnte einiges umsetzen: ausgedehnte Spaziergänge, einfach mal abschalten und nichts tun, Speckstein bearbeiten, auch mal nein sagen! Speckstein bearbeiten mache ich heute noch. Ich habe bereits seit letzten Herbst ein Atelier eingerichtet. Mich achtsam mit etwas beschäftigen, um dann Zufriedenheit zu spüren.

Beurteilung durch Herrn S. sechs Jahre nach NBT-Aktivität

Ich habe nach den NBT-Aktivitäten und dem Austritt aus der Klinik nicht mehr daran gedacht. Mit anderen habe ich nicht über die NBT geredet und ich würde auch nicht mehr an einer aktualisierten NBT-Aktivität teilnehmen wollen.

Kommentar

Thema: Achsamkeitsmeditation

Achtsamkeit ist ein Begriff für eine Reihe praktischer Ansätze zur Fokussierung des Bewusstseins und der Aufmerksamkeit einer Person auf Atmung und Denkmuster als Mittel zur Bewältigung von Emotionen, Affekten, Verhaltensmustern und unkontrolliert kritischen Reaktionen auf Ereignisse (Leary et al., 2007). Dieser Patient zeigte sich interessiert am Nutzen von Achtsamkeits- und Meditationsübungen, obwohl er keinerlei frühere Erfahrung damit hatte. Er sagte, er sei sich der speziellen Art von Sensibilität, die als Achtsamkeit bezeichnet wird (Kabat-Zinn, 1993; Miller et al., 1995), bewusst, wisse aber nicht, was sie eigentlich bedeute. Am einfachsten war es, sie als das geläufige „Im-Hier-und-Jetzt-Sein" (Dass, 1976) zu erklären, als wertschätzendes Aufnehmen dessen, was ist, ohne sich um die Zukunft zu sorgen oder in der Vergangenheit zu wühlen bzw. diese zu bereuen – einfach voll und ganz hier zu sein. Im Fall dieses Patienten konnte jede Form der Meditation dazu beitragen, die Fähigkeit zur gerichteten Aufmerksamkeit (Kaplan, 1995) zu verbessern. In diesem speziellen Fall war das Ziel, dem Patienten zu zeigen, wie NBT dazu dienen kann, Ruhe zu finden und Fassung und Fokus wiederzugewinnen. Herr S. beschrieb, dass er darunter leide, ständig von den Ablenkungen mitgerissen zu werden. Es war klar, dass er eines praktischen Achtsamkeitstrainings bedurfte und er folgte jedem Schritt mit großer Klarheit und hatte vollstes Vertrauen zu allem, wozu er angeleitet wurde. Mit diesem Zugang gingen die Wasser-Meditationsaktivitäten ruhig und konzentriert vonstatten und ließen ihn schnell in eine Art Flow geraten – wie das Fließen des Wassers eben. Der Weg zum Meditationsziel ist alles andere als passiv – er beruht auf Disziplin. Wenn aber der Patient wirklich entschlossen ist und dem leitenden Therapeuten vertraut, dürfte er sich leichter entspannen und zum akzeptierenden Bewusstsein gelangen. Da das Erreichen dieses Zustands beträchtliche Anstrengungen erfordert (Larkin, 1997), gebührt dem inneren Kampf des Patienten letztlich „alle Ehre". Ohne vorherige Meditationserfahrungen, also mit keinen einschlägigen „Fertigkeiten" ausgestattet, konnte der Patient nur seine Fokussierung und sein Vertrauen einbringen, womit er aber befriedigenden Ergebnisse erzielte. Tatsächlich ist Meditiation ein höchst komplexes Feld, das viele verschiedene Heransgehensweisen kennt (Mead, 1993). Da der Patient seine ersten Meditationsschritte mit NBT-Aktivitäten unternahm, war der Hintergedanke bei ihrer Gestaltung, ihm zu zeigen, wie er eigene Worte als Mantras im Erholungsprozess einsetzen kann. Unter einem Mantra, das aus der hinduistischen Meditation kommt, versteht man ein Wort oder einen kurzen Satz, der als Beschwörungsformel dient. Das gemächliche Spazieren an verschiedene Wasserorte im Städtchen, an denen er jeweils seine Empfindungen aufschreiben sollte, war eine Möglichkeit zu zeigen, wie er in Zukunft seine eigenen Mantras schaffen könne – v. a. um in schwierigen Situationen seine Fähigkeit zu gerichteter Aufmerksamkeit in den Griff zu bekommen (Kaplan, 1995). Außerdem erhielt der Patient im Rahmen der Aktivität auch eine kleine Einführung in Zen-Meditation, indem er angewiesen wurde, auf die einfachen, repetitiven Wasserereignisse im Alltagsleben zu achten. Hier wäre eine geeignete Gelegenheit, z.B. auf das tägliche langsame Abwaschen des Geschirrs zu achten und sich dessen auf eine neue Weise bewusst zu werden.

Alternative NBT-Aktivitäten: Pfeilwurf, Bootsfahrt Linienschiff, Tretbootfahren.

Die gemächliche Bewegung zwischen den verschiedenen Wasserorten erfolgte schweigend. Der Patient war wie hypnotisiert und die Therapeutin überließ ihn diesem Zustand. Es war klar, dass er sich in einem Flow befand, in dem er den Gedanken freien Lauf ließ und es schien nicht angezeigt, diesen durch Interventionen oder Fragen zu unterbrechen. Er wurde lediglich dazu angehalten, seine Gedanken passiv zu beobachten und, wenn es nicht zu kompliziert für ihn sei, die Themen zu notieren, um sie später wiedererkennen und bei Bedarf in kurze Mantras übersetzen zu können. Die Aufforderung zur Niederschrift mag in einem gewissen Widerspruch zu dieser Art von Meditationsaktivität stehen, schien sich aber in diesem Fall als hilfreiche Erinnerungsstütze anzubieten.

Der Patient gab die entspannende Wirkung und Befriedigung eindeutig zu Protokoll und schilderte sogar in eigenen Worten, wie die Faszination bei ihm mühelos einsetzte. Gemäß der Attention Restoration Theory (ART) besteht das Ziel einer solchen NBT-Meditationsaktivität darin, durch die Faszination für Naturumgebungen – in diesem Fall verschiedene Wasserlandschaften, Wasserkonstellationen oder künstliche Wassergebilde – den unötigen Gebrauch gerichteter Aufmerksamkeit zu hemmen. So erfolgt automatisch eine Ausschaltung der anstrengenden Verwicklung in unablässige schwere Reflexionen. Laut ART können Naturumgebungen helfen, die Fähigkeit zu gerichteter Aufmerksamkeit wiederzubeleben, wenn sich diese durch Informationsüberlastung und konkurrierende Reize erschöpft hat (Kaplan, 1995). Der Theorie der Kaplans zufolge nutzen Menschen zwei Arten von Aufmerksamkeit: gerichtete Aufmerksamkeit (=anstrengend) und Faszination (=mühelos). Die Anforderungen unserer modernen Gesellschaft gehen mit einer Fülle komplexer Eindrücke und Probleme einher, die zu handhaben, interpretieren und bewältigen überfordernd sein kann. Dies trifft besonders zu, wenn Personen unter starker Stressbelastung leiden (Kaplan, 2001). Die gerichtete Aufmerksamkeit ist begrenzt, sodass sie Möglichkeiten zum Ausruhen und Erholen benötigt. Am besten erholen wir uns in Naturumgebungen, wo wir zur Ruhe kommen und das andere Informationssystem, die Faszination, einsetzen. Betrachten wir beispielsweise eine schöne Blume, sind wir fasziniert. Naturumgebungen gelten als das perfekte Milieu, um das System der gerichteten Aufmerksamkeit ruhen zu lassen und stattdessen das System Faszination zu aktivieren (Kaplan, 1990). Für die Kaplans sollten erholsame Umgebungen über folgende Eigenschaften verfügen: „Weg sein" (die Möglichkeit, geistigen und körperlichen Abstand zu gewinnen), „Ausdehnung" (Verbindungsvermögen), „Kompatibilität" (Vereinbarkeit mit den jeweiligen Bedürfnissen) und „sanfte Faszination" (Vorhandensein von Reizen, die dauerhafte Aufmerksamkeit erregen). Faszination ist gegeben, wenn Interesse empfunden wird bei gleichzeitiger Zulassung von Reflexion (Kaplan, 1990; Kaplan & Kaplan, 1989). Nach diesen Kriterien war es für den Patienten zweifellos eine erholsame Umgebung, in der er die Aktivitäten ausführte. Zwischen den Wasserstationen fand ein Spaziergang statt, bei dem der Patient beschäftigt und achtsam war. Da er „ganz in sich ging" und um ihn herum genug passierte, war es nicht nötig, den Raum mit weiteren Aktivitäten zu füllen. Hätte es aber die Möglichkeit zu mehr Achtsamkeitstherapie gegeben (d.h. wäre mehr Therapiezeit eingeplant gewesen), hätte diese aus mehr Therapiegesprächen bestehen können. Die damit verbundene längere Therapeut-Patient-Beziehung kann nicht nur das Verhältnis von Therapeut und Patient ändern, sondern sich auch positiv auf die Vertrautheit und Verbindung zwischen ihnen auswirken (Jordan & Marshall, 2010).

8.19 Frau Schmetterling

Natur, Zeit und Geduld sind die größten Therapeuten (Bulgarisches Sprichwort)

Allgemeine Anamnese

Die Patientin wurde in der Nähe einer süddeutschen Stadt geboren und durchlebte eine sehr belastende und schwierige Kindheit als Tochter eines „Gastarbeiters“ aus Italien. Sie sei immer Außenseiterin gewesen und habe sich einsam gefühlt. Frau S. absolvierte eine kaufmännische Ausbildung und arbeitete, bis sie als junge Frau schwanger wurde. Die Kinder sind heute erwachsen und selbstständig. Die Patientin lebt seit vielen Jahren in der Schweiz, ist aus erster Ehe geschieden und hat seit einigen Jahren eine neue Partnerschaft, in der man viele gemeinsame Hobbies pflegt. In der Arbeit im administrativen Bereich erlebte sie in der letzten Zeit zunehmende Spannungen mit dem Chef, aber auch mit Kollegen, wobei es u.a. um das Thema Konkurrenz ging. Sie leide immer wieder an Zuständen von innerer Leere, die sie mit spannungsgeladenen Aktivitäten wie Gleitschirmfliegen und Motorradfahren auszufüllen versuche, um sich zu spüren. Sie fühle sich immer wieder depressiv, leide unter häufigen Migräneattacken, Konzentrationsstörungen und ausgeprägter Müdigkeit. Aufgrund einer immer größer werdenden Verzweiflung, weil sich in ihrem Gefühlsleben nichts ändern würde, habe sie sich schließlich bei Exit angemeldet.

Diagnosen: Anpassungsstörung mit Depression, akzentuierte Persönlichkeitszüge bei belastenden Kindheitserlebnissen, Schwierigkeiten am Arbeitsplatz, Erschöpfung, Migräne.

Naturanamnese

Kernthemen: Sand, Wellen, Pferde, Wildschweine, Wälder, Surfen, Rosen, Himbeeren, Brombeeren, Gleitschirmfliegen, Wind, Licht, Sonne.

Mit der Landschaft der Kindheit in den Voralpen, wo Frau S. aufgewachsen ist, verbindet sie den Duft nach Wiesen in der Sonne, Blumen, Flieder und Honig, ebenso die Erinnerung an Gras, Wald, Tannen und Moos. Sie konnte als Kind ihre Freiheit in der Natur ausleben, im Gegensatz zu den Verhältnissen zuhause, wo sie sich unterordnen musste. Sie spielte daher oft draußen und beobachtete Wildschweine mit Frischlingen, wie sie aus einem Mülleimer im Wald fraßen. Die Wildschweine konnten machen, was sie wollten, sie waren für Frau S. ein Sinnbild der Freiheit. Die Patientin erinnert sich auch an Schlittenfahrten im Winter und daran, dass sie dabei oft so lange draußen bleib, bis sie blaue Lippen bekam, weil sie ihre physischen Grenzen nicht wahrnahm, was jedoch wiederum mit einem Gefühl von Freiheit belohnt wurde. Sie mag den frischen Geruch des Christbaums. Die Patientin hat eine tiefe Beziehung zu Pferden, speziell zu dem Pferd, auf dem sie aktuell reitet, denn es spiegelt sie gut, es ist ängstlich und sehr sensibel, das sieht sie auch als Grund für die vertiefte Zuneigung zu dem Tier. Nichts rieche so gut wie ein Pferd. Sie schwimme gerne und liebe Wellen, beides bedeute Freiheit, auch beim Tauchen. Wellen könne man erschaffen ohne Wasser, so auf Gras und auf Schnee, wo man auch rutschen kann. Die Wellen und der Wind machen, was sie wollen, unterziehen sich nicht den Normen. Die Patientin würde oft gerne „wegfliegen“ mit dem Wind. In ihrem nächsten Leben möchte sie gern ein Adler sein und in diesem Leben möchte sie gerne noch mit Delphinen schwimmen. Sonnenschein, Sandstrand und klares Wasser, die Veränderung der Wolken, das Rauschen des Windes, die Meeresbrandung, der Herbststurm berühren sie tief. Sie ist glücklich, wenn etwas gut riecht, z.B. Rosen. Himbeeren und Brombeeren isst sie gerne.

NBT-Ziele

- Sich selbst sein dürfen
- Zufrieden mit sich sein
- Stolz auf sich sein

- Sich um sich selbst liebevoll kümmern
- Soziale Isolation durchbrechen
- Positiver und wertschätzender denken.

NBT Aktivitäten
Übungen: Lichttherapie mit Pflanzenbuchbetrachtung, Windinspiration als Schmetterlingsübung, Negativität wegwerfen, Fußbad, Himbeeren achtsam essen.

Lichttherapie als Sonnenmetapher
Übungsziel: Die Lichttherapie mit einer Tageslichtlampe wurde für die Patientin ausgewählt, weil sie an Störungen der Vitalgefühle leidet und an Energieverlust. Sie hatte aus der Kindheit gute und warme Erinnerungen an Sonnentage in der Wiese. Sie wünscht sich mehr Sommergefühle, denn sie leidet stark an Wintermüdigkeit. Setting: Lichttherapielampe, Buch mit Pflanzen zum Betrachten während der Lichtbestrahlung (**Abb. 8-59**). Die Aktivitäten sollten nicht leistungsbetont sein und nicht das Gefühl auslösen, beurteilt zu werden, sondern es soll eine vertrauensvolle Atmosphäre die Aktivitäten einrahmen.

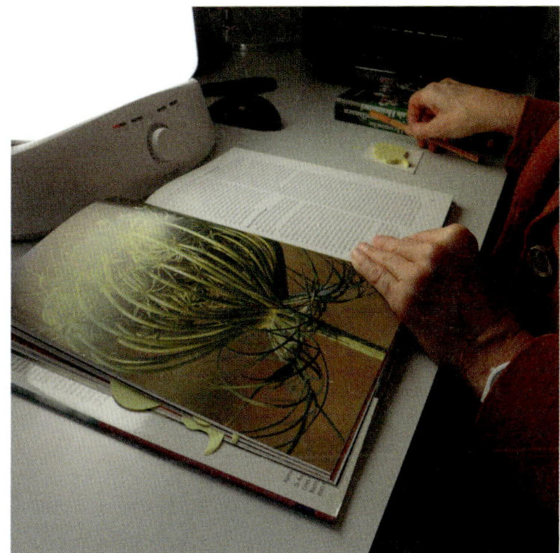

Abbildung 8-59: Während der Lichttherapie Zeit, ein Buch mit Pflanzen zu betrachten (Quelle: A. Adevi, M. Breznik)

Beobachtungen der Therapeutin: Die Niederschrift der Notizen, welche die Patientin auf kleine Zettel schrieb und ins Buch einheftete, wirkte zu Beginn, als ob sie sich in einer Arbeitsumgebung befände. Das Setting war eher entspannter gedacht, als wohltuende Behandlung ihrer Depression und Erschöpfung. Frau S. wirkte angeregt, konzentriert, vor Geistesblitzen sprühend und doch auch zufrieden und in manchen Momenten berührt. Mit der Zeit schien der Prozess, den Frau S. durchlebte, in einen ruhigeren Fluss gekommen zu sein und es entstand eine Atmosphäre der Vertrautheit zwischen der Therapeutin und der Patientin.

Kommentar und Notizen der Patientin: In den Notizen zeigten sich Reflexionen über die Beziehung zu ihrer Schwester. Sie erinnerte sich an Situationen gemeinsam mit der Schwester beim Schulaufgaben machen, eher kontrollierend, aber sie beschreibt auch die „Gütigkeit" der Schwester. Die Anwesenheit der Schwester in Gestalt der Therapeutin. Doch sie konnte sich auch auf die Abbildungen der Pflanzen einlassen und machte Notizen über ihre Assoziationen, die einerseits die Eigenschaften beschreiben wie zart, filigran, würdevoll, erhaben, wild, doch geordnet, saftig, satt. Andererseits notierte sie Geruchsassoziationen wie Knoblauch, aber auch Schönheit, Leichtigkeit und Fröhlichkeit finden Erwähnung. Es kamen aber auch Erinnerungen an den Alkoholikervater hoch, weil aus verschiedenen Pflanzen Schnaps hergestellt werden kann (Enzian). Es gibt aber auch Notizen, in denen sie sich damit auseinandersetzt, Altes, Einschränkendes und Ärger liebevoll freizulassen und neue Pfade zu gehen.

Windinspiration, Schmetterlingstanz
Übungsziel: Gemeinsam mit Seidentüchern einen Grashang hinunterlaufen und den Wind einfangen (**Abb. 8-60**). Die innere Ruhe finden.

Beobachtung der Therapeutin: Im Vorfeld konnte man erwarten, dass diese Übung die Patientin sofort in ihren Bann ziehen würde, doch konnte sie sich zu Beginn nicht frei und unge-

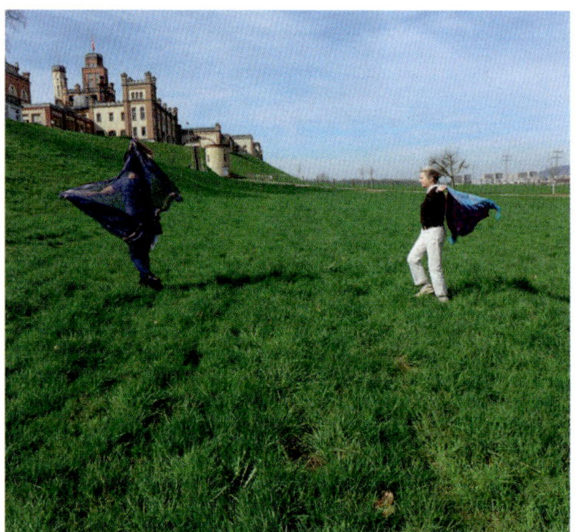

Abbildung 8-60: Mit Seidentüchern einen Grashang hinunterlaufen und den Wind einfangen (Quelle: A. Adevi, M. Breznik)

niert auf die Aktivität einlassen. „Schmetterlingstanz" ist auch die Metapher dafür, die soziale Isolation zu durchbrechen. Bei der Windübung mit dem aufgebauschten Seidentuch über dem Kopf erzählt die Patientin plötzlich von ihrem Gleitschirmunfall vor Jahren und davon, dass im Moment des Unfalles auf einmal die klare Einsicht vorhanden war, sie wolle noch nicht sterben, sie würde das Leben auch lieben und wolle weiterleben. Auch die Anmeldung bei Exit, von der sie im Vorfeld erzählt hatte, rückte von ihr ab. Und mit einem Mal kommt in der Übung bei ihr ein geschwisterliches Gefühl auf: Schmetterlingsschwestern. Das Thema Tanz erscheint bei den Drehungen im Wind, als Frau S. sich daran erinnert, wie angenehm es gewesen sei, wenn beim Volkstanz die Röcke des Dirndls geflogen sind und wie gut sich der Körper in freier Bewegung zum Takt der Musik angefühlt hatte. Das Umlenken der Grenzerfahrung während des Unfalls auf den befreienden, erhabenen Moment des Tanzens schien für die Patientin intensiv und erfreulich.

Pferdebegegnung
Übungsziel: Pferde sind für die Patientin sehr positiv besetzte Tiere. Das Pferd spiegelt ihre Ängste und es ergibt sich eine enge Beziehung. Die Kraft des Pferdes spüren und diese auf sich selbst übertragen.

Beobachtungen der Therapeutin: Die Patientin freut sich sehr über die Begegnung mit dem starken Bierkutschenpferd in einem Stall in der Nähe der Klinik. Sie nähert sich angstfrei und vertraut, gibt ihm Heu zu fressen und streichelt es geduldig und innig. Sie wirkt ruhig, erheitert, gelöst im Umgang mit dem Tier, keine Scham oder Scheu, nur Präsenz, Aufmerksamkeit, Zuneigung und Verbundenheit werden sichtbar und spürbar. Eine getragene Heiterkeit macht sich breit.

Negativität wegwerfen
Übungsziel: Loslassen, Steine, Stöcke und andere Gegenstände im Wald sammeln und in das Auffangbecken eines Bachbettes werfen, das mit Schlamm und Laub gefüllt ist. Schlechte Erinnerungen und Gefühle in die Wurfgegenstände übertragen und diese bewusst mit Kraft wegschleudern und loslassen.

Beobachtungen der Therapeutin: Die Patientin will alte Muster brechen. Es wurde wenig gesprochen, die Patientin verstand sofort die Bedeutung der Übung und begann sie ernst und konzentriert umzusetzen. Doch irgendwann hielt sie inne, weil sie meinte, das Wegwerfen sei ihr zu brutal. Dann wandte sie sich der Umgebung zu und fand eine Stelle mit Baumwurzeln und Klee, die sie vom Laub befreite, um deren Schönheit zu betrachten und zu würdigen, was sie sehr zu befriedigen schien.

Fußbad am Teich, Himbeeren achtsam essen
Übungsziel: Ein Fußbad und klares Wasser waren von der Patientin im Interview positiv geschildert worden, sie macht selbst selten ein Fußbad und nie mit anderen gemeinsam. Also wird eine gemeinsame Zeremonie mit einem Fußbad im Teich zelebriert, geschützt durch Sonnenschirme gegen zu intensive Sonnenbestrahlung, die bei ihr wieder die Migräne auslösen könnte (**Abb. 8-61**).

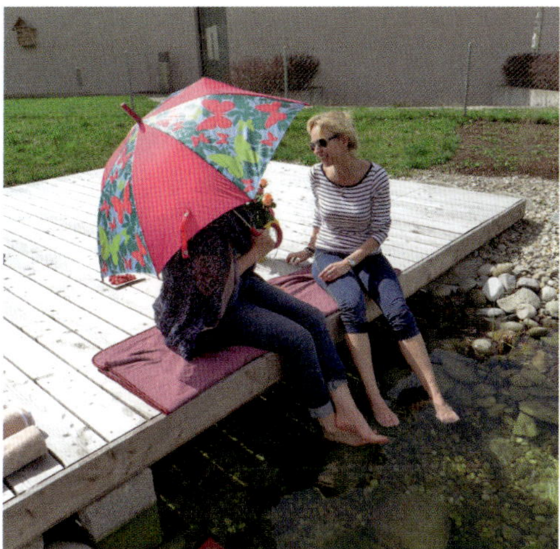

Abbildung 8-61: Ein gemeinsames Fußbad am Teich (Quelle: A. Adevi, M. Breznik)

Beobachtungen der Therapeutin: Frau S. wirkt glücklich über die hübsche Situation am Teich und die „schwesterliche" Zuwendung. Sie genießt die Gemeinschaft und die Himbeeren, scheint die Früchte mit ihren Lippen und der Zunge wie neu zu entdecken.

Patientin: Das gemeinsame Fußbad steht für Respekt und Gleichheit, Vermittlung des Gefühls „Ich bin ok, so wie ich bin", es ist Anleitung zur Selbstfürsorge durch sorgendes Begleiten der Situation durch die Therapeutin. Das Wasser, die Sonne, das Betrachten der Fotos unter dem eigens für die Patientin geholten Sonnenschirm ergaben eine schützende und wertschätzende Atmosphäre. Die Patientin entwickelte während der Aktivität die Idee, bei Motorradausflügen mit ihrem Partner ein Picknick mitzunehmen. Denn früher hatte sie mit der Herkunftsfamilie oft gepicknickt, unterwegs am Rand eines Flusses im Sand oder auf einer Wiese. Am besten wäre es, Schnitzel mit Kartoffelsalat für solche Gelegenheiten einzupacken, so wie früher.

Gefühle und Gedanken nach NBT: Freude, Glück, Freiheit, Entlastung, Zufriedenheit, Gemeinschaft empfinden, Sinnlichkeit, Erotik.

Naturkiste

Eine **gelbe Gießkanne** mit der Bedeutung der Farbe Gelb als Stellvertreterin der Sonne. Frau S. soll sich selbst viel besser gießen, ihr Inneres liebevoll bewässern. In der Kanne befindet sich eine **Flasche mit Pflanzendünger**, denn sie soll sich selbst auch genügend Dünger zukommen lassen. Ein **Strauß Rosen**, die gut riechen, denn die Natur präsentiert sich für Frau S. am deutlichsten in ihrem ausgeprägten Geruchssinn (**Abb. 8-62**). Eine kleine **Pferdefigur:** Pferde sind für sie positiv besetzte Tiere, sie sind sensibel und ängstlich wie die Patientin und sie fühlt sich ihnen nahe und verbunden, riecht sie gerne. Die Wellen, welche für die Patientin eine wichtige Bedeutung haben, werden repräsentiert durch ein **blaues Band**, mit dem die Rosen geschmückt sind. Die **Schmetterlinge** aus Papier erinnern an die positive Kraft des Windes und die Möglichkeit zur eigenen Freiheit.

Feedback

Beurteilung durch Frau S. zwei Wochen nach der NBT-Aktivität

Bei der Vorbereitung zum Aktivitätstag wurde mir anhand von alten Bildern wieder deutlich, dass es in der Kindheit auch sehr viel Positives

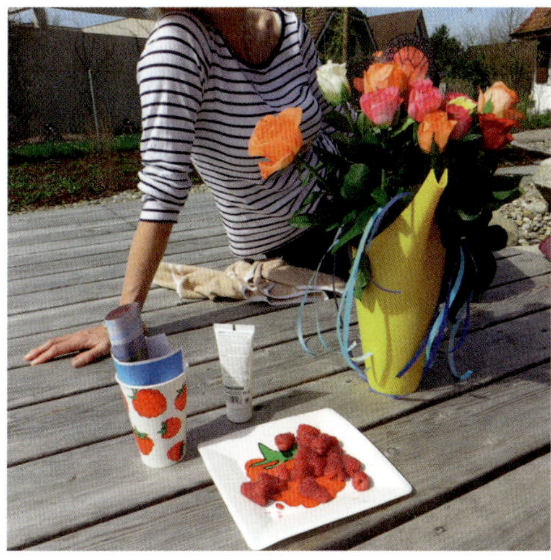

Abbildung 8-62: Duftende Rosen, schmackhafte Himbeeren (Quelle: A. Adevi, M. Breznik)

gegeben hat und der Fokus somit auf die schönen und glücklichen Erinnerungen gerichtet werden sollte. Bei der Übung mit der Lichtlampe kamen beim Betrachten der Bilder positive Gefühle auf. Die nachweislichen Eigenschaften aller Pflanzen und wie wir als Mensch dort dazu gehören, eben alles entstand aus Sternenstaub. Bei der Übung zu Wind und Wellen wurde mir deutlich, dass, wenn man einfach sich selbst ist und in sich ist, das Außen nicht mehr die Hauptrolle spielt. In Gesellschaft mit gleichgesinnten und interessierten Menschen die Gemeinschaft erleben, spüren, genießen und einfach Spaß haben. Bei der Wegwerfübung im Wald dachte ich mir, dass ich mir die alten zermürbenden Muster bewusst machen kann und mich davon liebevoll erleichtern. Das Schmeißen von Gegenständen immer und immer wieder auszuführen und sich ins Gedächtnis holen, wenn diese „Müsterchen“ wieder auftauchen. Altes Verabschieden und Neuem Platz machen. Es wurde mir auch bewusst, dass ich mich viel zu wenig intensiv mit der Natur auseinandersetze. Auch wenn ich im Freien bin, nehme ich diese gar nicht richtig wahr. Die Verbundenheit zur Natur ist eines der wichtigsten Elemente für ein achtsames, gesundes und glückliches Leben und macht ein lebenswertes Leben aus. Dafür ist es wichtig, sich bewusst mit der Natur auseinander zu setzen. Es ist wichtig zu betrachten, zu beobachten, zu fühlen, zu riechen, zu spüren, in sich zu gehen, auf- und wahrzunehmen und somit alle Sinne anzuregen. Die Aktivitäten haben in mir Freude, Funken von dem in mir loderndem Feuer, Wissbegierde, Glück, Befreiung, Freiheit, Entlastung, Erleichterung, Zufriedenheit, Genügsamkeit ausgelöst. Die Bewusstwerdung, dass alles relativ ist und es sinnvoll ist, im Hier und Jetzt zu leben. Die zum Abschluss erhalten Symbole/Bilder in das Bewusstsein einprägen, und wenn das Gefühl von Angst dem Leben gegenüber auftritt, sich bewusst das vor Kraft strotzende Pferd vor Augen führen und den Selbstwert damit zu nähren. Nähren: Hier das Symbol vom Orchideen- und Kaktusdünger, bei diesem Symbol sehe ich zum einen, das Schöne und Positive zu nähren und zum anderen, die Ecken und Kanten der Persönlichkeit liebevoll zu akzeptieren.

Ich arbeite noch daran, Gelerntes aus den Aktivitäten in meinem Alltag umzusetzen. Das Pferd steht auf meinem Schreibtisch in der Arbeit und signalisiert mir „Auf geht’s, hab einfach keine Angst, springe freudig und neugierig hinaus ins Leben“. Essen, bewusst essen und schmecken, was nicht schmeckt nicht essen und nicht einfach schnell runterschlucken, hier wahrnehmen was der Körper signalisiert. Den Blick auf das Positive richten. Mehrere Sinne gleichzeitig können bei mir angeregt werden durch Reiten. Es löst Gefühle von Gemeinschaft und Freiheit aus, der Geruch des Pferdes und der Duft der Wiesen und Wälder, die Bewegung mit dem Pferd spiegelt Verspannungen, Rhythmus, Gelassenheit, Lockerheit wider. Auch die Atmung spiegelt sich im Pferd in Form von losgelassen oder verspannt sein. Auch beim Schwimmen im See oder im Meer, die Berührungen mit dem Wasser in Form von Schweben, Getragen werden, sich in die Wellen reinziehen lassen und auf dem Wasser zum Strand „brausen“. Himbeeren und Brombeeren genussvoll essen intensiviert den Geschmack und wenn man damit auf den Lippen spielt, auch die Sinnlichkeit und Erotik. Und ich habe damit schon begonnen, Dinge im Alltag umzusetzen, damit diese Erfahrungen nicht vergessen gehen und möglichst in Fleisch und Blut übergehen. Trotzdem merke ich, dass, wenn ich mich nicht intensiv damit auseinandersetze und es verinnerliche, Wertvolles wieder verblasst. Ich möchte mir auch selbst ein kleines Büchlein mit den Bildern von mir und den Fotos machen, die bei den Aktivitäten aufgenommen wurden, auch mit Notizen zu meinen Erfahrungen.

Beurteilung durch Frau S. ein Jahr nach der NBT-Aktivität

Seit dem Aktivitätstag kann ich die Landschaft meiner Kindheit wieder mit Freude, dem Gefühl von Heimat und Geborgenheit in Verbindung bringen, was vorher nicht der Fall war. Die

Aktivitäten zeigten in der Gestalt des Plastikpferdes aus der Naturkiste einen Zusammenhang mit meinen Therapiezielen: Es symbolisiert für mich aus dem Schatten zu treten und sich etwas zutrauen, dass alles das okay ist, und dass ich auf mich vertrauen darf. Das Pferd steht an meinem Arbeitsplatz zwischen Bildschirm und Tastatur. Ich traue mich auch inzwischen, meinem Partner Kontra zu geben und nicht immer um jeden Preis mit ihm alles zu unternehmen. Ich habe auch wiederendeckt, das Schwimmen im Wasser zu genießen und die Beziehung zu meinem Pferd innig zu schätzen. Im Sinne einer Rückfallprävention möchte ich generell bewusster und nicht mehr so gehetzt leben und mich auf Einzelnes tiefer einlassen. Ich habe im Aktivitätstag geschätzt, dass es einfach möglich war, einfach so zu sein, wie es gerade ist. Es hat mir geholfen, mit der Anteilnahme und Herzlichkeit der Therapeutin wieder ans Leben zu glauben.

Beurteilung durch Frau S. sechs Jahre nach der NBT-Aktivität

Mir geht es gut, hoffe Ihnen auch! Corona hat auch mich Aktionen ergreifen lassen, die vermutlich sonst noch länger gedauert hätten. Ich habe mich nach vierzehn Jahren Partnerschaft getrennt und eine schöne kleine Wohnung für mich allein gefunden, die auch bezahlbar ist. Ich arbeite seitdem wieder zu hundert Prozent und lasse mich seit ein paar Jahren nicht mehr stressen, zumindest meistens. Was mir bei der NBT besonders geholfen hat war, die intensive Zeit mit den NBT-Therapeuten, die Achtsamkeitsübungen in der Natur und im Wind floaten. Außerdem die „Mitnehmsel" habe ich in schwierigen Zeiten immer ganz bewusst „reingenommen", um mir selber zu sagen, „hey das Leben ist schön, die Natur etwas Wunderbares und es lohnt sich da zu bleiben, denn wir wissen nicht, wie lange wir noch haben". Leider musste mein Pflegepferd vor fünf Jahren eingeschläfert werden, was mir fast das Herz herausgerissen hat. Seit vier Jahren habe ich eine mittlerweile neun Jahre alte Friesin, eine Warmblut-Stute. Sie kommt von einer Stutenmilchfarm in Österreich. Sie ist wunderschön und im Winter ganz schwarz. Madonna ist mein erstes eigenes Pferd, das war schon immer ein Traum. Ich liebe sie so, bin mit ihr schon ein paarmal „auf die Welt gekommen", habe viel Glück gehabt und es bleibt eine Herausforderung mit ihr. Ich will ja mit ihr wachsen. Ihre Charaktereigenschaften sind: starke Persönlichkeit, starker Willen, Dickschädel, zeigt genau, was sie will und was nicht, superschlau, lässt sich schnell ablenken, Hengst-Allüren von ihrem Vater abgeschaut. Sie war das erste Pferd, das ich Probe geritten habe und als ich unsicher wurde und ihr sagte: „Wenn du mir heute nicht beweist, dass du mein Pferd bist, dann war's das". Sie ist gelaufen wie ein Glöckchen. Ich habe mir schon ein paarmal überlegt, eine Auszeit zu nehmen, was ich auch in der Zwischenzeit machen musste, da es mir nicht gut ging. Das Gute ist, dass ich immer noch in der Firma arbeite, seit mehr als zehn Jahren, wo in Werte sehr viel investiert wird, ob bei Mitarbeitern oder Vorgesetzten und ich mir nichts mehr gefalle lasse. Auch sonst. Das alles hilft das Gute zu sehen, denn es geht uns allen hier einfach nur „schweinegut"! Das ist mein Fokus, wann immer möglich, das Gute und das Gute in allem zu sehen. Unbewusst habe ich seit dem NBT-Aktivitätstag in der Klinik zwischenzeitlich an die für mich maßgeschneiderten Übungen gedacht. Der Funke, der dabei und in der Natur entzündet wurde, hat bei mir wieder ein Feuerchen angesteckt, welches dazu geführt hat, Teile meines Lebens zu verändern. Ich habe Lust, meinen Naturtypus weiter zu ergründen und dementsprechend meine Freizeitaktivitäten zu gestalten, denn auf jeden Fall ist die Natur das beste Medium, in dem aufgetankt werden kann.

Kommentar

Thema: Zu innerer Freiheit gelangen

Lichttherapie: Patient*innen können beim Anblick von Natur oder simulierter Natur eine Linderung klinischer Schmerzen erleben (Malenbaum et al., 2008; Rowlands & Noble, 2008; Ulrich et al., 2008). Bilder, Fotos und dgl. sind auch eine gute Möglichkeit, Gespräche anzufangen, Assoziationen zu wecken oder auf andere Gedanken zu kommen (Lepp, 2009). In der NBT nehmen wir oft die Naturumgebung der Kindheit auf zweierlei Art und Weise unter die Lupe: entweder die Patient*innen bitten, Fotografien aus der eigenen Kindheit mitzubringen oder die Therapeut*innen legen verschiedene Bilder aus Naturzeitschriften vor und die Patient*innen schildern, welche Bilder am ehesten der Landschaft oder einzelnen Naturgegebenheiten ihrer Kindheit entsprechen. Alle in diesem Buch erwähnten Probanden brachten (s. Kap. 6) zum Interview eine Mischung aus Originalfotos und Zeitschriftenbildern mit. Mit simulierten Naturerfahrungen (z. B. Video) arbeiten wir in unserer NBT zwar normalerweise nicht, aber es gibt ein paar Ausnahmen, z. B. das Abspielen von Tierlauten beim Liegen in einer Naturumgebung oder – wie in diesem Fall – den Einsatz einer Lichtterapielampe. Letzteres geschieht vornehmlich dann, wenn – wie im diesem Fall Frau S. – ein besonderes Bedürfnis nach Sonne und Licht besteht und diese Leistung aus irgendwelchen Gründen nicht Teil des Rehabilitationsprogramms ist. Manche Patienten führen ausdrücklich die vollkommene Abwesenheit von Sonne, Wärme und Sommer in ihrem Leben an, ohne dass sie die Möglichkeit hätten, in den Süden zu verreisen. Ist bei solchen Patient*innen die Wettervorhersage für den Aktivitätstag schlecht, bildet die Lichttherapie eine gute Einstiegsmöglichkeit. Der Tag beginnt dann vor der Lampe, vorzugsweise mit der Lektüre eines Buches zu einem NBT-bezogenen Thema und – wenn möglich – auch einem patientenspezifischen Thema. Dieses Thema wird dann auch als grundlegender Diskussionsrahmen während der NBT-Aktivitäten herangezogen. Helles Kunstlicht hat sich als wirksames Mittel zur Symptomlinderung bei der Winterdepression oder saisonal-affektiven Depression (SAD) erwiesen, auch wenn schlüssige Befunde über das tatsächliche Ausmaß der Wirkung rar waren (Eastman & Young, 1998; Terman et al., 1989; Wileman et al., 2001). Andererseits wirkt die Lichttherapie nicht nur bei der SAD, sondern auch bei Depressionen (Wirz-Justice et al., 2013), doch gibt es bei der SAD oft bemerkenswerte Reaktionen auf Licht (Wirz-Justice et al., 2013). Bei SAD-Patienten tritt jedoch bei der Behandlung mit Licht eine Besserung von Müdigkeit und Schläfrigkeit sowie der gesundheitlichen Lebensqualität ein (Rastad et al., 2011). Es war interessant zu sehen, wie sehr Frau S. während der Lichttherapie zur Patientin wurde. Sie begab sich völlig in die Hände der Therapeutin, war kaum „wiederzuerkennen", so sehr schlüpfte sie in eine andere Rolle. Beim Verlassen der Klinik nach der Lichttherapie wurde ihr Verhalten, die gesamte Intensität des Zusammenseins mit der Therapeutin viel entspannter. Sie wurde viel freier, unbeschwerter, sobald sie das Klinikgelände verließ und sich hinaus in die Natur bewegte. Mit der Entfernung von der Klinik entfernte sie sich scheinbar auch von ihren Problemen. In einem laufenden therapeutischen Rehabilitationsprogramm kann dies allerdings auch eine Verdrängung zu bearbeitender realer Probleme bedeuten.

Alternative Aktivitäten: Nähe und Distanzübungen, Achtsamkeitsübungen mit allen Sinnen, Bodenkontakt: barfuß gehen.

Schmetterlingstanz: Tanzbewegungen in der Natur eignen sich nicht für jeden Patienten, aber eine kleine Einführung kann in manchen Fällen als Anstoß dienen, das Gefühl für einen Körper wiederzugewinnen, der vor Beginn der Krankheit offenkundig „tanzte". Eine Frau wie diese Patientin hat die „Tanzbewegungen" sichtlich in sich – sie hat lediglich vergessen, wie man sie ausführt und wie sie sich anfühlen. Schon ein kleiner Schritt in Richtung einer kreativen Arbeit mit der Leib-Seele-Verbindung kann den Heilungsprozess in Gang setzen. Werden andere Bewegungen (als normales Gehen) in der NBT eingesetzt, so um den

Patient*innen eine besondere Hilfestellung bei der Bewältigung ihrer emotionalen, kognitiven und körperlichen Herausforderungen zu geben. NBT mit (Tanz)Bewegungen kann eine brach liegende Vitalität Schritt für Schritt wiederbeleben. Das Ziel dabei ist, ein gesundes Körperbild wiederzugewinnen (nähere Informationen zur Tanz-/Bewegungstherapie auf der Website der American Dance Therapy Association: www.adta.org). In manchen Fällen ist es leichter, „neue, eigenartige" Tanzbewegungen irgendwo draußen auszuführen, wo außer der Therapeutin niemand zuschaut. Im Schmetterlingstanz fungierte der Wind als therapeutischer Helfer. Freiheit, Wind, „der freie Flug der Gedanken", – das alles war dazu gedacht, die Seele zu besänftigen und die Sinne anzuregen. Die Patientin legte eine gewisse Ängstlichkeit an den Tag, weil die natürliche Umgebung räumlich zu offen war. Sie brachte das explizit zum Ausdruck, und es war auch zu sehen, dass der offene Raum für sie ungeeignet, „falsch" war – zumal die Aktivität die Ausführung freier Bewegungen beinhalten sollte. Die Offenheit des Raums in Verbindung mit den Tanzbewegungen war eindeutig eine zu große Herausforderung für sie.

Im Falle der Patientin zeigte sich einerseits eine Hemmung sich frei zu bewegen, andererseits tauchte sie mit der Konfrontation der Bewegungsfreude der Therapeutin, welche die Windübung anleitete, tief in eigene existentielle Fragestellungen ein (Unfall beim Paragleiten, den sie vorher nie erwähnt hatte, sowie ihr latenter passiver Sterbewunsch). Diese negative Gedankenfärbung konnte jedoch durch das aktive Gespräch und das Abfragen anderer Erinnerungen in Bezug auf den Tanz als Bewegung, in eine äusserst positive Erinnerung an die fliegenden Röcke der Dirndlkleider beim Volkstanz in der Jugend der Patientin umgeleitet werden. Sie erinnerte sich plötzlich an das Gefühl der Berührung des weichen Stoffes auf der Haut ihrer Beine, konnte sogar Begeisterung empfinden und sich schliesslich dem spielerischen Lauf der Übung voll anvertrauen und aktiv beitragen. Möglicherweise hat genau diese therapeutische Situation dazu beigetragen, dass Frau Schmetterling das Leben inzwischen als wertvoll empfindet.

8.20 Frau Teezeremonie

Ein heißes Bad erfrischt den Körper, ein heißer Tee den Geist (Japanische Weisheit)

Allgemeine Anamnese

Die Patientin wurde in einer Stadt in Österreich geboren. Der Vater stammte aus dem Nahen Osten, die Mutter ursprünglich aus Tirol, diese wurde in der Kindheit der Patientin schwer krank. Frau T. musste mit ihren drei Geschwistern bereits früh bei der Pflege der Mutter mithelfen. Frau T. studierte Sozialwissenschaften und arbeitete im Anschluss in der Entwicklungszusammenarbeit, später dann in der Schweiz, wo sie viele Jahre lebte. Im letzten Jahr erkrankte sie an einem Burnout, was ihre bereits früher mehrmals aufgetretene Depressivität wieder zum Ausbruch brachte und in ihr eine starke Verunsicherung auslöste. Zudem leide sie immer wieder an nervösen Darmstörungen und oft auftretenden Schwindelattacken und erhöhten Blutfetten.

Diagnosen: Anpassungsstörung mit Erschöpfung, Schwindel, Reizdarmproblematik, erhöhte Blutfettwerte.

Naturanamnese

Kernthemen: Chai, Delfin, Elefanten, Pferde, Schwimmen, Heilkräuter.

Aufgewachsen ist Frau T. in einem eher städtischen Umfeld und war oft und gerne bei der Großmutter auf dem Land. Diese lebte in einem Dorf in einer gebirgigen und bewaldeten Gegend. Als Erinnerungen an die Landschaft der Kindheit berichtet Frau T. von Gerüchen nach brennendem Holz, aber auch dem Duft von Regen, den Farben Blau und Grau, von dem Barfußgehen auf Kieselsteinen und Pflastersteinen. Frau T. erzählt vom Geschmack des nahöstlichen Chai-Tees, denn mit dieser Erinnerung verbindet sie friedliche Momente gemeinsam mit den Eltern. Sie selbst trinke heute gerne Grüntee, aber in der Kindheit trank man Chai. Erinnerungen an den Vater sind mit Tee und Kräutern verbunden, mit der Mutter verbindet sie Gebirgslandschaften, aber auch das Meer. Es gab während ihrer Kindheit einige Ortswechsel mit der Familie und sie fühlte sich nur punktuell an gewissen Orten zu Hause, so auch in der Schweiz, wo sie sich weniger geborgen fühlt. Die Patientin nahm in ihrer Jugend erfolgreich an Schwimmwettbewerben teil, was ihrem Selbstvertrauen damals guttat. Inzwischen hat sie jedoch aufgrund ihrer Beschwerden gelegentlich Angst beim Schwimmen. Ihr Lieblingstier ist aber nach wie vor der Delphin, mit dem sie positive Fantasien verbindet, wie die, er könne ihr jederzeit helfen und sie retten. Der Delphin ist für sie wie ein Schutzengel im Wasser, der neben ihr schwimmt und auf sie aufpasst. Die Patientin schwärmt auch von Elefanten und Pferden, sie seien stark, sie würden einen schützen und man könne sich auf ihren Rücken schwingen.

NBT-Ziele

- Ruhe finden und behalten
- Wurzeln finden
- Lernen, selbstverletzende Gefühle zu verändern
- Muster brechen
- Perfektionismus ablegen
- Angst überwinden.

NBT-Aktivitäten

Übungen: Teezeremonie im Garten mit frischen Kräutern und Tee, Wurzeln im Garten suchen.

Teezeremonie im Garten

Übungsziel: Mit einer ausgedehnten Teezeremonie Ruhe in sich selbst finden, mittels der Erinnerung an Momente der Ruhe und Geborgenheit zu Hause. Barfuß im Achtsamkeitsgarten Kräuter sammeln, die man für die Teezubereitung verwenden kann.

Beobachtungen der Therapeutin: Weil sich Frau T. aus ihrer Kindheit an wenige Naturerlebnisse erinnerte, gab es aus therapeutischer

Sicht unendlich viele Möglichkeiten, NBT-Aktivitäten durchzuführen. Die Patientin hat in ihrer Herkunftsfamilie sehr oft Tee getrunken. Das war eigentlich die einzige positive Erinnerung, denn sie hatte ein breites Lächeln im Gesicht, als sie von diesen Kindheitserinnerungen im Zusammenhang mit Tee berichtete. Als Grundlage der Aktivitäten wurden zunächst Tees, direkt aus der Natur in Form von Blättern und Blüten aus dem Garten verwendet, andererseits auch Teebeutel (**Abb. 8-63**). Es wurde in der freien Natur unter Bäumen für die Patientin zeremoniell Tee serviert, dies schweigend und in einer achtsamen Art und Weise. Die Patientin wurde im Anschluss jeweils dazu aufgefordert, ihre Eindrücke zur gekosteten Teesorte in Stichworten zu notieren, eine Zeichnung zum Geschmack des Tees anzufertigen und darin das wahrgenommene Aroma abzubilden. Dies tat sie mit hoher Konzentration, Freude sowie mit hohem Talent, ihre Wahrnehmungen zu visualisieren.

Alle zwanzig Minuten wurde ein neuer Tee aufgetischt. Die Notizen und Zeichnungen dienten als Grundlage für die NBT-therapeutischen Gespräche im Anschluss. Die ganze Übung lief in einer respektvollen, ruhigen und aufmerksamen Atmosphäre ab.

Notizen der Patientin zu den Aktivitäten
Grüntee: Tränen sind eine Achterschlaufe im Tee-Fluss, wenn er durch den Schlund jagt oder besänftigend positiv die Synapsen umgarnt. Die Berührung ist fleißig im Kopf, schön, und ist darauf und daran, das böse Gestimmte zu verschlingen. Schöne neue Welt im Grüntee! Weinen ist zurückgerutscht. Steht hinter mir und legt seine Hände auf meine zunächst noch unruhigen Schultern. Sie erinnern sich noch den Nacken hoch. In der Ohrenbucht kräuselt sich das Unbehagen in den Armen des Fürchtens.

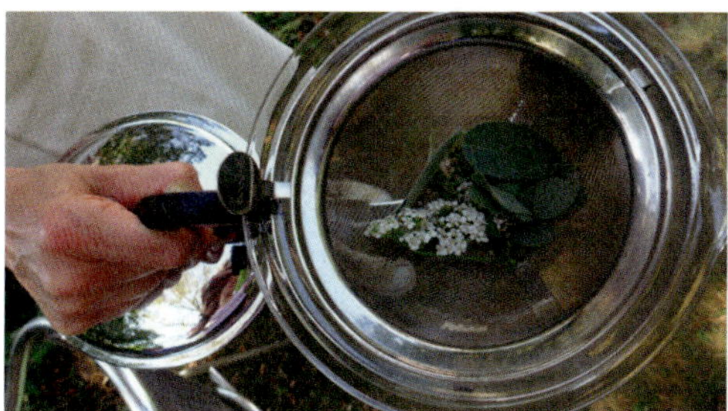

Abbildung 8-63: Frische Blätter und Blüten für die Teezeremonie (Quelle: A. Adevi, M. Breznik)

Salbei & Schafgarbe: Ich habe mich ruhig gemacht, einen kleinen möglichen Ort ausgedacht. Träne rutscht wieder nach vorne, streift die Augenhöhle und bricht hervor – unaufhaltbar in die blaue Luft. Wieso sollte sie aufhaltbar sein?

Lavendel: Drei Frauen in grünen Buchten. Ich ruhe neben ihnen. Lavendel umgarnt wieder und nochmals die Synapsen, die seinen Geruch annehmen. Ich bastle an einem Parfüm, dessen Name „Der Kern“ sein soll. Das Wesentliche – aber auch Identitäten raufen im Lavendel.

Sweet Chai: Du liebevolles Geschenk! Deine Satzspuren sind rötlich, klopfen an der Seele an. So soll es sein!

Wurzelsammeln
Übungsziel: Die zweite Übung war dazu gedacht, dass die Patientin in der Natur Stellvertreter für ihre eigenen Wurzeln finden könnte aufgrund der Geschichte ihrer Ortlosigkeit und der häufigen Ortswechsel, die sie als Kind mitgemacht hat.

Beobachtungen der Therapeutin: Die Patientin hat diese Aufgabenstellung unbewusst völlig verändert. Es ist eine Herausforderung für die Therapeutin, geduldig die Übung zu begleiten, damit Frau T. sich vertrauensvoll der Übung anvertraut. Die Aufgabestellung war, ansprechende Wurzeln zu suchen. Es war ihr jedoch nicht möglich, diese Übung auf die Wurzeln bezogen durchzuführen und sie brachte verschiedenen Naturmaterialien in kleinen durchsichtigen Plastikdöschen zurück, die sie ausgehändigt bekommen hatte. Ihre Sammlung beinhaltete Blätter, Zweige, Zapfen, Blüten, welche sie ansprechend ästhetisch präsentierte (**Abb. 8-64**). Die Patientin machte ihre eigene Sammlung, war freudig und eifrig dabei und sie führte sie mit großer Zufriedenheit aus.

Alternative Aktivitäten: Schreibübungen in der Natur, Schweigen und Naturbeobachtung, Duftkissen mit getrockneten Blüten füllen, Bouquets binden, Dinge unfertig lassen, Linkshandübungen, Malen mit den Füßen.

Naturkiste

Wurzeln von Löwenzahn, der fast überall wächst, welche von der Therapeutin in der Naturkiste platziert worden sind, in Ermangelung dessen, dass die Patientin selbst keine Wurzeln ausgegraben hat. **Plastikdelphin in Wasser** in einem Schraubglas mit einer Beschriftung: „Ich passe auf Dich auf, wie Dein Schutzengel im Wasser" (**Abb. 8-65**). Als Repräsentant für das Gute im Leben und das Gefühl behütet zu sein, das sich die Patientin selbst aufbauen soll mit Aktivitäten, die sie dabei unterstützen können – wenn vielleicht auch nur in der Vorstellung – wieder mit dem Wasser in Berührung zu kommen, in dem sie früher erfolgreiche Schwimmerin war. Ein **Bild von der Gebirgsumgebung** mit Nadelbäumen, stellvertretend für die Naturumgebung bei der Großmutter auf dem Dorf im Gebirge. Eine **Packung mit Chai**, als Symbol für die „Teezeremonie" und die wärmenden Erinnerungen an die Gemeinschaft der Familie zu Hause in der Kindheit.

Feedback

Beurteilung durch Frau T. zwei Wochen nach NBT Aktivität

Freude und damit Glück befinden sich in einer besonderen Aufmerksamkeit, die versucht sich den einzelnen Aktivitäten zu widmen. Das war nicht immer einfach, aber eine begehrenswerte Herausforderung. Ich konnte herausfinden, dass mir Ruhe endlich guttut, dass die Gestaltung der Ruhe zu Meisterstücken der Seele werden können, wenn ich sie schweißtriefend herausfordere. Innerlich habe ich geplätschert im Herzen, wie in einem warmen Gewässer. Bei den Gefühlen während der Übungen tauchte „Verweint-Lebendiges" auf, dass sich allerdings erst gewinnen musste. Es war nicht immer ganz einfach. Verlockungen und schwebendes Trauen-Vertrauen. Dem musste ich auch trauen. Für die Zukunft konnte ich gewinnen: Aufregendes, aber auch Ruhe, Plätschern in warmen Seelen-Gewässern. Ich dachte an einen ayurvedischen warmen Ölstirnguß – wundervoll. Dieser Ölstirnguß darf immer wieder durchgeführt werden. Viel Aufmerksamkeit dem Lebendigen schenken. Den eigenen Entwicklungsmöglichkeiten Vertrauen schenken. Aktivitäten, die mehrere Sinne gleichzeitig anregen, sind für mich: Bäume im Gebirge berühren, Wasserrosen zuschauen, Schnee riechen, Schreiben, Architektur, Designs, Herstellung eines eigenen

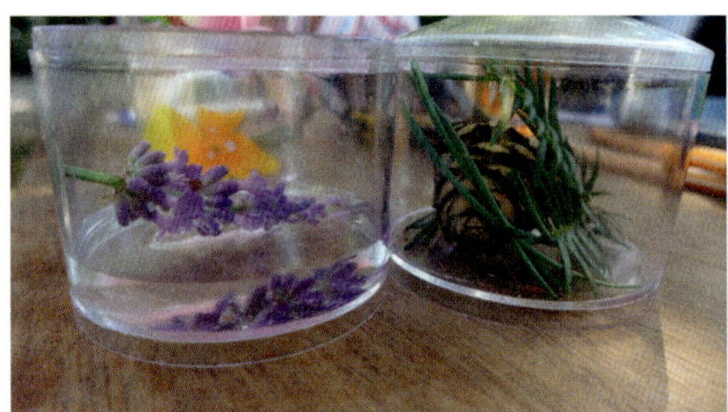

Abbildung 8-64: Gesammelte Naturmaterialien von der Patientin ästhetisch präsentiert (Quelle: A. Adevi, M. Breznik)

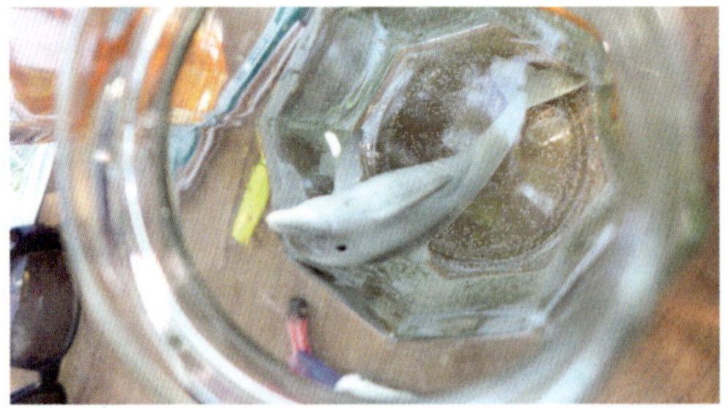

Abbildung 8-65: Erinnerung aus der Naturkiste: Der Schutzengel im Wasser (Quelle: A. Adevi, M. Breznik)

Parfüms. Schauspielen, Gedichte hören und vortragen. Am liebsten möchte ich alle diese Dinge sofort umsetzen, aber zuerst realistische Möglichkeiten dafür finden. Die Befürchtung, dass alles unerreichbar scheint, holt mich leider immer wieder ein. Aber – nur ich selbst – bin für mein Gelingen, meine Freude und mein Glück zuständig.

Beurteilung durch Frau T. ein Jahr nach Aktivitätstag

Verknüpfung NBT-Aktivitätstag mit Therapiezielen: Eintauchen in bisher wenig Wahrgenommenes, die Bedeutung der Natur für die eigene Psychohygiene im Zusammenhang mit der Biografie erfahren. In den Alltag konnte ich viel Aufmerksamkeit umsetzen. Vor allen, was Aufmerksamkeit bedeutet und erfahren, dass ich aufmerksam bin, wie fühlt sich das an? Als Ideen vom Aktivitätstag konnte ich mitnehmen: Schreiben, vorlesen und Teetrinken, was eigentlich beides meine Lieblingstätigkeiten sind. Ich konnte sehr stark empfinden, dass, wenn sich jemand um mich kümmert, ich gut einfach „sein“ konnte und „bei mir“ in diesem Moment war. Rückfallprävention: Regelmäßige, aufmerksame, entspannte Spaziergänge in der Natur, Gerüche, Stimmen (Vögel) wahrnehmen, entspannen. Als alternative Aktivitäten könnte ich mir vorstellen, eventuell einem Pferd begegnen zu dürfen oder – mein Zukunftsprojekt – eventuell einmal mit einem Delphin schwimmen zu können.

Fragebeantwortung durch Frau T. sechs Jahre nach der NBT-Aktivität

Nach vielen Berufsjahren in der Schweiz bin ich nun wieder in meine alte „Heimat“ zurückgekehrt und versuche, mich hier wieder zurechtzufinden, was mir ganz gut gelingt. Ich wohne am Stadtrand in einer Partnerschaft und habe einen Garten, den wir ausgiebig nutzen. Ich habe nach dem Aufenthalt in der Klinik mit meinem ambulanten Therapeuten über die Naturbasierte Therapie gesprochen und in dieser Therapie rückte auch die Beschäftigung mit Körperübungen stark in den Vordergrund. Ich erinnere mich bei den NBT-Aktivitäten an den Achtsamkeitsgarten mit dem Kneipp-Pfad und den vielen Kräutern, die dann teils auch für die Tees verwendet wurden. Auch beim Gehen barfuß über verschiedene Bodenbeschaffenheiten und das intensive Wahrnehmen des wechselnden Untergrundes an den Fußsohlen. Die Situation auf dem Rasen unter großen alten Bäumen, das Zelebrieren der unterschiedlichen Tees und den Austausch darüber mit der Therapeutin, das Gespräch und das Reflektieren darüber, habe ich bildlich in Erinnerung. Es lief alles sehr ruhig ab und in einer entspannten Atmosphäre, was eine beruhigende Wirkung auf mich hatte. Dunkel kann ich mich noch an kleine Gläschen erinnern, in denen etwas aus dem Garten gesammelt wurde, wobei ich in eines davon auch die kleine Figur eines Delphins gesteckt habe, alles in Form von Miniinstallationen. Dabei empfand ich eine Beruhigung, und es fand alles wie von einer schützenden Hülle umgeben statt. Nach der Entlassung aus der Klinik habe ich diese Therapieform auch mit Freunden besprochen und erfahren, dass eine meiner Freundinnen, welche als Therapeutin tätig ist, auch mit Natur arbeitet. Ich kann mir durchaus vorstellen wieder eine solche an meine Bedürfnisse angepasste NBT-Aktivität durchzuführen, doch möchte ich das nicht mehr im Garten der Klinik machen, weil dieser Ort für mich mit meiner damaligen Situation verbunden bleibt. Wenn, dann müsste das in einer neuen Umgebung stattfinden. Bäume gibt es schließlich überall.

Kommentar

Thema: Positive Rituale aus der Kindheit

Wie ein gemeinsames Abendessen kann eine Teezeremonie mit anderen – und später auch allein – Entspannung bringen und einen besonderen Anlass darstellen. Die japanische Teezeremonie ist ein Ritual, bei dem eine kleine Schale Tee mit hochpräzisen Bewegungen und Gesten zubereitet und gereicht wird. Genau auf Haltung und Atmung achtend, präsentiert der

Gastgeber oder die Gastgeberin der Teezeremonie den eigenen Körper in seiner schönsten Form (Sanmi, 1997; Surak, 2013). Die Durchführung einer NBT-Teezeremonie könnte gewisse Ähnlichkeiten mit einer japanischen Teezeremonie (Ota et al., 2017) aufweisen: Bei einer „richtigen" Teezeremonie geht es v. a. darum, dem Gast Achtung zu erweisen und Zuneigung zu zeigen, wobei Gast und Gastgeber in der Teezeremonie gleichrangige Partner*innen sind. Letztendliches Ziel der Teezeremonie ist die Herstellung von Harmonie zwischen Gastgeber*in (in der NBT: Therapeut*in) und Gast (in der NBT: Patient*in). Der Ablauf der Teezeremonie selbst – die traditionelle japanische Art, das Wasser zu kochen, den Tee zuzubereiten und ihn zu servieren – wird als Gesamtkunstwerk betrachtet und ihr Stil und ihre Kunstfertigkeit in gewisser Weise in der NBT-Aktivität kopiert.

Die Bewegungen und Gesten einer Teezeremonie sollten weich und ungezwungen sein wie das Fließen des Wassers, was auch durch das Schweigen im Rahmen der im Garten der Klinik unter großen alten Bäumen mit Frau T. durchgeführten Teezeremonie unterstrichen wurde. Einerseits wurden gemeinsam mit der Patientin Pflanzen aus dem Garten zur Zubereitung ausgewählt, wie Schafgarbe, Lavendel, andererseits wurden fertige Teebeutel verwendet, wie der Sweet Chai. Die Patientin wurde darum gebeten, dem Tee-„Schatten", dem Nachgeschmack, und dem in ihm enthaltenen Echo nachzulauschen und nachzuspüren und diese Empfindungen aufzuschreiben oder aufzuzeichnen. Die Teezeremonie fungierte als Übung für den Zugang zu ihren Emotionen – und besonders beim Chai – zu ihren verlorenen heimatlichen Wurzeln.

Sie war mit Begeisterung dabei, ihre Emotionen zeichnerisch zu Papier zu bringen. Nachdem sie sich ebenso schwung- wie fantasievoll in Worten ausgedrückt hatte, schien es für sie notwendig zu sein, sich auf das Zeichnen ihrer Gefühle zu fokussieren. Sie war voller Energie und schien einen guten Zugang zu ihren Empfindungen zu haben, wenn sie bestimmte Farben verwendete und diese mit sicheren und ausholenden Strichen zu Papier brachte. Um ihre Entspannungsfähigkeit zu steigern und den angestrebten Erholungsprozess zu fördern, kann es sinnvoll sein, ihre Kreativität zu nutzen, um sich und ihre Empfindungen besser kennenzulernen und diesen Ausdruck zu verleihen. Weiterführend könnte eine Empfehlung für ein gezeichnetes Tagebuch sein. Ein Kunsttagebuch bietet die Möglichkeit, Emotionen visuell auszudrücken, was oft für Überraschungen bei der nachfolgenden therapeutischen Erörterung sorgt, da sich Unbewusstes bei manchen Menschen oft einfacher und schneller in einer künstlerischen Darstellung ausdrückt. Kunst und Poesie sind Teil der Expressive Arts Therapy (Malchiodi, 2005). In der Expressive Arts Therapy werden die Künste und ihre Produkte zur Bewusstseinssteigerung, zur traditionellen Heilung und zur Förderung des emotionalen Wachstums eingesetzt (McNiff, 2009). In der NBT kann die Expressive Arts Therapy zum Einsatz kommen, eingewoben in therapeutische Settings in der Natur. Ganz im Sinn von Natalie Rogers (1993) Definition: „Bewegung, Zeichnen, Malen, Bildhauerei, Musik, Schreiben, Klang und Improvisation in einem förderlichen Setting, mit dem Ziel, Gefühle zu erleben und zum Ausdruck zu bringen" (S. 115). Die Ergebnisse und die Ästhetik der Werke haben keine Priorität, sie dienen primär dem Selbstausdruck und dem Gewinnen von Einsichten, was den Patienten vorgängig auch vermittelt werden soll, um Hemmungen, sich auf den kreativen Prozess einzulassen, zu minimieren (Malchiodi, 2005). Im Rahmen der NBT kommt es häufig zu einer „kreativen Verbindung" („creative connection"), wie Rogers die Förderung und Verstärkung des Wechselspiels zwischen den Künsten in der Therapie genannt hat.

„Kreative Verbindung" bedeutet, dass eine Kunstform ganz natürlich die nächste stimuliert. In der NBT wird das ganz deutlich. Estrella (2005) fasst die Expressive Arts Therapy folgendermaßen zusammen: Sinnlicher (nonverbaler, nichtdiskursiver) Ausdruck; Ästhetik (Harmonie, Symbolik, Rhythmus); Kreativität (einschliesslich Transformation, Improvisation) – und beschreibt damit unwissentlich im Kern auch die NBT. Überdies ist das Kontinuum der Ausdruckstherapien (Expressive Therapies Continuum, ETC) ein Modell für das Verständnis, die Ermöglichung und Evaluierung von Expressive Arts-Therapien (Kagin & Lusebrink, 1978; Lusebrink, 2010). Das ETC beinhaltet vier Erfahrungsebenen: (1) Kinästhetische/sensorische Aktion (explorative Interaktion, Bewegung, motorische Aktivität), (2) Perzeptive/affektive Form (Mitteilung von Emotionen, Entwicklung reflexiver Distanz, Selbstbeobachtung eigener Prozesse mithilfe der verwendeten Kunstform), (3) Kognitive/symbolische Schemata (Problemlösung, Sinnsuche, Nutzung analytischer und logischer Fähigkeiten), (4) Kreativität (kann auf jeder Ebene oder aufsteigend in einer Integration aller Ebenen vorkommen).

8.21 Herr Waldmusik

In den Wäldern sind Dinge, über die nachzudenken man jahrelang im Moos liegen könnte (Franz Kafka)

Allgemeine Anamnese

Der Patient wuchs gemeinsam mit seinen drei älteren Geschwistern im Schweizer Mittelland auf. Der Vater war Fabriksarbeiter, die Mutter Hausfrau. Aufgrund der bescheidenen Verhältnisse musste der Patient früh zu Hause und im Garten mithelfen. Er selbst absolvierte eine Ausbildung zum Lehrer und ist seit dreißig Jahren verheiratet. Aus der Ehe stammen eine Tochter und ein Sohn. Aufgrund von beruflichen Belastungen und auch durch mehrfache lebensbedrohliche Erkrankungen der Ehefrau, welche seiner Unterstützung bedarf, entwickelte er eine Erschöpfungsdepression mit Grübelzwang, Schlafstörungen, Konzentrationsstörungen und rascher Ermüdbarkeit. Seine Hobbies sind Musik, Sport und Geschicklichkeitsspiele wie Jonglieren.

Diagnosen: Erschöpfungssyndrom, Belastungssyndrom in der Familie, chronische Rücken- und Nackenschmerzen.

Naturanamnese

Kernthemen: Äpfel, Pflaumen, Hagebuttenkonfitüre, Kirschbäume, Obstgarten, Rosenkohl, Salat, Froscheier, Schnecken, Äffchen in den Lianen, Blätter, Zittergras, Baumstämme, Echo.

Der Patient wuchs in der Nähe eines Bauernhofs auf, half viel im Garten der Eltern mit und war oft nach der Schule bei der Kirsch-, Apfel- und Pflaumenernte. Manchmal assistierte er dem Vater beim Einkochen von Hagebuttenkonfitüre, was eine sehr aufwändige Arbeit war. Diese Spezialität gab es dann bei Picknickausflügen mit der Familie und war etwas Besonderes. In Beeten zogen die Eltern Salat und Rosenkohl. Er und seine Freunde kletterten sehr gerne in den Obstbäumen und fühlten sich wie junge Äffchen. Um Misteln zu pflücken, die er dann mit Freunden auf dem Markt verkaufte, musste Herr W. damals oft hoch in die Bäume klettern, bis zu dreißig Meter. Auch bei der Fruchternte kletterte er bis in die obersten Äste. Herr W. erzählt, wie er mit seinen Freunden an Efeu-Lianen in den Bäumen geschwungen ist. Von den Eltern hat er gelernt, wie wichtig es ist, zu arbeiten und dass man seine Pflicht erfüllen und anständig sein muss, aber man muss auch ruhig sein.

Herr W. liebte als Kind den Schnee, der für ihn mit dem Gefühl von Freiheit verbunden war. In der Wohnumgebung gab es keine Skilifte, deswegen war er im Schnee immer zu Fuß unterwegs oder mit dem Schlitten. Der Patient bewundert Libellen und Schmetterlinge. Robinien haben für ihn einen starken anziehenden Blütenduft, aber er mag ebenso den Geruch von trockenem Laub. Herr W. hat in seiner Jugend Mäuse und Maulwürfe gefangen, Froscheier und viele Schnecken gesammelt, wobei er die Schnecken an Restaurants verkaufte. Der Patient mag es, wie Bäume und Blätter sich bewegen, sie haben für ihn eine eigene Sprache. Einige Blätter sind langsam und einige schnell. Auch das prasselnde Geräusch von Zittergras im Wind hat für ihn etwas Besonderes. Er mag das Phänomen Echo und auch, wie sich die Bäume anhören, wenn man einen zwanzig Meter hohen Baumstamm beklopft und lauscht, wie er vibriert.

NBT-Ziele

- Muster durchbrechen
- Zufriedenheit finden
- Nicht ständig die Traurigkeit wegdrücken
- Anerkennung, ohne eine Leistung zu erbringen
- Abgrenzung, Gefühle und Bedürfnisse besser wahrnehmen und zulassen
- Zeit für sich selbst haben.

NBT- Aktivitäten

Übungen: Naturmaterialien sammeln und Repräsentanten für sich selbst und Zukunftsträume finden, Waldkonzert: gespielt und gesungen.

Schöne Naturmaterialien sammeln

Therapieziele: Sich selbst mit seinen positiven Eigenschaften in der Natur wiederfinden. Der Patient hat offensichtlich in seiner privaten Situation Schwierigkeiten damit, sich Zeit für sich zu nehmen. Sein Leben ist darauf ausgerichtet, für die Schule zu arbeiten und sich um seine kranke Frau zu kümmern. Er soll Naturmaterialien sammeln, die ihm etwas Positives über sich selbst spiegeln (**Abb. 8-66**).

Beobachtungen der Therapeutin: Der Patient sammelte fünfzehn Naturmaterialien und erweckte den Anschein, als würde er es sehr genießen. Anfangs noch sehr auf die Therapeutin ausgerichtet, erfasste ihn nach kurzer Zeit eine Ruhe und Herr W. war sehr mit sich und der Natur beschäftigt. Er konnte sich während der Suche genügend Zeit nehmen und ein großes Areal für seine Erkundungen in Anspruch nehmen. Die Fundstücke wurden auf einer Folie am Boden ausgebreitet, was die Intensität ihrer Erscheinung und Schönheit erhöhte, und Patient wie die Therapeutin erzählte von den Assoziationen, welche die einzelnen Fundstücke in Bezug auf ihn/sie selbst weckten. Die Stimmung war intensiv, ruhig und konzentriert. Herr W. wirkte aufgeräumt, neugierig und zufrieden mit dem, was er an positiven Seiten von sich in der Natur gefunden hatte.

Waldmusik

Übungsziel: Den Wald als Raum der künstlerischen Freiheit erfahren. Mit Musikinstrumenten im Wald Melodien anstimmen und auf die Resonanz des Waldes lauschen, dessen Echo erfahren.

Beobachtungen der Therapeutin: Danach ging man tiefer in den Wald hinein. Auf einer sonnenbestrahlten Waldlichtung wurde eine Anzahl von Instrumenten, wie Mundharmonika, Jagdhorn, Querflöte, Blockflöte vor dem Patienten auf dem Boden ausgebreitet (**Abb. 8-67**). Es wurden gemeinsam Melodien improvisiert und alte Lieder aus unterschiedlichen Ländern und Kulturen gespielt und gesungen. Es entwickelte sich eine Stimmung der Gemeinsamkeit und Getragenheit, aber auch der Leichtigkeit.

Gedanken und Gefühle nach NBT: Tausend Kleinigkeiten in der Natur entdecken, Wahrnehmen von Gefühlen: Trauer, Mitgefühl, Nachdenklichkeit, eigene Kreativität entdecken.

> Alternative Aktivitäten: Abgrenzungsübungen mit Naturmaterialien, Ameisenhaufen betrachten, Picknick zelebrieren.

Naturkiste

Bilder von einem kletternden Schimpansen als Erinnerung an das freie Gefühl beim Klettern des Jungen in den Bäumen, was einerseits

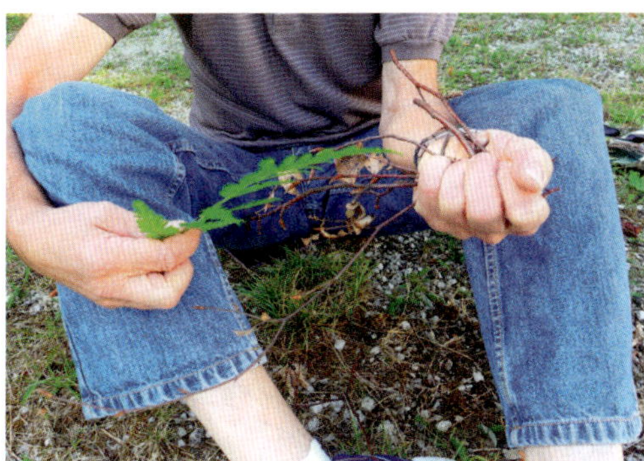

Abbildung 8-66: Naturmaterialien sammeln, um zur Ruhe zu kommen (Quelle: A. Adevi, M. Breznik)

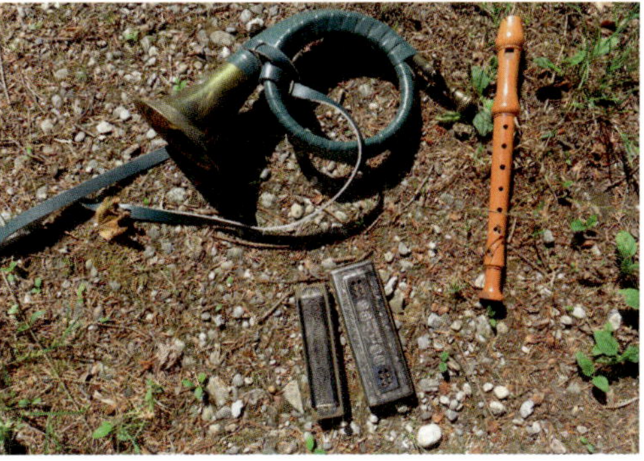

Abbildung 8-67: Instrumente für die Waldmusik (Quelle: A. Adevi, M. Breznik)

verknüpft ist mit Arbeit (Mistel- und Obsternte), jedoch auch mit Spiel (Lianen-Schwingen) (**Abb. 8-68**). Ein **Glas Hagebuttenmarmelade**, als Stellvertreterin für die Picknickausflüge der Familie und fürs gemeinsame Geniessen, Entspannen in der Natur; auch als Anregung gedacht, solche Gelegenheiten für sich selbst zu schaffen. Ein Paket mit gefrorenem **Rosenkohl** und frische **Johannisbeeren**, sozusagen die Ernte, der Lohn aus dem Garten der Eltern, auch die Anerkennung für die Mithilfe, die dem Patienten in seiner aktuellen überlasteten Situation fehlt.

Feedback

Beurteilung durch Herrn W. zwei Wochen nach dem Aktivitätstag

Suchen, Entdecken, nach und nach völliges Abschalten innerer und äußerer Ablenkung. Immer mehr Kleinigkeiten nehme ich wahr, werden mir bewusst, die mir ein Lächeln entlocken, z.B. Käfer, die mühelos emsig hinauf- und hinunterkrabbeln. Andere, die sich ruhig sonnen und wie Diamanten funkeln; Heuschrecken und Mücken, als würden sie spielen, hüpfen von Grashalm zu Grashalm. Schmetterlinge gaukeln verspielt vorbei, als sei ihre Welt ein Raum voller Freude. Stein- und Astformen als Tier- und Koboldgestalten aus Erlebnissen und Kinderbüchern. Gräser und Büsche, Bäume wiegen beruhigend im Wind hin und her. Ich habe Zeit, kann mich diesem Erleben hingeben, wenn es mir gelingt abzutauchen. Assoziationen mit vielen Bildern, Erlebnisse, Erfahrungen (lustige und traurige, positive und negative) aus früherer Zeit. Regt zum Nachdenken, aber auch zum Lachen an. Eventuell bewusstes Erkennen von Abläufen von damals (z.B., dass ich ja bei den Erlebnissen im Wald mit meinem Vater gelernt habe, Arbeit als Selbstverständlichkeit zu verstehen, die Natur wahrzunehmen, aber auch auf die Zähne zu beißen, gemeinsames Tun zu erfahren, gemeinsamen Lohn zu genießen, z.B. eine Wurst zu braten. Viele Bubenerlebnisse: Hütten bauen, tagelang Abenteuer erleben, Klettern, heimlich rauchen und dann sich übergeben. In der Natur rieche, fühle, spüre, höre, sehe ich tausend Dinge, die ich unterdrückt hatte, fast zu viele, sodass ich vor lauter Eindrücken fast „durcheinander“ gerate. Und dennoch mit freudiger Erregung feststelle, dass es da alles immer noch gibt. Indem ich mich einfach hinstelle, -setze oder -lege, den Alltag ausschalte, meinen Blick, mein Fühlen, mein Wahrnehmen auf ein Objekt lenke, um dieses von oben bis unten mit möglichst allen Sinnen aufzunehmen oder z.B. einfach verfolge, was der Wind oder ein fliegender Vogel oder eine Ameise auslöst, fühle ich eine tiefe Entspannung in mir. Glücksgefühl und anfänglich auch etwas Unsicherheit kamen während der Aktivitäten in mir auf. Bei Samen, die (vielleicht sogar fliegend oder schwebend) für Fortpflanzung sorgen. Schönen Pflanzen im kargen Boden, lustigen Formen, artistischen Einlagen von Kleinlebewesen. Gedankenverbindungen zu

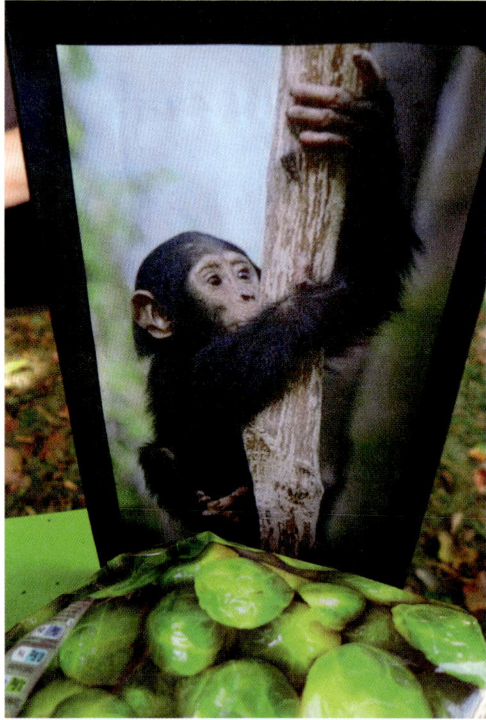

Abbildung 8-68: Ein kletternder Schimpanse soll an das Freie Gefühl beim Klettern auf Bäume erinnern (Quelle: A. Adevi, M. Breznik)

meiner Jugend, zu meiner Familie, zu überwundenen Schwierigkeiten, zu erlebten, überstandenen Schmerzen, zu früheren Lausbubereien. Beim Wahrnehmen der Aufmerksamkeit der Therapeutin bei den Schilderungen, beim Spüren des Vertrauens. Beim Musizieren, speziell beim Singen durch das gemeinsame Erlebnis, durch die Gelöstheit. Trauer, Mitgefühl, Nachdenklichkeit, wenn Objekte mich an die wenigen negativen Erinnerungen meiner Jugend oder der jüngeren Vergangenheit erinnerten.

Bei meinen Ausflügen in der Natur überfallen mich seit diesem Tag unzählige Bilder, Eindrücke, Erlebnisse. Ich bin dann meist völlig auf Aufnahme programmiert und fühle mich nachher erleichtert, entspannt, erfüllt, aber auch erschöpft. Ich habe nach wie vor Mühe, mich bewusst aus meiner Arbeit herauszunehmen und z. B. im Garten oder einem ähnlichen Ort tief in diese Wahrnehmungs- und Gefühlswelt abzutauchen. Speziell, wenn es um die Gesundheit meiner Frau oder meine eigene Gesundheit mit all den organisatorischen und emotionalen Bereichen geht. Es ist auch schwierig, wenn die Allernächsten nicht wirklich verstehen können, was beim NBT passiert. Wenn ich mit Erde arbeite, pflanze, durch seichtes Wasser oder Morast wate, in einem Gewittersturm oder an einem tosenden Wasser, aber auch an einem leise plätschernden Bächlein unterwegs bin, wirken vielfache Eindrücke auf mich ein, ebenso, wenn ich in einem abgegrenzten Raum, einem Tal oder einer Senke im Wald, auf dem Feld bin oder in der warmen Sommernacht im Garten liegend den Sternenhimmel, den Mond oder die dahinziehenden Wolken verfolge. Obwohl ich eigentlich schon immer Natur um mich herum wahrgenommen und mit den Achtsamkeitsübungen in der Klinik intensiviert habe, hat mein Abenteuer Natur mit dem Tag der Einführung begonnen und begleitet mich fast täglich.

Beurteilung durch Herrn W. sechs Jahre nach der NBT-Aktivität

Im Laufe der Jahre sind meine NBT-Erlebnisse nicht verschwunden, aber doch weniger geworden oder weniger als solche wahrgenommen worden.

Wahrnehmungen mit positiven Erinnerungen:

- Geruch von frischem Heu: Familienerlebnisse beim Mähen und Heuen zu Hause, z. T. schon um 4 oder 5 Uhr in der Früh, allein auf weiter Flur.
- Nur schon der Gedanke an Kirschen, aber auch deren Anblick ließen und lassen mich den Geschmack derselben spüren; erinnern mich an die Hunderten von Stunden, die ich als Kind und Jugendlicher auf Kirschbäumen erlebt habe.
- Die köstlichen Früchte, die Erzählungen älterer Personen aus früherer Zeit, das Gelächter und das Singen auf den Bäumen, die Kletterei, die vielen „fast Unfälle“, damals ernsthaft, heute zum Lachen.

Motivierende Wahrnehmungen:

- Aus abgefaulten Baumstrünken wächst neues Leben oder sie dienen einer Vielzahl von Kleinlebewesen.
- Selbst eine Brennnessel dient (z. B. Schnecken oder Raupen) als Lebensraum, also nicht alles, was wir für unnütz halten, ist unnütz.
- Aus Tausenden von Samen wachsen wenige junge Bäume: Oft brauchen wir viele Versuche/Wege, bis einer zum Ziel führt.
- Ein Bach wurde durch einen Geländerutsch zugedeckt – und taucht weiter unten fröhlich plätschernd wieder auf. Ebenso wie wir nach einer Depression.
- So kahl Pflanzen im Winter auch sind, mit ein paar Sonnenstrahlen treiben sie schon wieder Sprossen.
- Eine einsam in den Himmel ragende Föhre wird vom Sturm gepeitscht, lässt sich aber nicht unterkriegen, steht einfach da, als wolle sie sagen: Mich kriegst du nicht. Ebenso nehmen die Bäume im Wald den Sturm zum Tanz, indem sie sich hin und her wiegen, sich biegen, aber nicht brechen.

Das Spielen auf einem Instrument, draußen in der Natur, pflege ich immer noch gelegentlich, höre auf das Echo (**Abb. 8-69**). Oft aber verstumme ich aus Ehrfurcht vor dem Singen der Vögel, dem Plätschern und Gurgeln des Baches oder dem „Gesang" der Bäume im Wind. Mit Beobachtungen in der obgenannten Art habe ich in den ersten Jahren nach der NBT viele Spaziergänge gemacht, wobei mich manchmal Geräusche, Düfte, Empfindungen wie Temperatur, Licht und Schatten (Lichtstrahl durch dichte Bäume), Stimmungen in der Landschaft berührt und an Lebenssituationen (fast immer motivierend) erinnert haben. Sogar auf dem Sportplatz, wo ich mit vielen Jugendlichen arbeite, nehme ich solche „Erscheinungen" um mich herum wahr. Zudem motivieren mich die Lebensfreude, der Enthusiasmus, das positive Denken dieser jungen Menschen. Wenn heute meine Spaziergänge auch weniger geworden sind, mache ich diese bewusst auch, um mich in diesen Zustand zu versetzen/abzuschalten. Ich denke, es wäre gut, solche Phasen/Therapien/Erlebnisse ebenso wie z. B. Fitnesstraining fix in den eigenen Terminplan einzubauen (auch wenn ich dies auch nicht immer brauche). Ich habe mit meiner Frau über die NBT-Aktivitäten gesprochen, für sie ist das jedoch nicht bedeutsam. Einige andere Personen haben sehr interessiert darauf reagiert oder selbst schon ähnliche Erfahrungen gemacht. Ich würde sofort wieder an einer maßgeschneiderten NBT-Übung teilnehmen! Einerseits rechne ich mit neuen Impulsen oder Vertiefung, andererseits denke ich an die tiefe Vertrautheit, die ich im Moment des „Ausflugs" und der „Nachbearbeitung" empfunden habe.

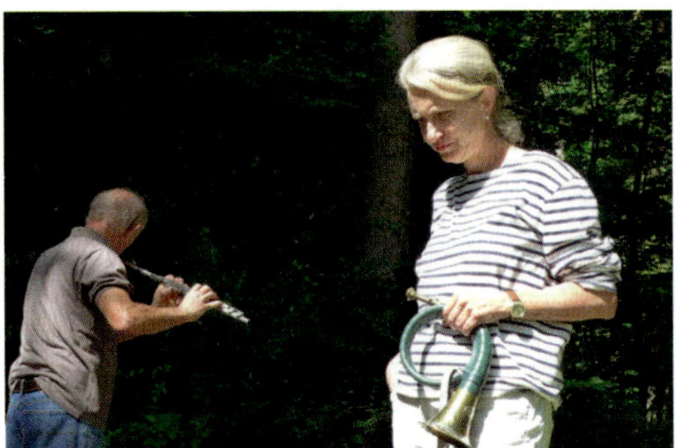

Abbildung 8-69: In der Natur auf einem Instrument spielen, wie hier im Rahmen der NBT-Aktivitäten (Quelle: A. Adevi, M. Breznik)

Kommentar

Thema: Flow

Wenn jemand mit voller Hingabe eine Aktivität ausführt, kann das ihn oder sie in einen Geisteszustand versetzen, den man als Flow bezeichnet (Csikszentmihalyi, 1996). Was der Patient beschrieb, war wahrscheinlich eine Transzendenzerfahrung, wobei man nach Mitchell (1983) zwischen aktiven und passiven Erfahrungen des Erhabenen unterscheidet. Diese kann große Ähnlichkeit mit einem Flow aufweisen. In einem Flow zu sein heißt, dass sich die Person genügend gefordert fühlt und ein Gleichgewicht zwischen persönlichen Ressourcen, Neigungen und Anforderungen erlebt (Csikszentmihalyi, 1990). Vermutlich bestehen Verbindungen zwischen positiven Transzendenzzuständen in Naturumgebungen und Flowerfahrungen (Williams & Harvey, 2001). Doch auch wenn naturbasierte Aktivitäten in solchen Settings nicht zu Flowzuständen führen, ist die Aktivität häufig Sinn und Freude stiftend und somit von sich aus lohnend (Norling, 2001). Der sinnstiftende Aspekt, das In-den-Flow-Geraten in Verbindung mit der Natur wurde mehrfach beschrieben (Kaplan & Kaplan, 1989; Nakamura & Csikszentmihalyi, 2003). Im Flowzustand geht man vollkommen in seinem Tun auf; das geschieht, wenn man Gelegenheit hat, sich ganz einer befriedigenden Tätigkeit hinzugeben (Seligman et al., 2004). Flow ist ein wesentlicher Faktor einer optimalen gedeihlichen Entwicklung (Nakamura & Csikszentmihalyi, 2003). Bei der Arbeit mit Patienten, bei denen eine Erschöpfungsdepression diagnostiziert wurde, ist auch zu beachten, dass die Erosion des Engagements als eine der Ursachen des Erschöpfungssyndroms gilt (Maslach et al., 2001). Für das Erleben eines Flowzustands müssen einige Voraussetzungen gegeben sein: klare Ziele, Konzentration und Fokussierung, unmittelbares Feedback und ein Gleichgewicht zwischen Fähigkeiten und Herausforderung. Weil es lohnend ist, in einen Flow zu geraten, ist auch Mühelosigkeit damit verbunden (Csikszentmihalyi, 1996). Der Wald schien diesen Patienten mit der reinen Schönheit bekannt zu machen. Die Aufnahme aller Sinneseindrücke, die ihm die Natur bot, hatte eine starke Wirkung auf seine Gefühle. Es war erstaunlich, wie der Klang der Instrumente und das Singen seine Körperenergie wieder ins Gleichgewicht zu bringen schienen. Unter solchen Bedingungen – wenn ein Patient dermaßen „überwältigt" wird – ist es nicht einfach für den Therapeuten, eine Sitzung beenden zu müssen, weil die Zeit vorüber ist. Diese Sitzung im Wald half dem Patienten nicht nur seine Emotionen ins Gleichgewicht zu bringen, sie schaffte es offenbar auch, sein mit Negativem beschäftigtes Bewusstsein im Handumdrehen abzuschalten.

8.22 Herr Walnuss

Wir haben Wurzeln, und die sind definitiv nicht in Beton gewachsen (Andreas Danzer)

Allgemeine Anamnese

Der Patient ist in einer Stadt im Flachland in Ostdeutschland geboren und wuchs dort gemeinsam mit seinen Geschwistern in einem großen Mehrfamilienblock auf. Er absolvierte eine technische Grundausbildung und studierte im Anschluss Technik. Er lebt seit fünfzehn Jahren in der Schweiz, ist verheiratet und hat zwei Kinder. Seine berufliche Tätigkeit in der Leitung eines Unternehmens zwang ihn zu vielen Geschäftsreisen, weshalb er schließlich wenig Zeit zu Hause verbringen konnte. Er entwickelte ein schlechtes Gewissen seiner Frau und seinen Kindern gegenüber, geriet mehr und mehr in einen Erschöpfungszustand. Dies alles war begleitet von unterschiedlichsten Symptomen wie Herzrasen, Schwindelattacken, zusätzlich erlitt er Panikattacken. Letztendlich wurde Herr W. immer depressiver, fühlte sich ohnmächtig, entwickelte Aufmerksamkeitsdefizite und Konzentrationsstörungen sowie rastloses Gedankenkreisen.

Diagnosen: Anpassungsstörung mit Erschöpfungssymptomatik, Verdacht auf Panikstörung, Belastung in Verbindung mit der beruflichen Situation.

Naturanamnese

Kernthemen: Heu, Hühnereier, Walnüsse, Lagerfeuer, Wald, Pilze und Beeren, Strand und Meer, Kanäle, Boote, Wind und Gewitter.

Er erinnert sich an seine Kindheitsumgebung mit ihren heißen Sommern, einem intensiven Grünton in der Landschaft, dem Duft von Heu sowie eiskalten Wintern mit viel Wind. Er besuchte regelmäßig seine Tante, welche auf dem Land wohnte. Dort lernte er eine neue Welt kennen, in der er das Frühstücksei selbst aus dem Hühnerstall holen und sich in Heuschobern verstecken konnte. Er aß Sauerampfer mit Zucker oder sammelte Unmengen von Walnüssen von den zwei im Garten stehenden Bäumen, die dann an die ganze Verwandtschaft verschenkt wurden. Die Familie habe sich dort oft am Lagerfeuer versammelt und gemeinsam gegessen. Es gab Sonntagsspaziergänge im Wald, wo die Familie Heidelbeeren und Pilze sammelte oder Herr W. gemeinsam mit dem Vater im Frühling Weidenpfeifen schnitzte. Der Vater war ein großer Bergliebhaber und unternahm gemeinsam mit dem Patienten lange Wanderungen, wobei sie einmal von einem Gewitter überrascht wurden. Mit der Mutter sind Erinnerungen an den Strand und das Meer verknüpft, doch habe er sich lediglich zweimal mit ihr gemeinsam an der Ostsee aufgehalten. Der Patient erzählt vom Spreewald und von den Booten dort, die an Venedig erinnerten, weil man sich auf dem Wasser am effizientesten fortbewegen konnte und er immer mit einem Paddelboot unterwegs war.

NBT-Ziele

- Sich auf das Fließen einlassen
- Achtsamkeitsübungen mit allen Sinnen
- Kontrolle loslassen
- Neue Gewohnheiten einführen

NBT-Aktivitäten

Übungen: Achtsamkeit mit allen Sinnen: Am Strand am Wasser sitzen, barfuß gehen, Pflanzen tasten, reichen, schmecken.

Die Achtsamkeitsübungen mit allen Sinnen
Übungsziele: Sich auf das Fließen einlassen. Der Patient ist sehr strukturiert und geordnet, deshalb die Hinwendung zu Achtsamkeitsübungen mit allen Sinnen. Herr W. sollte lernen, dass er nicht alles kontrollieren kann, und dass es auch in Ordnung ist, wenn man etwas nicht versteht. Der Patient muss nicht alles im Voraus wissen. Es geht auch darum, neue Gewohnheiten und Routinen ins Leben einzuführen und mit alten destruktiven Gewohnheiten zu brechen.

Beobachtung der Therapeutin: Die Übungen waren einfach strukturiert und der Patient wurde zu Naturumgebungen geleitet, um dort Achtsamkeitsübungen auszuführen. Es zeigte sich, dass er sich wider Erwarten sehr gut auf diese Übungen einlassen konnte. Er wirkte in manchen Momenten wie hypnotisiert, verfiel in einen tranceähnlichen Zustand, egal welche Sinnesqualitäten gefordert waren. Am Wasser sitzen und mit geschlossenen Augen die Wahrnehmung für alle Sinne schärfen (**Abb. 8-70**), am Strand im Sand sitzen, Füsse ins Wasser hängen lassen und wahrnehmen, wobei der Patient dort über lange Zeit sehr versonnen und in sich versunken gesessen war und fast wie ein verlorenes Kind wirkte, das beschützt werden muss (**Abb. 8-71**). Geräusche am Bach wahrnehmen: Darauf konnte sich der Patient völlig einlassen und darin aufgehen. Er selbst war überwältigt von der Wirkung dieser Übung, weil sie ihn in einen Zustand der vertieften Entspannung versetzte, den er bei sich lange nicht mehr wahrgenommen hatte. Die Wahrnehmung von verschiedenen Blumen und ihren Gerüchen, auch die begleitende Umweltsituation mit Licht, Schatten und Wärme schienen bei ihm ebenso intensive Wahrnehmungen und Gefühle auszulösen.

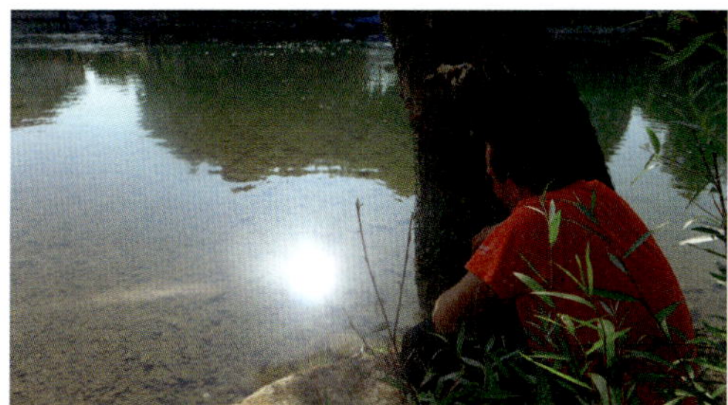

Abbildung 8-70: Mit verbundenen Augen am Wasser sitzen (Quelle: A. Adevi, M. Breznik)

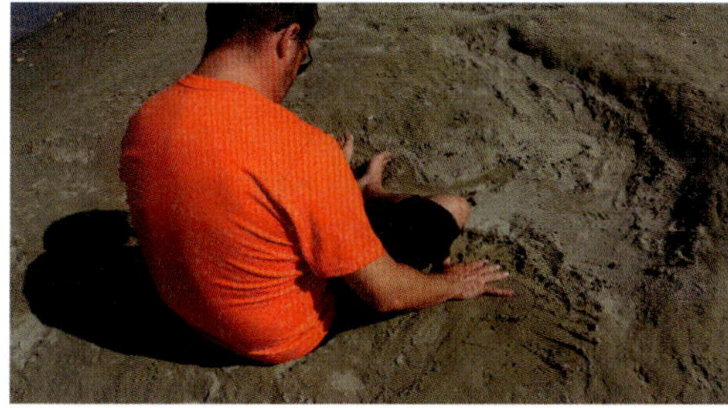

Abbildung 8-71: Am Strand sitzen (Quelle: A. Adevi, M. Breznik)

Gedanken und Gefühle nach NBT: Intensität der Sinneseindrücke, wenn man achtsam ist, dadurch entstehen Glücksmomente, die man erst erkennen muss, positive und intensive Erinnerungen an die Natur der Kindheit und Jugend.

Alternative Aktivitäten Joggen, Balancieren auf gefällten Bäumen und großen Steinen.

Naturkiste

Ein **kleiner Korb mit Schokolade** und einem Notizzettel „Der Kakaobaum ist eine tropische Pflanze, und Schokolade ist Natur" soll den Patienten daran erinnern, genussvoll seinen Geschmackssinn anzuregen als Stellvertreter für die anderen Sinne. Ebenso fanden sich im Korb **Walnüsse**, die die ganze Bandbreite der Erinnerungen an das sinnenreiche Leben auf dem Land gemeinsam mit der Familie wachhalten sollen.

Feedback

Beurteilung durch Herrn W. zwei Wochen nach der NBT-Aktivität

Freude hat etwas mit Sensibilität und Aufmerksamkeit zu tun. Ich muss erst mal erkennen, dass ich in einem bestimmten Augenblick glücklich bin. Diesen Augenblick zu identifizieren und bewusst zu genießen ist nicht in jedem Fall selbstverständlich; „mit allen Sinnen genießen" ist sicher hilfreich, um Momente der Freude in alle Facetten auszukosten und alle Sensoren auf Empfang zu stellen. Ich habe bei mir wiederentdeckt, dass das Gehör auf mich den größten Einfluss hat. Erinnerungen sind wieder hochgekommen von einem Nachmittag in meiner Kindheit, an dem wir bei leichtem Regen in einem Zelt saßen, das Trommeln der Tropfen hörten, was unheimlich entspannend war. Auch ist mir wieder klar geworden, dass Lärm und unangenehme Geräusche bei mir der Hauptauslöser für Stress sind (Ich habe früher schon mal zu Weihnachten einen großen Ohrenschützer von meiner Frau geschenkt bekommen.). Meine Sinne lassen sich recht leicht anregen, wenn ich mir etwas Zeit nehme. Eher leide ich aber im Alltag an einer Reizüberflutung. Suche also Ruhe und Stille, um meine Sinnesorgane (speziell die Ohren) zu schützen (**Abb. 8-72**).

Während des Aktivitätstages habe ich eine ganze Vielfalt von Gefühlen erlebt. Zuerst etwas gestresst bei der Vorstellung, fünfmal dreißig Minuten konzentriert nichts zu machen. Mit fortschreitendem Einlassen und sich Fallenlassen ist ein ganzer Strauß von Eindrücken und Gefühlen entstanden, die ich einerseits bewusst wahrgenommen habe, die mich andererseits überrascht haben – speziell beim Schmecken und Riechen, die große Vielfalt, die sich mit der Zeit aufgetan hat, obwohl es immer dieselbe Pflanze war, auf der ich gekaut (Schafgarbe), an der ich gerochen habe (Lavendel). Mit den gemachten Erfahrungen ist sicher die Neugierde gestiegen, so etwas manchmal zu machen bzw. sich im Alltag bewusster auf etwas zu konzentrieren. Dass sich der Geschmack von trockenem Brot ändert, wenn man länger als eine Minute darauf herum kaut, dass sich Rotwein erst richtig entfaltet, wenn man ihn eine Weile im Mund behält. Eine Überführung der Erfahrung in alltägliche Praxis ist im hektischen Arbeitsumfeld sicher nur schwer umsetzbar. Auch kann man nicht jeden Augenblick des Lebens intensiv mit allen Sinnen geniessen, einerseits aus Zeitgründen, andererseits würde der Kontrast fehlen, der einen speziellen Moment vom Restalltag abhebt und erst damit zu etwas Besonderem wird. Sicher werde ich aber versuchen, mir mehr Zeit zum Essen zu nehmen, anstatt im Büro nebenbei „irgendetwas" zu mir zu nehmen. Auch werde ich mir gern Zeit nehmen, Essen und Trinken zuzubereiten. Spaß am Kochen und appetitlichem Garnieren von Speisen. Am besten gerade mit den Kindern zusammen. Eines der eindrücklichsten Dinge, die mehrere Sinne anregen, ist für mich ein Lagerfeuer am Abend. Das Lodern der wärmenden Flammen mit Funkenflug in den Nachthimmel, das Knistern und Knacken des Holzes, der Geruch des Rauches, der am nächsten Morgen noch in den Jeans steckt. All das gehört untrennbar zusammen. Wenn dann noch ein kühles Bier zur Hand ist, sind wirklich alle fünf Sinne gleichzeitig dabei. Ich habe bereits angefangen, einige Dinge umzusetzen. Vor einer Woche haben wir mit mehreren Familien einen Wandertag im Gebirge unternommen. Die Kinder haben recht schnell die Schuhe ausgezogen und sind barfuß durch die Wiesen gelaufen. Ich habe das auch ausprobiert und war erstaunt, wie weich der warme, lehmige Untergrund war und wie angenehm sich das anfühlt. Ich bin sicher einen Kilometer barfuß gelaufen und habe das bewusst genossen. Etwas, das ich vorher nie getan habe.

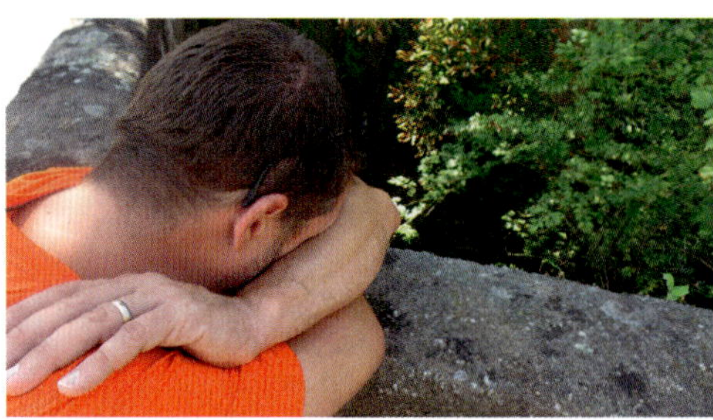

Abbildung 8-72: Dem Lärm und Stress entfliehen, Ruhe suchen (Quelle: A. Adevi, M. Breznik)

Beurteilung durch Herrn W. ein Jahr nach der NBT-Aktivität

Am meisten hat es mir am Aktivitätstag geholfen, mit geschlossenen Augen dem Wasser zu lauschen. Als Aktivitäten in der Freizeit gibt es die Möglichkeit, mit dem Rad um den See zu fahren, wo ich wohne und wieder bewusst mehr barfuß zu laufen. Als alternative Aktivitäten hätte ich mir vorstellen können, abends ein Lagerfeuer zu entzünden, die Wärme zu spüren, ins Licht der Flammen zu sehen, den Rauch zu riechen und das Knistern und Knacken zu hören.

Beurteilung durch Herrn W. sechs Jahre nach der NBT-Aktivität

Bedauerlicherweise habe ich letzte Woche einen massiven Zusammenbruch erlitten und habe gestern von einem Psychiater erneut die Diagnose „Burnout" erhalten. Diesmal ist es schlimmer als beim ersten Mal. Das ist für mich insbesondere extrem frustrierend, da es mir meine eigene Unfähigkeit aufgezeigt hat, die Therapien von vor sechs Jahren erfolgreich umzusetzen und in meinen Alltag zu integrieren. Für mich ist es eigentlich sehr hilfreich, in Stress-Situationen ein fließendes Gewässer aufzusuchen, um dort mindestens fünfzehn Minuten der Strömung zuzusehen und zuzuhören, um die Gedanken fliegen zu lassen. Ich habe mich nicht weiter darin vertieft herauszufinden, welcher „Naturtyp" ich eigentlich bin. Über die NBT-Aktivitäten habe ich sonst mit niemandem groß gesprochen. Ich hatte nur eine einzige Therapie-Sitzung und würde aber gerne erneut an einer maßgeschneiderten aktualisierten NBT-Aktivität teilnehmen.

Kommentar

Thema: Positive psychophysische Wirkungen des Naturkontaktes

Die Reaktion des Patienten auf die einfachen Übungen war für die Beobachterin an seiner Seite höchst bemerkenswert. Er wirkte wie hypnotisiert, verfiel in einen tranceähnlichen Zustand; es war als „würde er zu einer anderen Person". Herr W. war ein lebendes Beispiel für die in vielen empirischen Studien belegte Tatsache, z. B. von Adevi (2012) und Berman et al. (2012), dass schon ein kurzer Ausflug in die Natur positive Gefühlszustände verstärken kann. Der Patient war als Erwachsener vollkommen von der Natur abgeschnitten worden, hatte keinerlei Kontakt mehr damit, vermisste diesen auch nicht, weil es ihm gar nicht bewusst war. Vor seinem Klinikaufenthalt lebte er in großer Distanz zur Natur, auch wenn sie im physisch vielleicht näher war, als er dachte. In dieser Zeit konnte er seine eigenen Gefühle überhaupt nicht beschreiben; er hatte sie verdrängt. Nun konnte er die Naturumgebung beobachten und sogar beginnen, seine Beobachtungen und Eindrücke einer ihm fremden Person, der Therapeutin, mitzuteilen, ja diese ihm bisher unbekannte Person daran teilhaben zu lassen, wie er ehrfurchtsvoll seine ersten Schritte in dieses neue Bewusstsein tat. Die Situation hatte etwas Magisches für beide Beteiligten, dies aus ihren unterschiedlichen Blickwinkeln zu erleben. Etwas zugespitzt könnte man vielleicht sagen, dass der Patient vor seiner NBT-Übung wie ein „gestresster Roboter" funktionierte, so verändert war sein Verhalten nach der NBT-Aktivität. Verschiedenen Forschungsberichten zufolge erlebt eine Person mit hoher Wahrscheinlichkeit Stress, wenn eine Umgebung nicht ihren realen Bedürfnissen, Bestrebungen und Fähigkeiten entspricht (Chan & Baum, 2007). Physische Umgebungen, v. a. Naturumgebungen, spielen deshalb eine entscheidende Rolle für den psychophysischen Erholungsprozess (Kaplan & Berman, 2010; Li, 2010;). Die NBT-Aktivität zeigte deutlich, dass der Erholungsprozess mit positiven Stimmungsveränderungen, Steigerung der subjektiven Vitalität (erlebt als mentale Energie) und kognitiver Klarheit und Reflexionsfähigkeit über sich selbst einhergeht (Hartig et al., 2003; Ryan et al., 2010). Das Am-Wasser-Hocken, die Füße ins Wasser hängen lassen, die Aktivität am Strand, Pflanzen riechen (**Abb. 8-73**) – all das passt zu dem Befund, dass die meistgenannten Lieblingsorte Naturumgebungen und Orte am Wasser sind und das Aufsuchen dieser Orte mehr selbst wahrgenommene Erholung bringt als andere Lieblingsorte (Korpela et al., 2010). Verschiedene Typen des Naturaufenthalts haben eine bestimmte Stimmung, wogegen ihre Auswirkungen auf die Wiederherstellung der Aufmerksamkeit differenzierter sind (Ohly et al., 2016). Viele, die weniger von der Natur abgeschnitten sind als es unser Patient war, empfinden bei Stressüberbelastung das innere Bedürfnis, eine Naturumgebung aufzusuchen. Es ist daher weit verbreitet, dass zur Stressentlastung Naturumgebungen aufgesucht und diese Besuche als erholsam empfunden werden (Pasanen et al., 2018). Als Kind war der Patient über mehrere Aktivitäten mit der Natur verbunden. Er hatte z. B. deutliche Erinnerungen an Walnüsse, Lagerfeuer, den Spreewald, Heidelbeeren, Pilze, Weidenpfeifen, Wanderungen in den Bergen usw. In der späteren Lebensphase dagegen, während der Rehabilitation in der Klinik, erlebte er sein Leben eher statisch, mit kaum Möglichkeiten für Veränderungen. Es fehlte ihm ein Sinn im Leben, etwas, das der Kontakt mit der Natur verschiedenen Studien zufolge (Passmore & Howell, 2014) fördern kann, ebenso wie einen Sinn für die Verbundenheit mit allen Lebensformen (Passmore & Holder, 2016) und prosoziales Verhalten (Zhang et al., 2014). Man könnte sagen, der Patient zeigte eine erstaunliche Ehrfurcht, als seine Verbindung mit der Natur wiederhergestellt wurde. Das Erleben von Ehrfurcht geht mit intensiven Gefühlen des Staunens, der Verwunderung, der Versenkung, aber auch des Glücks, der Freude und Zufriedenheit einher. Die Forschung zeigt, dass Ehrfurcht den Fokus auf den gegenwärtigen Augenblick und die Lebenszufriedenheit verstärkt (Rudd et al., 2012). Ehrfurcht gilt als eine typischerweise bei Naturerfahrungen ausgelöste positive Emotion (Shiota et al., 2007). Außerdem kann das typische Erleben von Ehrfurcht in Naturumgebungen zu tiefgreifenden Veränderungen der Weltanschauung führen (Joye & Bolderdijk, 2014). Ein anderer Begriff für Ehrfurcht ist Faszination, und Faszination spielt eine zentrale Rolle für den Erholungsprozess (Staats, 2012). Ein weiterer Begriff dafür ist die Versenkung, das völlige Aufgehen in einer Tätigkeit, das in der Positiven Psychologie eines der Schlüsselmerkmale von Flowzuständen darstellt (Nakamura & Csikszentmihalyi, 2014). Der tranceartige Zustand, in den der Patient verfiel, könnte auch auf einen Flowzustand deuten. „Flow bezeichnet einen subjektiven Erfahrungszustand, der von einem völligen Aufgehen in dem, was man gerade tut, gekennzeichnet ist“ (Nakamura & Czikszentmihalyi, 2014, S. 239). Nachträglich beschrieb der Patient, wie der Kontakt mit der Natur bei ihm ein Gefühl des Aufblühens und des Wohlbefindens hervorrief; das steht im Einklang mit Studien, z. B. von Capaldi et al. (2015), ebenso wie mit dem Befund, dass die Beschaffenheit der Natur förderlich ist für positive psychologische Zustände, und die Betrachtung von Natur wird als erholsamer beschrieben als die Betrachtung von Gebäuden (van den Berg et al., 2016). Ein plötzlicher intensiver Kontakt mit der Natur verband ihn als Erwachsenen erneut mit all seinen verschütteten Kindheitserinnerungen an Aufenthalte und Aktivitäten draußen und knüpfte so neue Naturverbindungen. Nach Collado et al. (2013) schafft eine wiederkehrende Berührung mit der Natur in der Kindheit, Naturverbindungen, an die Erwachsene wiederum anknüpfen können.

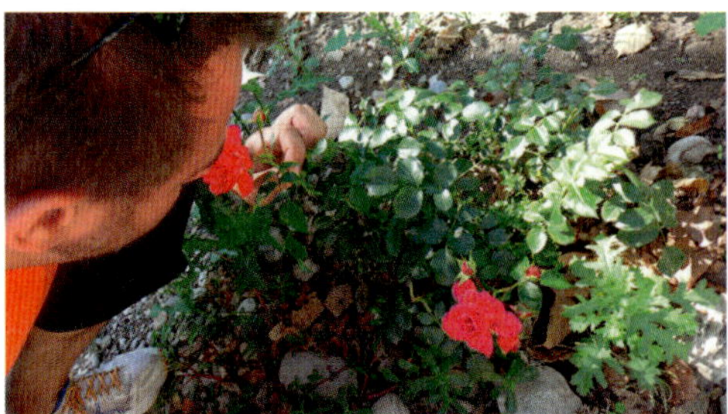

Abbildung 8-73: Den Geruch der Natur wahrnehmen (Quelle: A. Adevi, M. Breznik)

8.23 Herr Wassertag

Wie der Fluss im Meer, so findet unsere Arbeit ihre Erfüllung in der Tiefe der Muße (Rabindranath Tagore)

Allgemeine Anamnese

Der Patient wurde als Ältester von drei Geschwistern in einer hügeligen Landschaft an einem See geboren und wuchs später in einer von einem Bach und Wald geprägten Gegend auf, mit der er noch heute die Begriffe Freizeitfreiheit, Weite, Luft verbindet. In seiner Erinnerung schien die Sonne in diesen Landschaften stets etwas heller. Der Patient besuchte das Lehrerseminar, setzte im Lauf seines Lebens seine Fähigkeiten jedoch in unterschiedlichen Berufssparten ein. Er war lange Jahre äußerst erfolgreich mit dem Aufbau einer selbstständigen Tätigkeit beschäftigt und geriet zuletzt wegen schwieriger wirtschaftlicher Bedingungen immer mehr in eine Erschöpfung, was durch eine ernsthafte Erkrankung seiner Partnerin und den Tod seines Vaters noch verstärkt wurde. Schlafstörungen, Grübeln und depressive Stimmung mit Antriebsstörung machten eine weitere berufliche Tätigkeit unmöglich. Körperlich litt er seit mehreren Jahren an einer obstruktiven Lungenerkrankung, wiederholten Magenproblemen sowie Diarrhoe. Wegen des Schlafproblems habe er abends oft Alkohol getrunken. Auch begleite ihn ein immer wiederkehrendes Rückenleiden mit Schmerzen.

Diagnosen: Anpassungsstörung mit Erschöpfungssyndrom, Probleme in Verbindung mit dem Beruf, chronische Lungenerkrankung, Übergewicht, arterieller Bluthochdruck.

Naturanamnese

Kernthemen: See, Wasser, Garten, Himmel, Wolken, Schnorcheln, Schlangen, Mondlandung.

Die Familie hatte einen großen Garten, in dem sich auch zahlreiche Tannen befanden, es gab eine Spielwiese, die für intensive Fuß- und Federballspiele von ihm und seinem jüngeren Bruder genutzt wurde. In einem Teil des Gartens zog die Mutter Gemüse, doch Herr W. versuchte, sich immer wieder vor dem Jäten zu drücken. Er lag lieber im hohen Gras und betrachtete auf dem Rücken liegend den Himmel. Im Sommer war das aufblasbare Wasserbassin in der Wiese sein Lebensmittelpunkt, denn Wasser war ein belebendes Element für ihn. Die Familie hatte öfter in einer Hütte an einem See die Ferien verbracht, wo er mit seinen Geschwistern schwimmen, schnorcheln und rudern konnte. Mit neun Jahren hatte er zum ersten Mal das Meer gesehen und kann sich an diesen Moment noch sehr deutlich zurückerinnern. Das elterliche Haus mit dem Garten gibt es noch immer in der Familie, und die Geschwister sind dort öfter anwesend, jedoch der Patient fast nie. Als er dreizehn Jahre alt war, entdeckte er in der weiteren Umgebung des Familienhauses einen Felsen mit einer Höhle, die eine große Anziehung auf ihn ausübte, und die er immer wieder besuchte. Damals lebten in der Familie ein Kanarienvogel, eine Katze und ein Hund. Gemeinsam mit den Eltern besuchte Herr W. seine erste Schlangenausstellung, wobei dieser Besuch einen tiefen Eindruck hinterließ. In seinem Leben hatte es immer wieder Katzen gegeben und er bezeichnet sich auch selbst als Katzenmensch. Er hatte ein Aquarium und als er mit sechzehn Jahren ins Internat kam, übernahm er dort die Aufgabe, ein Aquarium zu pflegen. Er schämt sich jedoch heute noch dafür, dass er damals die Schildkröten nicht ordentlich gepflegt hat. 1968 verfolgte er gemeinsam mit seinem Vater im Fernsehen die Mondlandung und war beeindruckt von der Live-Übertragung aus dem Weltall.

NBT-Ziele

- Lebendigkeit des Wassers erfahren
- Ruhe finden im Gras
- Metaphern am Wasser finden für das eigene Leben
- Loslassen lernen

NBT-Aktivitäten
Übungen: Die unterschiedlichen Arten der Kraft des Wassers an verschiedenen Orten spielerisch erkunden.

Die Kraft des Wassers
Übungsziel: Fantasie anregen und Achtsamkeit schulen. Nicht nur an das Erledigen von Aufgaben denken, die den Patienten im Alltag vor sich hertreiben. In Schraubgläsern befand sich Teile von Spielzeugfiguren, die mit der Mondlandung zu tun hatten (**Abb. 8-74**). Der Patient wurde zu unterschiedlichen Stationen von „Wasserquellen" geführt, wo er jeweils ein Glas mit dem dort entnommenen Wasser füllte. Nachdem er sich am Ort von der unterschiedlichen Qualität dieses Wassers hatte inspirieren lassen, brachte er jeweils einen Zettel mit einem von ihm gewählten Namen an die Gläser: 1. Wasserdrache, 2. Wasser vom wilden Mann, 3. Wasser vom Mittelpunkt der Erde, 4. Ursuppe, 5. Rotterdam einfach, 6. L'eau de Lourdes (**Abb. 8-75**).

Beobachtungen der Therapeutin: Der Patient wirkte zu Beginn etwas niedergedrückt und belastet. Mit Fortschreiten der Aktivitäten belebte er sich jedoch und wurde freier trotz der drückenden Hitze und der körperlich schlechten Verfassung durch die Lungenerkrankung und das Übergewicht. Als aktivierend wurde von der Therapeutin auch die Tatsache beurteilt, dass

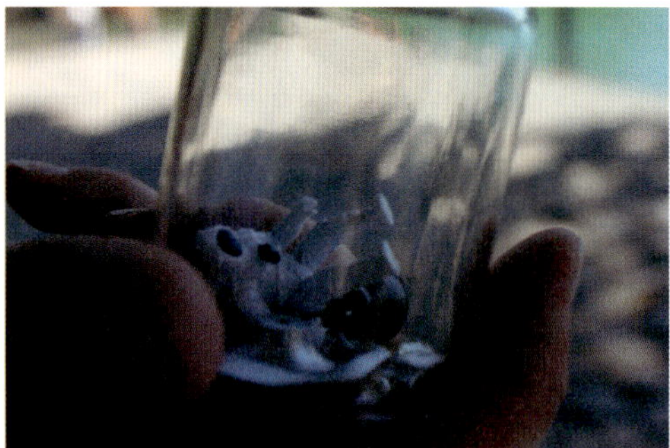

Abbildung 8-74: In jedem Glas befand sich ein Spielzeugteilchen, das an die Mondlandung erinnerte (Quelle: A. Adevi, M. Breznik)

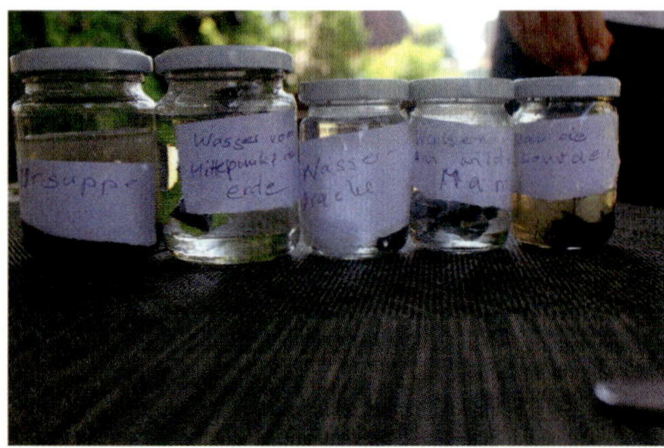

Abbildung 8-75: Gläser mit Wasser von unterschiedlichen Orten, von Patient mit Namen versehen (Quelle: A. Adevi, M. Breznik)

es der letzte Aufenthaltstag in der Klinik war, was vielleicht ebenfalls dazu beitrug, dass sich der Patient ungezwungener fühlte.

Verschiedene Wasserquellen
Der Drachenbrunnen, der Wilde Mann-Brunnen, Fontaine im Kurpark: Nach einer Anlaufzeit und dem Aufsuchen verschieden gestalteter Brunnen im Städtchen, z. B. mit einem Wasserzulauf in Form einer aus Eisen geformten Schlange (**Abb. 8-76**) oder mit der Brunnenfigur eines „Wilden Mannes" versehen, entwickelte Herr W. ein zunehmendes Engagement. Herr W. und die Therapeutin kamen zur dritten Station, einem Springbrunnen mitten im Kurpark. Dieser Brunnen besteht aus einer kleinen Fontäne inmitten einer Ansammlung von Pfefferminz und Gras, das teilweise hüfthoch gewachsen ist und dadurch einen naturnahen und wilden Landschaftseindruck erweckt.

Beobachtungen der Therapeutin: Der Patient begab sich zur Wasserfontäne und verbrachte dort einige Zeit in Meditation vertieft, fing dann den Wasserstrahl im Glas ein und legte eine Pflanze hinein (**Abb. 8-77**). Dieses Glas, wurde vom Patienten „Wasser vom Mittelpunkt der Erde" genannt. Es kam im Anschluss zu einer entspannten philosophierenden Diskussion im schattigen Gras unter einem Baum sitzend.

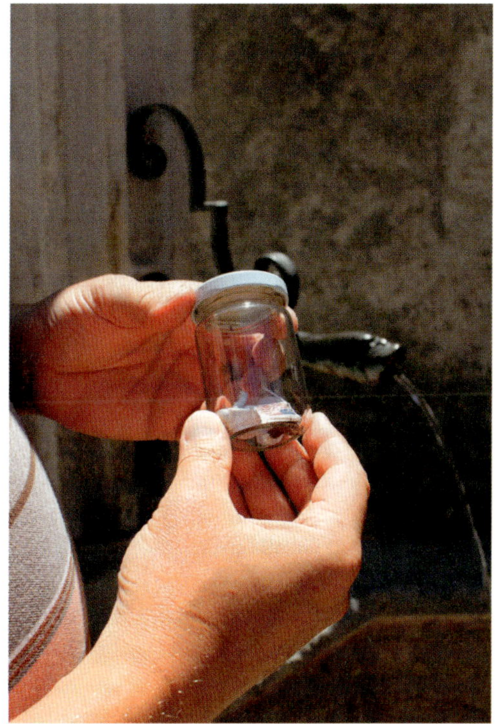

Abbildung 8-76: Wasser aus dem Drachenbrunnen (Quelle: A. Adevi, M. Breznik)

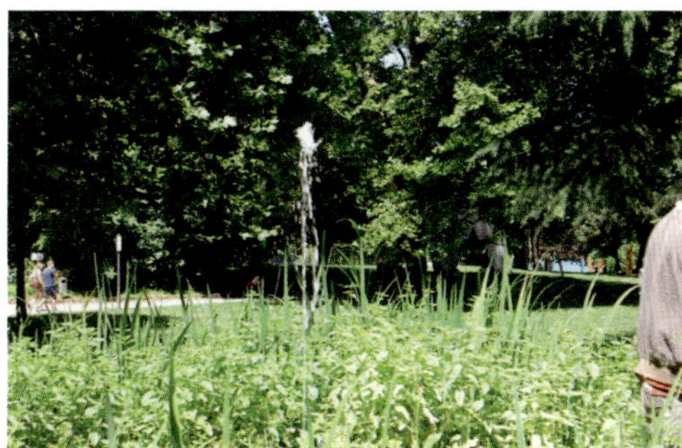

Abbildung 8-77: Wasser von der Fontaine im Kurpark (Quelle: A. Adevi, M. Breznik)

Das Flussufer: Der Patient füllte Wasser aus dem Fluss in ein Glas, spazierte lange im Schlick des Uferstrandes und beschriftete es mit dem Namen „Ursuppe".

Beobachtungen der Therapeutin: Der Patient wirkte eins mit dem Fluss und mit dem Strand bzw. dem Schlamm des Flusses, in dem er barfuß stand, ohne seine langen Hosenbeine aufzukrempeln, welche dabei naß wurden. Nach dem Wasserschöpfen setzte man sich eine Weile an den Strand des Flusses, um sich im Schatten zu erholen und im Anschluss in der sommerlichen Mittagshitze zu nächsten Wasserstation weiterzugehen.

Die Grotte: Eine kleine Grotte oberhalb einer kleinen Halbinsel im Fluss, in der das Wasser in einer künstlichen Tuffsteinhöhle von den Steinen rinnt (**Abb. 8-78**).

Beobachtungen der Therapeutin: Der Patient hat sich bemüht, trotz einer etwas unzugänglichen Situation, das tröpfchenweise herunterrinnende Wasser in das nächste Glas einzufangen, das er dann mit dem Titel „Wasser aus der Grotte von Lourdes" versah. Er war erfreut, diese Höhlensituation vorzufinden und betrieb das mühsame Einfangen mit größter Andacht.

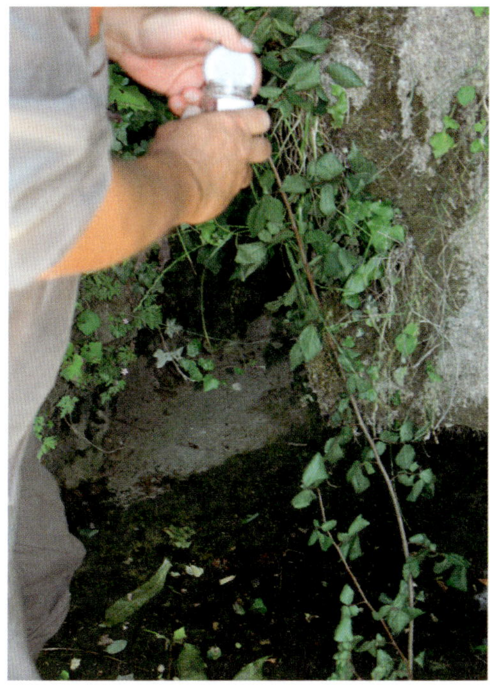

Abbildung 8-78: Wasser aus der Grotte (Quelle: A. Adevi, M. Breznik)

Halbinsel mit Ausblick auf den Flusslauf: Letzte Station mit einem Glas, das nicht mit Wasser gefüllt wird. Der Patient wirft das Glas ganz spontan mit Figureninhalt in einer weit ausholenden Geste in die dahingleitenden Fluten (**Abb. 8-79**).

Beobachtung der Therapeutin: Herr W. sieht staunend zu, wie sich das Glas in der Strömung dreht und es anfänglich wirkt, als ob es nicht von der Stelle kommen würde, um mit der Strömung zu schwimmen. Er stelle sich vor, wie ein kleines Mädchen dieses Glas finde und über den Inhalt beglückt sei. Dann macht er eine Notiz „Rotterdam einfach", sozusagen als Fahrkarte, mit der es den ganzen Fluss entlang bis nach Rotterdam ins Meer schwimmen könne. Er erweckte von außen betrachtet den Eindruck, als würde er mit dieser spontanen, konkreten und dezidierten Geste etwas loslassen wollen und können.

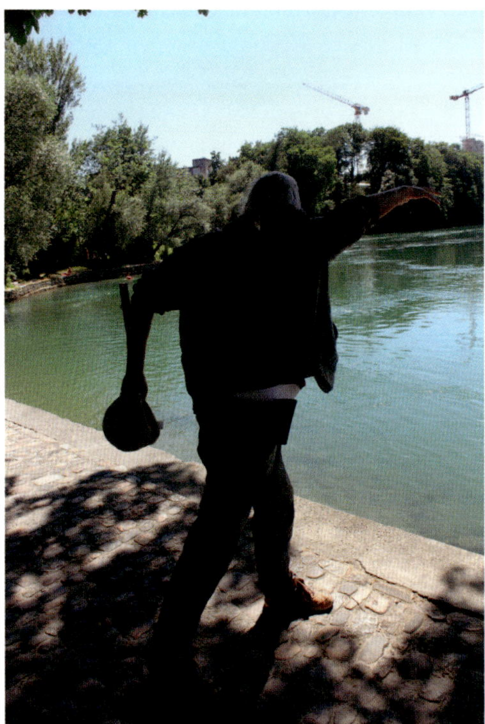

Abbildung 8-79: Ein Glas in den Fluss werfen, eine Geste, um etwas loszulassen (Quelle: A. Adevi, M. Breznik)

Kommentare und Notizen des Patienten: Wasser vom Springbrunnen: Es sei wie ein Vulkan, jedoch nicht in Form von Feuer, sondern von Wasser, und er stelle sich vor, dass er mit der Kraft vom Mittelpunkt der Erde durch dieses Wasser verbunden sei. Barfuß im Schlamm des Flussufers zu waten sei befreiend und angenehm gewesen. Die Grotte habe eine Anspielung auf Lourdes in ihm geweckt. „Rotterdam einfach" war befreiender als er es erwartet hatte: etwas loslassen und mit Hoffnung und guten Wünschen versehen Richtung Nordsee schicken. Das Mondlandungsspielzeug sei ihm nicht klar und auch etwas verwirrend gewesen, doch habe es eine spielerische Note hinzugefügt.

Erlebnisse und Gefühle nach NBT: Loslassen können, Spiritualität erahnen, Anregung einen Schritt weiterzugehen als bisher, bewusste Erleben einzelner, einfacher/alltäglicher Handlungen/Sinneserfahrungen.

> **Alternative NBT-Übungen:** den Gehörsinn aktivieren mit Wasser, Schmecken, Riechen, Feuerübungen, Schreibübungen, Imaginationsübungen, Genussübungen.

Naturkiste

Sechs kleine Gläser, mit Teilen eines Mondlandungsspielzeugs bestückt, vom Patienten an den unterschiedlichen Stationen mit Wasser gefüllt und beschriftet, gedacht als Anregung der Fantasie mittels des Elements Wasser, dem sich Herr W. verbunden fühlt. Der Patient hat Katzen besonders gerne, daher wurden **zwei Stoffkatzen** in der Kiste platziert. Zusätzlich ein Space-Adventure-Mondlandungsspielzeugauto. Herr W. wollte zum Schluss auch das Verpackungsmaterial und die Anleitung für den Zusammenbau der Figuren haben. Zudem fanden sich in der Naturkiste die **Wasserbilder**, die Herr W. für das NBT-Interview mitgebracht hatte und grüne Blätter als Dekoration und Sinnbild der Einbindung des Ganzen in die Natur.

Feedback

Beurteilung durch Herrn W. zwei Wochen nach NBT-Aktivität:

Die Grundidee, Apollo-10-Teile enthaltende kleine Konfitüregläser mit verschiedenem Wasser zu füllen, fand ich irritierend, originell und kreativ. Dass kein „Gebrauchswert" absehbar war, hat diesen ersten Eindruck verstärkt. Eingesperrte Symbole der Grenzenlosigkeit, der Befreiung von „allem Irdischen" im Wasser (was gibt es Fremderes dazu?) zu „ertränken". Noch irrationaler ist schwierig. Der vergleichsweise sehr große Aufwand für die „Versuchsanordnung" (organisatorisch und Ideenreichtum) sehr individuell auf meine vorangegangenen Erzählungen abgestimmt, hat mich ausserordentlich gefreut und war mir auch Verpflichtung, den Nachmittag ernsthaft und engagiert anzugehen, auch wenn mir der Sinn verschlossen war. Die zum Teil spontan verworfenen oder ausgesuchten Wasserquellen gaben dem Nachmittag auch eine erfrischende Leichtigkeit (trotz der sehr drückenden Hitze). Da mich die Therapeutin auch an ihren persönlichen Eindrücken und Erinnerungen teilhaben ließ, erlebte ich die gemeinsame Zeit nicht (nur) als „Fisch in der Fischbowl" der Versuchs- und/oder Therapieanordnung und konnte mich persönlicher geben, weil erst dadurch für mich der Wurf des „Rotterdam-Glases" auch möglich wurde. Eine Befreiungsaktion, die weit über den Nachmittag hinaus mir von großer Wichtigkeit ist und wohl auch in Zukunft noch lange sein könnte/wird. Als Supplement der Fund der „Lourdes-Grotte" und das kurze Gespräch zur Ahnung einer weiteren Dimension, Spiritualität?

Wasser: Das Wasser, das mir fehlt? Mich anzieht und fasziniert, vor dem ich mich fürchte, in dem ich eigentlich schon ertrunken war, aus dem ich Leben retten konnte, auf/in dem ich mich stundenlang treiben lassen kann, hat für mich zentrale Bedeutung. Trotzdem bin ich wasserscheu. Aus den Aktivitäten konnte ich für mich den Schluss ziehen: Es ist wert über den Zaun zu klettern, einen Schritt weiterzugehen als bisher, just do it. Die Erfahrungen sind es wert, sich die Zeit dafür zu nehmen. Sinnliche Eindrücke aus dem Tag: Bedrückende Hitze des Nachmittags, welche selbst das Denken verlangsamte, hartes Metall und Stein der Brunnen- und Wasserhähne als Kontrast zu fließendem Wasser. Die Kälte des Brunnenwassers, das krakelige Schreiben auf den runden Gläsern, das strohig anzufassende, trockene Gras im Park, mein Schlängeln durch den sumpfigen grünen Wildwuchs des Parkbrunnens, das harte Sitzen auf dem Uferkies, den angenehm feinen und kühlen Ufersand zwischen meinen Zehen und in meiner Hand, die nassen Hosenbeine, das beschauliche Spazieren unter den großen, alten Bäumen entlang des Flusses, der angenehme Platz am unteren Ende des Inselchens mit dem weiten Blick bis ins ferne Rotterdam, die Enge und urtümlich feuchte, geheimnisvolle Düsternis der kleinen Lourdes-Höhle, ihr Hauch einer weiteren verborgenen Dimension – ist es/das Spiritualität? Die Hitze der Stadt wie eine Keule, Atemnot, der lauschige Sitzplatz im Klinikpark, das kalte, erfrischende Prickeln des Mineralwasserstroms in Mund und Kehle, die unerwartete Freude über das Abschiedsgeschenk mit den Resultaten des Nachmittags und den zwei Katzen, die Vorfreude auf das letzte Thermalbad, die Wehmut über den Abschied von der Klinik, die Vorfreude auf meinem „Weg nach Rotterdam". Auch für mich die Namen der Gläser: 1. Wasserdrache, 2. Wasser vom wilden Mann, 3. Wasser vom Mittelpunkt der Erde, 4. Ursuppe, 5. Rotterdam einfach, 6. L' eau de Lourdes.

Durch das Namengeben (einen starken Namen), der sechs Sinneserfahrungen der Wasserabfüllungen haben diese einfachen, eigentlich „sinnfreien" Handlungen ein Gewicht bekommen. Sie wurden so je eine Art symbolischer Akt, der mit individuellen und persönlichen Inhalten in den Gesprächen gefühlt wurde. Dieses bewusste Erleben einzelner, einfacher/alltäglicher Handlungen/Sinneserfahrungen (und diese Idee kommt mir jetzt erst), ist eventuell auch ein Teil der „Klinikphilosophie" der Achtsamkeit? Eben habe ich einen neuen Zugang für mich gefunden zur „Achtsamkeit". Als Praxislehre für den Alltag: Die achtsame Haltung ist/wäre wohl jederzeit anwendbar. Umsetzung: Jetzt, immer eigentlich. Es ist eher die Frage nach meiner Verfassung, meiner Grundhaltung!

Beurteilung durch Herrn W. sechs Monate nach der NBT-Aktivität

NBT war für mich die allerletzte Aktivität während des Klinikaufenthaltes. Im Thermalwasser, (stundenlang, jeden Tag) in der Kunst und der Gesprächstherapie zeichnete sich ab, dass eine fundamentale Änderung meines Lebens ein Lösungsansatz sein könnte. Beim letzten Glas war der Befreiungsschlag möglich. Die Umkehrung: Das Glas flog ins Wasser und es floss nicht Wasser in das Glas. Das Glas machte sich auf den Weg in die Ferne und dann ins Meer. Im letzten aufgefüllten Glas entwickelte sich nach einigen Tagen Leben (Fliegenlarven). Eine Freude. Ein gutes Zeichen, dass der Wurf richtig war. Die Umsetzung der symbolischen Befreiung ist in meinem Alltag nicht mit einem Schlag möglich. Aber ich arbeite daran und entwickle neue Perspektiven. Umsetzung im Alltag: Mein Bezug zum Wasser wurde noch enger, ambivalenter und zum Teil entspannter. Es gelingt mir schneller, mich auf dem warmen Wasser liegend zu entspannen. Der Aktivitätstag war ein sehr angenehmer und angeregter, scheinbarer Müßiggang bei schönem Wetter. Geblieben: Der Befreiungswurf und das Entdecken des Lebens danach. Die wiederholte Anregung zur Reflexion des NBT-Nachmittags. Sie hat immer weitere Wasserringe/Kreise gezogen und neue Bezüge in meiner Geschichte geschaffen. Vorschläge für alternative Aktivitäten hätte ich keine: Es wurde nichts verpasst!

Beurteilung durch Herrn W. sechs Jahre nach der NBT-Aktivität

Bei mir hat sich sehr viel verändert. Operativ bin ich nicht mehr in meiner/unserer Firma tätig. Wasser, mein Thema, blieb/wurde noch wichtig/er. Warmes im Thermalbad, auch zusammen mit meiner Partnerin. Noch lange nach meinem Aufenthalt in der Klinik haben wir zu dritt Treffen mit den „Ehemaligen" im Thermalbad-Wasser mit nachherigem Essen im öffentlichen Restaurant der Klinik organisiert, die in wechselnder Zusammensetzung von etlichen wahrgenommen wurden. Mein „Wurf der Flaschenpost" hat wohl mitgeholfen, dass ich ernsthafter an der Änderung meiner Lebenssituation gearbeitet habe, was nach Irrungen und Wirrungen jetzt fast gelungen scheint. Die Mondfähre hat ihren Landeplatz aber noch nicht wirklich gefunden. Thermalwasser, wie schon erwähnt, aber auch das Schwimmen im „kalten" Wasser und im See blieb und letzteres wurde sehr wichtig. Trotz Corona. Über meine damaligen NBT-Aktivitäten habe ich meiner Partnerin berichtet und natürlich haben wir an den Ehemaligentreffen darüber geredet. Die Umsetzung erfolgte zusammen mit meiner Partnerin. Allerdings war ich nach knapp zwölf Tagen im künstlichen Koma – Lungenkrankheit – nicht Corona, in dem ich in meinen Albträumen zigfach zum „Ums-Leben-Schwimmen" gezwungen wurde, nur noch in der Badewanne im Wasser. Daran ist wohl auch der sehr verregnete Sommer hier bei uns mit Schuld.

Kommentar

Thema: Das Leben in Wassergläsern betrachtet

Oberste Priorität bei allen Patienten hat, dass die NBT-Aktivität als sinnstiftend erlebt wird, egal in welchem Stadium des Rehabilitationsprozesses sich ein Patient befindet. Befindet er sich am Ende des Aufenthaltes oder handelt es sich, wie in diesem Fall, sogar um seinen letzten Tag in der Klinik, hat er sich bereits geöffnet und reflektiert viel mehr als zu Beginn. Hat der Heilungsprozess einmal eingesetzt, entwickelt sich beim Patienten auch ein Interesse an der Umgebung. Er ist dann entdeckungsfreudiger und wirkt entspannter an den Aktivitäten mit als am Anfang, wo alles noch neu und daher

„steifer" ist. Eine klare Aufgabenstellung, die mit manueller Arbeit verbunden ist und zugleich den Körper in Bewegung versetzt, kann dazu führen, dass sich ein Patient „mit Feuer und Flamme" auf eine Aktivität einlässt. Wir Menschen haben einen fundamentalen Drang – Streben nach Kompetenz genannt –, uns für unsere physische Umwelt zu interessieren. Dabei erweitern wir unser körperliches und geistiges Wissen über sie und unsere Fähigkeiten im Umgang mit ihr (Havnesköld & Mothander, 1995). Damit dies geschieht, muss alles mit einer positiven Einstellung und einem positiven Gefühl angegangen werden. Auf diese Weise kommt ein mit Freude und Neugierde verbundener Austausch mit der Umwelt zustande – eine spielerische Beziehung zur ihr. Diese entsteht spontan und die Fähigkeit dazu ist angeboren (Havnesköld & Mothander, 1995). Die Rolle der NBT besteht nun darin, diese Beziehung zwischen Patient und natürlicher Umwelt spielerisch zu wecken.

Bei diesem Patienten wurde eine naturorientierte Adaption der Jung'schen „Sandspiel"-Technik (Ryce-Menuhin, 1992) vorgenommen, mit Wasser statt mit Sand, aber mit den gleichen therapeutischen Überlegungen. Beim Sandspiel wird der spontane und kreative Umgang mit Sand als Zugang zur Welt der Wunder, Symbole, Metaphern und Archetypen eingesetzt. Mit der universellen Wahrheit und den spirituellen Dimensionen natürlicher Kreisläufe können sich dabei neue Reflexionen einstellen. Die sechs Wassergläser wurden als Naturmetaphern verwendet, um Begebenheiten aus dem Leben des Patienten mit natürlichen Ereignissen zu verquicken und ihn dazu zu bringen, sie aus einem neuen, positiven Blickwinkel zu sehen. Dass der Patient den Sand oder in diesem Fall die Wassergläser hinterher in die Klinik bzw. nach Hause mitnimmt, kann dabei helfen, die neu gewonnenen Einsichten in den „Alltag" zu integrieren und vielleicht als Basis für weitere Gedanken und Reflexionen dienen, die die angestrebten Veränderungen leichter durchführbar erscheinen zu lassen.

Dieser Patient ist ein gutes Beispiel, um zu erklären, wozu sich ein psychotherapeutischer Ansatz im Freien besonders eignet. Der Patient war diverser Therapien offensichtlich schon etwas überdrüssig – es war ihm anzumerken, dass ihn all die neuen Therapieformen, die in der Klinik geboten wurden, erschöpften. Er war jedoch offen dafür, die NBT auszuprobieren, vor allem, weil ihn seine Psychotherapeutin darin bestärkt hatte, es zu versuchen. Und das Ergebnis war tatsächlich erstaunlich. Diese für ihn vollkommen neue Therapieform sorgte für Stimulation durch Sinneseindrücke bei gleichzeitiger körperlicher Bewegung – beides Dinge, die meilenweit von seinem „Alltag" entfernt waren. Sein Leben vor dem Klinikaufenthalt war von Schlafproblemen und übervollen Arbeitstagen geprägt. Um seine körperliche Verfassung stand es nicht zum Besten, hatte er sich seit Jugendtagen nicht darum gekümmert. Der plötzliche Unterschied dieses Therapiesettings – zu dem, was er vom Klinikaufenthalt sonst gewohnt war – verblüffte den Patienten. Er war nicht vorbereitet darauf, wie groß der Unterschied zu einer indoor abgehaltenen Therapiesitzung und deren Wirkung sein konnte. Der therapeutische Prozess verschob seinen Fokus hin zu mehr Präsenz. Er beteuerte immer wieder, wie viel offener er wurde – „von Null auf Hundert" –, nur indem er für kurze Zeit NBT betrieb. Die natürliche Welt sorgte für eine dynamische Begegnung, die dem Patienten wertvolle Gelegenheiten bot, neue therapeutische Erfahrungen zu sammeln, die ihn direkt ansprachen. Der Wurf eines der Gläser in den Fluss, versehen mit guten Wünschen und Vorstellungen über den Weg, den das Glas zurücklegen würde, war ungeplant und in der Betrachtung von außen überraschend und befreiend. Eine so erstaunliche Reaktion eines Patienten ist ein Geschenk, das es wieder in den therapeutischen Prozess einzuspeisen gilt. Genau das ist „gelebte Therapie". Explizit ging es hier auch um die Erfahrung des „Loslassenkönnens" von Belastungen und darum ein Umdenken heraus aus den eingefahrenen Mustern zu ermöglichen.

Santostefano (2004) meint, dass ein solcher Ansatz die gegenseitige Anteilnahme stärkt und die Abläufe zwischen Therapeut*innen und Patient*innen beeinflusst und reguliert; und dass diese Verkörperung des therapeutischen Prozesses eine zentrale Rolle für den therapeutischen Wandel spielt.

8.24 Frau Wolke

Heilung braucht Zeit, aber manchmal auch den richtigen Zeitpunkt (Hippokrates)

Allgemeine Anamnese

Die Patientin ist gemeinsam mit ihrem älteren Bruder in Mitteldeutschland in einer von Hügeln umgebenen Kleinstadt aufgewachsen. Zu ihrem Vater hatte sie zeitlebens eine gute Beziehung und sie bezeichnet sich als „ihres Vaters Sohn", denn sie konnte als Kind mit ihm viel unternehmen und er war auch stolz auf ihre berufliche Laufbahn. Er starb vor ein paar Jahren an Krebs, doch sie hat noch immer Mühe mit dem Abschied. Sie absolvierte eine Ausbildung im Bankbereich und wechselte schließlich nach Frankfurt am Main und vor elf Jahren zu einem international tätigen Unternehmen in die Schweiz. Aufgrund einer langjährigen hohen Arbeitsbelastung, die manchmal wie ein Berg vor ihr steht und nach dem Scheitern einer neuen Beziehung, die sie nach einer langjährigen Ehe eingegangen war, kam es zur Entwicklung einer Erschöpfungsdepression mit Rückzugsverhalten, Grübeln, Verlust der Vitalgefühle, bis hin zu Entwicklung von Suizidgedanken. Die Patientin selbst sagt, sie habe ihre innere „Heimat" verloren und in den letzten Jahren ihr Privatleben ausgesprochen vernachlässigt. Sie kann sich nicht vorstellen, dass das Leben nach dem Tod nicht weitergeht, und manchmal wird die Angst vor dem Tod größer und größer. Sie beschreibt ihre Einsamkeit als einen tiefen Schmerz und auch als Panik. Mit der bergigen Landschaft der Schweiz kann sie sich schwerer anfreunden, lieber hat sie sanfte Hügel und Täler.

Diagnosen: Erschöpfungssyndrom, Belastungen in Verbindung mit der Trennung, Hypothyreose, chronische Nackenschmerzen, Eisenmangel.

Naturanamnese

Kernthemen: Wolken, Surfen, Strömungen und Wirbel im Wasser, Wald, hügelige Landschaft, Sonne und Blätter, der Geruch der Jahreszeiten, Wind in den Bäumen, Reiten, Steindrusen.

Die Patientin ist in einer hügeligen Landschaft mit Mischwald und Weinbau aufgewachsen, in deren Umgebung sich ein großer Baggersee befand, den sie oft mit ihrem Vater gemeinsam zum Surfen besuchte. Wolken kündigten dort guten Wind, aber auch nahende Gewitter an. Frau W. mag Wald und Wasser und beobachtet gerne Strömungen und Wirbel. An den Vater erinnert sich die Patientin als jemanden, der viel Zeit im Freien und in der Natur verbrachte, mit ihm teilte sie auch das Interesse an Steindrusen. Sie trägt aus ihrer Kindheit Bilder von grünen Wiesen, aber auch den intensiven Farben des Herbstwaldes in sich, erinnert sich an den Geruch nach frischem Grün in der Luft, an die Reitstunden, die sie als Mädchen genommen hatte. Die Erinnerung an diese Landschaftsgegebenheiten lösen in ihr das Gefühl von Helligkeit und warmherziger Freundlichkeit, Wohlwollen und „Heimat" aus. Das Wetter dort wechselte zwischen sonnig und regnerisch oder sogar stürmisch. Den sich verändernden Geruch der Landschaft in den vier Jahreszeiten hat sie noch deutlich in der Nase ebenso wie das Spiel der unterschiedlichen Wolken am Himmel. Die Patientin nahm als Kind Reitstunden. Oft am Sonntag unternahm die Familie einen Ausflug ins Weingebiet zum Spazierengehen und Wandern. Einmal im Jahr machte man Ferien in einer bergigen Region in Italien. Als erwachsene Frau begann sie zu tauchen und Mountainbike zu fahren. Momente, welche die Patientin in der Natur berühren, sind z. B., wenn die Sonne durch die Blätter scheint, der Regen in den Blättern raschelt und die Bäume bei starkem Wind die Unterseite der Blätter zeigen und fast weiß werden. Die Patientin malt gerne, sie mag Pflanzen, aber keine Schnittblumen, weil das Leben der Pflanzen damit unnötig verkürzt werde.

NBT-Ziele

- Sich mehr Raum und Zeit zum Genießen nehmen
- Sich allein sicher fühlen
- Weniger Angst vor Abschied und Tod, dem Älterwerden haben
- Verletzlichkeit zulassen.

NBT-Aktivität

Übungen: Seifenblasen für Abschied, Himmelsbetrachtung, negative Bergvorstellungen auflösen, Wolken malen, blaue Kopfhörer benutzen, um sich zu entspannen.

Seifenblasen

Übungsziel: Loslassen, trotz Vergänglichkeit die Schönheit genießen, auch das „Werden-Sein-Vergehen" akzeptieren.

Beobachtungen der Therapeutin: Frau W. möchte eigentlich keine Seifenblasen steigen lassen, weil sie das schon als Kind nicht besonders mochte. Es tat ihr immer leid, wenn die Blasen platzten und sie dann allein zurückblieb; es machte sie traurig. Sie konnte sich jedoch dann in der Aktivität darauf einlassen, einfach die Blasen zu beobachten und zu versuchen, ihre Schönheit zu betrachten, sich an ihrem Anblick zu freuen und sie dann verschwinden zu lassen (**Abb. 8-80**). Mit der Zeit ging es besser, weil die Patientin sich von der Freude der Therapeutin anstecken ließ. Und plötzlich war sie voll mit dabei beim Fotografieren, um die Blasen gut ins Bild zu setzen und sie „festzuhalten".

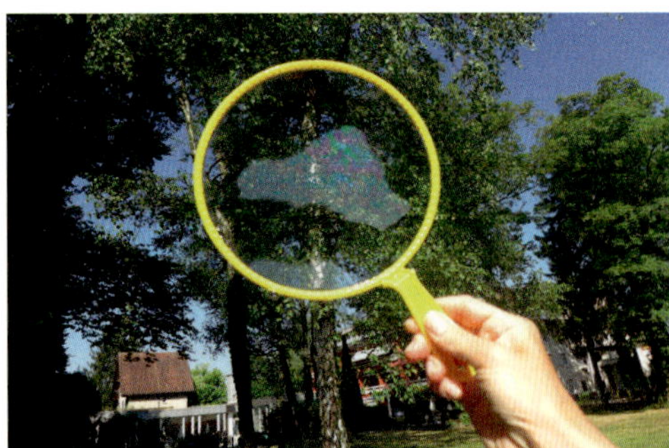

Abbildung 8-80: Die Schönheit der Seifenblase trotz ihrer Vergänglichkeit betrachten (Quelle: A. Adevi, M. Breznik)

Wolken mit dem Fernglas betrachten

Übungsziel: „Werden-Sein-Vergehen" in der Natur geschehen lassen und als etwas Natürliches akzeptieren. Diese Übung mit dem Betrachten der Wolken am Himmel mithilfe eines Fernglases fiel leider aus, weil es wolkenlos war.

Beobachtungen der Therapeutin: Es wurde daraus ein Tagtraum über Wolken, wie in der Katathym imaginativen Psychotherapie üblich, wobei die Patientin und Therapeutin sich nebeneinander in Liegestühle legten. Die Patientin war bereit, sich nach einer einführenden Erklärung den Worten der Therapeutin zu überlassen, die sie in ein morgendliches Gebirgstal führten, wo die Nebel vom Bach und aus den Wiesen aufsteigen und sich an den steilen felsigen hohen Bergwänden hinaufschwingen zum Himmel, um dort langsam in Wolkenformationen überzugehen. Nachgefragt wie es der Patientin ging, fühlt sie sich leicht, konnte sich in ihre eigene leichte lichte Wolke hineindenken, die sie allein bewohnte, wo sie genügend Platz und Raum hatte und sich behaglich fühlte, über allem schwebend. Mit einem Mal berichtete sie über das Gefühl von Trauer und als Thema war der Abschied vom Vater präsent. Die Patientin konnte sich auf die Einladung einlassen, sich vorzustellen, dass der Vater in der Wolke zu Besuch kommt. Sie wurde dabei sehr traurig und weinte. Auf die Aufforderung, sich wieder vom Vater zu verabschieden und ihn wieder gehen zu lassen, verbunden mit der Einladung, doch wieder zu kommen, stellte sie sich vor, wie er beim Abschied zu ihr sagte, sie solle auf sich aufpassen, worauf sie ihn gut verabschieden konnte. Bei der anschließenden Nachbesprechung konnte sich Frau W. vorstellen, diese Übung auch als Trost für sich anzuwenden, wenn sie Sehnsucht nach ihrem Vater verspüre und ihn dann auch gehen zu lassen, wieder dorthin, wo er jetzt sei, wobei sie seine Bleibe als Wolke imaginierte.

Zeichnen und Malen von Wolken

Übungsziel: Das Imaginierte vertiefen zum Thema „Werden-Sein-Vergehen“.

Beobachtungen der Therapeutin: Die Patientin zeichnet die Wolke mit dem Vater als Gast (**Abb. 8-81**), der gerade dabei ist, sich zu verabschieden und ihr eine Steindruse hinterlässt, die sie beide früher miteinander betrachtet hatten und die ihre gemeinsame Lieblingsdruse war. Der Abschied gelingt beim Malen und beruhigt die Patientin, denn es gibt ihr die Gewissheit, dass der Vater nicht vollständig aus ihrem Leben verschwunden ist. Es ist wie die Nachbearbeitung des dramatischen Abschieds vom krebskranken Vater, bei dessen Tod sie nicht anwesend war, weil sie gerade das Krankenhaus für eine kleine Pause verlassen hatte. Als sie zurückkam, war der Vater tot, wobei auch ein Anklang von Schuld bei diesem Abschied mitzuspielen scheint. Die Therapeutin zeigt der Patientin Bilder von Wolken, die für den Schweizer Maler Hodler so typisch sind, und an die die Form der Wolke, welche die Patientin gemalt hat, stark erinnert. Dies dient auch als Anknüpfungspunkt an die Schweiz, ihre künstlerische Tradition, denn Wolkenbilder von Ferdinand Hodler lassen sich immer wieder auf Abbildungen und Plakaten in der Schweiz finden, was vielleicht auch die Heimatlosigkeit vermindern kann, wenn die Patientin „ihre Wolke“ auch hier in der Schweiz haben kann.

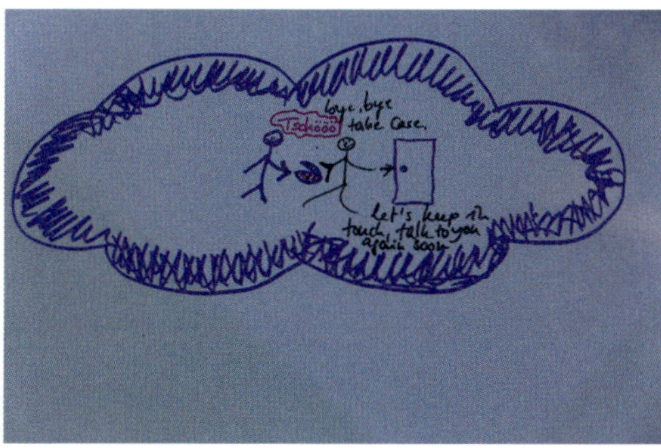

Abbildung 8-81: Die Wolke mit dem Vater als Gast – ein Ritual des Abschieds (Quelle: A. Adevi, M. Breznik)

Gemälde von Hodler zeigen auch das Bild einer rauen felsigen Berglandschaft, in der gerade die Nebel zum Himmel steigen, wie es im Tagtraum imaginiert wurde. In einem zweiten Schritt beschriftet die Patientin die von ihr aus Zeitschriften ausgeschnittenen Fotos, die sie ursprünglich zum Interview für die Naturanamnese mitgebracht hatte, mit kleinen Zetteln, welche die Form von Wolken haben (**Abb. 8-82**). Sie wird dazu angeleitet, sich über die Bedeutung der Wolken, die dort zu sehen sind, Gedanken zu machen. Die Patientin fertigt Notizen an, die mit ihrem Aufwachsen zu tun haben. Einerseits sieht sie in den Wolken Begleiter, wenn sie in die Gegend ihrer Kindheit fährt, die Wolken einer Gegend, mit raueren klimatischen Bedingungen als die Gegend um die Stadt, in der sie jetzt wohnt. Sie erzählt freudig von der Änderung der Wolken am Himmel, wenn sie mit dem Zug nach Hause fährt, als verheißungsvolle Zeichen und Boten am Himmel, die ihr Gutes an-

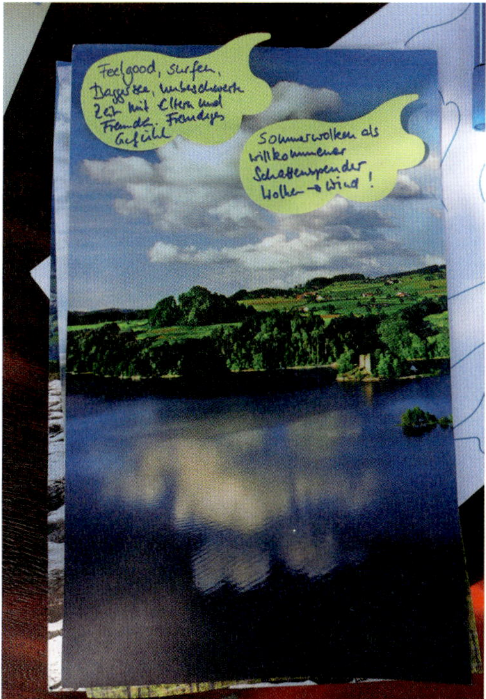

Abbildung 8-82: Landschaft mit Wolken versehen mit Notizen der Patientin (Quelle: A. Adevi, M. Breznik)

kündigen. Dann die Wolken über einer Gebirgslandschaft, die schlechtes Wetter auf einer Wanderung ankündigen, Wanderungen, die sie auch mit ihrem langjährigen Lebenspartner unternommen hatte. Die Wolken über dem Baggersee, der in der Nähe ihres Heimatortes liegt, wo sie mit dem Vater gemeinsam im Sommer das Windsurfen im jungen Erwachsenenalter geübt hatte, Erinnerungen an schöne gemeinsame Aktivitäten und diese Wolken als Künderinnen von Wind, als angenehme Begleiterscheinungen eines heißen Sommertages.

Naturkiste

Blaue Kopfhörer für das Smartphone der Patientin, um schneller und einfacher in Kontakt zu den Wolken zu gelangen, um die Schwere der Berge in die Leichtigkeit der Wolken zu transformieren (**Abb. 8-83**). **Blauer Kugelschreiber und Farbstifte**, um Wolken zu malen und zu zeichnen. Wolken für die Freiheit und für ein „Zuhause“, das überall sein kann. Ein Fläschchen mit Seifenblasenwasser, denn Seifenblasen bedeuten auch Freiheit, die Patientin soll die Metapher der Befreiung mit sich tragen, mit einem spielerischen Umgang. Frau W. hat mit den blauen Kopfhörern die Möglichkeit im Alltag in Verbindung mit der „eigenen Wolke“ zu treten, um sich aus dem Alltag auszuklinken. **Kunstkarte mit einer Berglandschaft**, vor der eine zarte Wolke in Form eines Engels schwebt, als Metapher des persönlichen Schutzes, aber auch der Spiritualität, die sich entwickeln kann, um die Angst vor der Einsamkeit und dem Tod zu bannen.

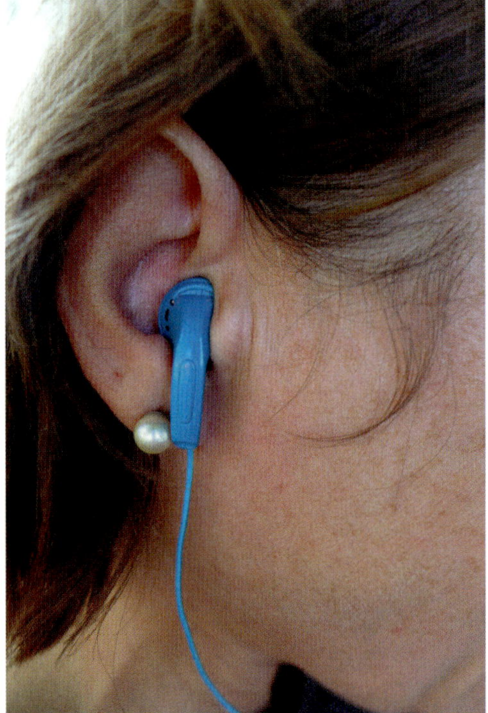

Abbildung 8-83: Ein blauer Kopfhörer für das Smartphone, um schneller Kontakt zu den Wolken zu bekommen (Quelle: A. Adevi, M. Breznik)

Alternative Aktivitäten: Fernglas-Wolkenbetrachtung, barfuß gehen, handwerkliche Tätigkeiten in der Natur, existentielle Übungen: Womit vergleiche ich mich in der Natur.

Feedback

Beurteilung durch Frau W. zwei Wochen nach den NBT-Aktivitäten

Ich verstand während des Aktivitätstages, dass es sehr persönliche, oft Kleinigkeiten sind, die an Vergangenes erinnern und so auch einen Anker bilden können für glückliche Momente. Es geht auch darum, sich an kleinen Dingen, Wahrnehmungen, Gegebenheiten, Gefühlen zu erfreuen. Zugleich konnte ich herausfinden, dass ich selbst mehr verwurzelt und verankert bin in meiner bisher gemachten Lebenserfahrung als gedacht. Dass manches schmerzliche Erfahrungen sind bzw. waren, wie der Verlust meines Vaters, doch dass das Erlebte auch positive Gefühle mit sich bringen kann, wenn man es zulässt. Ich habe verstanden, dass es überhaupt nicht viel braucht, um die Sinne anzuregen, man braucht eigentlich nur Zeit und Raum und Gelegenheit für die Sinne, damit sie arbeiten können. Wir haben eine Wolkenreise unternommen, es gab Schmerz, da wir den Verlust meines Vaters aufsuchten, aber auch Freude darüber, meinen Vater in die Wolke einladen zu können. Es ist ein positives Gefühl, das man immer wieder einladen kann. Dies wurde in die Seifenblasen hineintransportiert. Eigentlich mag ich keine Seifenblasen, weil die Schönheit sofort zerplatzt, weil man sie gehen lassen muss wie geliebte Menschen oder Dinge. Meine Haltung ist jetzt eher neutral und erlaubt, sich an dem Moment zu erfreuen, den es nicht gäbe, wenn es die Seifenblase nicht gäbe. Diese Wolkenübung hilft mir, Positives aus dem Himmel zu ziehen. Auch Positives aus der Farbe Hellblau. Sie erinnert mich jetzt an die Wolken und steht für mich für positive Energie. Ich habe fast dreißig Jahre nicht mehr mit Tieren gelebt oder gearbeitet. Jetzt reite ich wieder und freue und entspanne mich an der Aktivität mit dem Tier. Ich spiele auch manchmal mit Nachbars Katze. Mein glückliches Händchen mit Pferden und mit Tieren allgemein kommt zurück, und ich fühle die positive Energie, die hieraus entsteht. In meinem Alltag werde ich versuchen, mit offenem Sinn zu leben. Weiterhin werde ich versuchen, mit positiven Wahrnehmungen mir ein Stück Heimat aufzubauen. Energie aus kleinen Gegebenheiten und Begegnungen ziehen. Zeit und Raum dafür schaffen und es „zulassen“. Die Aktivitäten regten alle Sinne an, da ich ein aktiver Mensch bin. Bewegung wahrnehmen, hören, fühlen, riechen, tasten etc. Ich habe allerdings gelernt, dass es nicht lediglich die Bewegung an sich ist (Joggen, Reiten, Radeln, Tauchen etc.), sondern auch ruhige Momente. Zumindest schaffe ich es jetzt, ein paar Minuten in meiner neuen Hängematte auf dem Balkon zu liegen und meine Gedanken schweifen zu lassen, trotzdem aber die Sinne offen zu haben für Geräusche und Gerüche. Ich habe in meinem Alltag direkt damit begonnen, meine Sinne vermehrt einzusetzen und mich gefreut, dass es mir unmittelbar gute Gefühle vermittelt hat. Es ist ein sehr hilfreiches und „powerful toolkit“. Danke.

Beurteilung durch Frau W. sechs Monate nach den NBT-Aktivitäten

Die Verbindung vom Aktivitätstag zu meinen Therapiezielen war ein „Volltreffer“! Das Gefühl, entwurzelt zu sein, ist fast verschwunden, „Heimat“ in der Ferne zu fühlen scheint/ist möglich. Über die Wolke und die Farbe Hellblau Kontakt zum Vater halten zu können und gleichzeitig loszulassen. Sich auf die Wolken zurückziehen können, um zu entspannen. Ich habe mir inzwischen ein hellblaues „Fatboy Kissen“ als „Wolke“ zum Draufliegen und oder Sitzen zugelegt, außerdem nutze ich regelmäßig meine Hängematte auf dem Balkon. Das Hineinlegen ermöglicht, die Wolken und den Himmel zu beobachten. Sich zurückziehen, Momente für mich zu haben. Momente, in denen ich mich bei mir und „daheim“ fühlen kann. Aus den Übungen konnte ich vor allem lernen, aktiv zu spüren, innezuhalten, die Natur zu beobachten und an mich heranzulassen. Im Alltag Inseln zu finden, an denen man sich aufladen kann, intensiv positive Dinge zu erleben. Als Prävention nehme ich für mich mit, die Natur wahrzunehmen, die Umwelt wahrzunehmen. In die Natur gehen und innehalten, um wahrzunehmen und „positive Schwingungen“ zuzulassen und in mich aufzunehmen. Wichtig ist auch, Tieren zu begegnen und diese zu streicheln, mit ihnen in Kontakt zu treten. Tiere und „Touch“. Für mich war die Aktivität genau richtig. Ich hätte diese Aktivität „Wolken schauen, Himmel erleben“ nie selbst gewählt. Die Seifenblasen waren eher schwierig für mich wegen der Vergänglichkeit, aber die Botschaft dahinter, das „Hier und Jetzt“ zu erleben ist sehr, sehr wertvoll. Vielen Dank!

Beurteilung durch Frau W. sechs Jahre nach den NBT-Aktivitäten

Die NBT-Übungen haben mir sehr geholfen und ich denke noch immer häufig an die Zeit in der Klinik, die erhaltene Hilfe, die gezogenen Schlüsse und Erkenntnisse. Ab und an schaue ich mir auch nochmals die Fotos unserer Abschluss-Session im Garten an oder gehe mal ins Bad/Sauna im Städtchen. Mein Bewusstsein für die Natur und die Stärke und Verbundenheit, die ich daraus ziehen kann, wurden geschärft. Meine Arbeitswoche ist nach wie vor von langen

Stunden geprägt. Die knappe Freizeit versuche ich mit Aktivitäten zu gestalten, die den Körper/Hände beschäftigen in der Natur: Reiten, Joggen, Arbeiten mit Speckstein. Im Gegensatz dazu ist mein Arbeitsalltag von Kopfarbeit geprägt. NBT ist vor allem dann wichtig, wenn der Stresslevel zunimmt oder ich mich familiär entwurzelt fühle. Ausgerechnet bei hohem Stresslevel ist es schwierig, Zeit hierfür zu finden. Wir hatten damals u. a. als Thema Himmel und Wolken. Die damit verbundene Farbe Hellblau spielt für mich seither eine ganz andere Rolle (mochte ich vorher nicht sonderlich). Seither hat sich meine Assoziation für hellblau grundlegend geändert: positiv, warm. Auf jeden Fall versuche ich, die Erkenntnisse der NBT in meine Freizeit aufzunehmen und das Gelernte umzusetzen. Könnte man vertiefen oder variieren, Neues ergründen? Sicherlich. Ist aber auch eine Zeitfrage. Ich habe mit einigen Freunden von den NBT-Aktivitäten erzählt und würde jederzeit wieder an einer aktualisierten maßgeschneiderten NBT-Aktivität teilnehmen. Es gibt sicherlich noch vieles zu entdecken und zu erfahren. Vor allem, da ich mich die letzten vier Jahre auf einer Gratwanderung befinde. Anspruchsvoller, zeitaufwendiger Job, meine Mutter in meiner ursprünglichen Heimat, sie ist 87, es geht ihr auf und ab, mehr ab als auf. Die Entwurzelung ist geblieben. Ohne NBT hätte ich dies sicherlich nicht geschafft, aber es ist ein schmaler Grat.

Kommentar

Thema: NBT mit KIP

Bei diesen NBT-Aktivitäten wurde u. a. die Katathym Imaginative Psychotherapie (KIP) angewandt (Leuner, 2012). Mithilfe eines ausgewählten Fokus (z. B. einer Wiese, Bachlauf, Waldrand oder einem Vulkan) können Patienten dabei in Kontakt mit unbewussten Problemen treten und ihre Ressourcen stärken. Bei dieser imaginativ-symbolischen therapeutischen Arbeitsweise kann es zu neuen Einsichten und Erfahrungen kommen. Es ist eine spontane Arbeitsweise und eröffnet damit auch Möglichkeiten zu spontanen Einsichten. Diese Einsichten und Reflexionen werden von den Patient*innen oft als neuer stabiler Grund erlebt. Sie können neue Fenster für eine tiefer gehende Bereinigung öffnen. Die Patient*innen werden aufgefordert, die Augen zu schließen und ein konkretes Motiv wird als Basisfokus vorgegeben. Damit beginnt der assoziative Prozess und bei dieser Patientin kristallisierte sich der Fokus Wolken heraus. Der Zugang sollte via Wasser, Wolken oder Berge erfolgen. Wasser und Wolken reinigen und erfrischen. Die Patientin hatte mit unverarbeiteter Trauer zu kämpfen. So erhielt das in ihrem Fall eine Dringlichkeit, die sich aus ihrem Unbewussten entwickelte. Bei weiteren NBT-Sitzungen wären Berge ein chancenreicher Fokus gewesen, da Berge oft Leistungsprobleme verkörpern und sie bereits bei der Naturanamnese ihr Leben als einen Kampf mit imaginären und metaphorischen Bergen beschrieb. In der mit Frau W. durchgeführten KIP-Übung unter freiem Himmel wurde spontan aus den der Patientin widerstrebenden Berglandschaft in Form von aufsteigenden Nebeln eine Wolke als „Heimat" entwickelt. Auflösung der zunächst wahrgenommenen Härte und Unwirtlichkeit in etwas Eigenes. Heimat kann überall sein, man muss sie nur für sich selbst erschaffen können. Sie kann auch mobil sein (Wolkenform), nicht statisch gebunden an die Herkunftsumgebung der Kindheit. Das katathyme Bilderleben, wie es auch kurz genannt wird, wird auch gern eingesetzt, wenn Patient*innen unter akuten Belastungsstörungen leiden. Die Arbeit damit kann einen Zugang zu seinem, ihrem Unbewussten öffnen. Die inneren Bilder, die generiert werden, liefern Aufschluss über den seelischen Zustand der Patientin. In diesem Fall zeigten sich unbehandelte Wunden vom Verlust ihres geliebten Vaters in Form von verkrusteter Trauer und Schuldgefühlen. Durch ihre Auseinandersetzung mit den Wolkenbildern begann die Patientin, ihre bisher unverarbeitete Trauer aufzuarbeiten. Der Prozess, den sie dabei durchlief, wird als „Nachreifen unter dem Schutz des Symbols" bezeichnet. Hinterher zeichnete und malte sie die Wolkenbilder, die sie vor ihrem inneren Auge sah. Wichtig dabei ist, dass sie unmittelbar nach dem Bilderleben gemalt oder gezeichnet werden. Die Darstellungen vertiefen den therapeutischen Prozess, da das Unbewusste seine eigenen Aspekte mit einzeichnet. Danach werden die gezeichneten oder gemalten Bilder gemeinsam besprochen und die Sitzung damit beendet. Weiterführende Informationen bieten z.B. Kosslyn et al. (2001) und Pearson (2007). Gemeinsam mit der Patientin wurde ein Tragtraum entwickelt, der anfangs auf Wolken, Himmel und Nebel basierte. Er wurde als entspannende Übung aufgebaut und umfasste am Ende nur noch Wolken. In der Folge stellte sich die Patientin vor, ihre eigene Wolke zu haben, die sie bewohnen kann, ihr eigenes Reich, das ihr die Möglichkeit böte, dankbar Abschied zu nehmen vom Vater. Sie wurde ermutigt, den Vater auf die Wolke einzuladen. Und er kam und besuchte sie, und es entstand ein sehr berührender Moment. Sie wurde aufgefordert, das positive Gefühl beizubehalten, obwohl es sich um einen Abschied handelte. Der Vater und sie plauderten ein wenig miteinander, und dann war es Zeit für ihn, wieder zu gehen. Aber diesmal fühlte sie sich dabei anders, von glücklicheren Emotionen erfüllt, nicht mehr von Angst und Trauer. Diese auf einem Rasen im Freien stattfindende NBT-Aktivität, unter einem Himmel, über den später wirklich Wolken zogen, wurde zu einer Möglichkeit, eine sonst schwer auf ihr lastende tiefe Trauer anders zu imaginieren und positiv zu wenden. Das blaue Handyzubehör als Verbindungsmittel zu ihrer Trauer und ihrem Vater zauberte ihr ein entspanntes Lachen über ihre neu errungene innere Entwicklung ins Gesicht.

9
Nachbemerkung

Das Buch entstand in einer Gemeinschaftsarbeit der beiden Autorinnen. Frau Dr. phil. Adevi arbeitete vorwiegend im Jahr 2016 intensiv an den Vorbereitungen der Therapien anhand der Interviews, entwarf die passenden Aktivitäten, die dazugehörigen Naturkisten und setzte die in der Praxis gewonnen Erfahrungen in einen wissenschaftlichen Kontext. Die Aktivitäten wurden meist von den Autorinnen zu zweit ausgeführt. Die Nachbearbeitung der Fragebögen, die schriftliche Aufarbeitung des Pilotprojektes, die erklärenden und allgemeinen Betrachtungen, sowie die Redaktion des Buches wurde von Frau Dr. Breznik durchgeführt.

Letztendlich konnten von den ursprünglich 26 für das Pilotprojekt rekrutierten Patient*innen die Therapieverläufe von 24 Patient*innen mit deren ausdrücklicher Genehmigung für dieses Buch verwendet werden. Bei einem Patienten war es zu sprachlichen Missverständnissen in der Naturanamnese gekommen, wobei die Aktivität in der Natur zwar mit ihm durchgeführt wurde, diese aber mit dem ursprünglichen Material aus seiner Kindheit wenig zu tun hatte und damit auch nicht repräsentativ für das Buch war. Eine Teilnehmerin am Pilotprojekt konnte trotz Nachforschungen wegen mehrfachen Umzugs leider nicht mehr ausfindig gemacht werden, und eine weitere hatte sich nicht mehr gemeldet. Die Kontaktaufnahme zur Nachbefragung nach sechs Jahren erfolgte zunächst mittels Mail, mit Versendung des Fragebogens und bei zwei Teilnehmer*innen waren wegen ihres beeinträchtigten Zustandsbildes auf deren Bitte hin eine telefonische Kontaktaufnahme erfolgt, wobei den Autorinnen bewusst ist, dass das persönliche Gespräch einen beeinflussenden Charakter auf das Ergebnis der Befragung haben kann. Doch es ging den Autorinnen nicht um eine statistische Auswertung oder ein lupenreines Befragungssetting. Insgesamt zeigte sich ein positives Ergebnis in den Beantwortungen der Fragen und auch in den teils sehr persönlichen Berichten, welche in den E-Mails, die die retournierten Fragebögen begleiteten, zum Ausdruck gebracht wurden. Bei den meisten Patient*innen gab es gute Erinnerungen, aber auch eine gewissen Kontinuität in der Anwendung der wiederentdeckten Naturaktivitäten. Ein Interesse daran, nochmals an maßgeschneiderten Aktivitäten teilzunehmen, gab es bei der Mehrzahl der Befragten. Die Autorinnen haben weitgehend darauf verzichtet, die Befragungsergebnisse in Bezug auf die zugrunde liegenden Diagnosen und Nebendiagnosen zu interpretieren.

Wie letztendlich Naturtherapie wirkt, ist in wissenschaftlichen Publikationen im Verhältnis zu anderen Methoden noch wenig untersucht. Es wird jedoch in Zukunft mehr darüber zu lesen sein, weil sich das Feld der Interessierten und Anwender*innen ständig verbreitert. Wirksam ist auf jeden Fall die therapeutische Beziehung, welche in der Naturumgebung noch eine spezifische Konnotation erfährt (Cooley et al., 2020). Es geht darum, Ressourcen, welche über

Jahrzehnte brachlagen, in Form von multisensorischen Erinnerungen an emotional positiv besetzte Kindheitserinnerungen in der Natur zu aktivieren. Vielleicht waren diese auch verknüpft mit einem positiven sozialen Kontext, welcher soziales Lernen beinhaltet hatte, das durch die NBT-Übungen im Zusammenspiel mit den Therapeut*innen wieder aktiviert werden konnte. Sechs Jahre nach den NBT-Aktivitäten, welche auf die Patient*innen und ihre persönlichen Bedürfnisse zugeschnitten waren, zeigte sich bei fast allen Teilnehmer*innen ein gute Mitarbeit bei der Nachbefragung, beim Lesen des eigenen für die Publikation im Buch vorbereiteten Textes sowie bei der der Entbindungserklärung zur Publikation. Hier scheint es auch um den Wirkfaktor der Beziehung in der Psychotherapie zu gehen, das „Ernstgenommenwerden" von einem therapeutischen Gegenüber, das u.a. mit dem gemeinsamen Erleben, der intensiven Begleitung der einzelnen Teilnehmer*innen durch die Therapeut*innen bei ihrer Reise in die Natur ihrer Kindheit zu tun haben mag.

Literatur

Abel, M.H. (2002). Humor, stress and coping strategies. *Humor: International Journal of Humor Research, 15*(4), 365–381. https://doi.org/10.1515/humr.15.4.365

Adevi, A.A. (2012). *Supportive nature – and stress: Wellbeing in connection to our inner and outer landscape* (Doctoral Thesis No. 2012:11). Alnarp: The Swedish University of Agricultural Sciences (=)

Adevi, A.A. & Grahn, P. (2011a). Preferences for landscapes: A matter of cultural determinants or innate reflexes that point to our evolutionary background? *Landscape Research, 37*, 1–23. https://doi.org/10.1080/01426397.2011.576884

Adevi, A.A. & Grahn, P. (2011b). Attachment to certain natural environments: a basis for choice of recreational settings, activities and restoration from stress? *Environment and Natural Resources Research, 1*(1), 36–52. https://doi.org/10.5539/enr r.v1n1p36

Adevi, A.A. & Lieberg, M. (2012). Stress rehabilitation through garden therapy: a caregiver perspective on factors considered most essential to the recovery process. *Urban Forestry & Urban Greening, 11*(1), 51–58. https://doi.org/10.1016/j.ufug.2011.09.007

Adevi, A.A. & Mårtensson, F. (2013). Stress rehabilitation through garden therapy: the garden as a place in the recovery from stress. *Urban Forestry & Urban Greening, 12*(2), 230–237. https://doi.org/10.1016/j.ufug.2013.01.007

Alvarsson, J., Wiens, S. & Nilsson, S.E. (2010). Stress recovery during exposure to nature sound and environmental noise. *International Journal of Environmental Research and Public Health, 7*(3), 1036–1046. https://doi.org/10.3390/ijerph7031036

Appleton, J. (1975). *The Experience of Landscape*. London: John Wiley and Sons.

Aron, L. (1996). *A Meeting of the winds: Mutuality in Psychoanalysis*. Hillsdale, NJ: Analytic Press.

Ayres, J. (1983). *Sinnenas samspel hos barn* (The interactions of the senses in children). Stockholm: Psykologiförlaget.

Barkan, A. (2002). Different faces of the setting. *Sihot – Dialogue, The Israel Journal of Psychotherapy, 17*(1), 39–46.

Berger, R. & McLoed, J. (2006). Incorporating nature into therapy: a framework for practice. *The Journal of Systemic Therapies, 25*(2), 80–94. https://doi.org/10.1521/jsyt.2006.25.2.80

Berget, B., Ekeberg, Ø. & Braastad, B.O. (2008). Animal-assisted therapy with farm animals for persons with psychiatric disorders: Effects on self-efficacy, coping ability and quality of life, a randomized controlled trial. *Clinical Practice and Epidemiology in Mental Health, 4*, 9. https://doi.org/10.1186/1745-0179-4-9

Beringer, A. & Martin, P. (2003). On Adventure Therapy and the Natural Worlds: Respecting Nature's Healing. *Journal of Adventure Education & Outdoor Learning, 3*(1), 29–39. https://doi.org/10.1080/14729670385200221

Berman, M.G., Kross, E., Krpan, K.M., Askren, M.K., Burson, A., Deldin, P.J., Kaplan, S., Skendell, L., Gotlib, I.H. & Jonides, J. (2012). Interacting with nature improves cognition and affect for individuals with depression. *Journal of Affective Disorders, 140*(3), 300–305. https://doi.org/10.1016/j.jad.2012.03.012

Bowlby, J. (1980). *Attachment and loss, Bd. 3: Loss: sadness and depression*. London: The Hogarth Press and the Institute of Psycholanalysis.

Bucci, W. (2003). Varities of dissociative experiences. *Psychoanalytic Psychology, 20*, 542–557. https://doi.org/10.1037/0736-9735.20.3.542

Bucci, W. (2007a). Dissociation from the perspective of multiple code theory – Part I. *Contemporary Psychoanalysis, 43*, 165–184 https://doi.org/10.1080/00107530.2007.10745903

Bucci, W. (2007b). Dissociation from the perspective of multiple code theory – Part II. *Contemporary Psychoanalysis, 43*, 305–326 https://doi.org/10.1080/00107530.2007.10745912

Capaldi, C., Passmore, H.-A., Nisbet, E. & Zelenski, J. M. (2015). Flourishing in nature. A review of the benefits of connecting with nature and its application as a wellbeing intervention. *International Journal of Wellbeing, 5*(4), 1–16. https://doi.org/10.5502/ijw.v5i4.449

Cason, D. R. & Gillis, H. L. (1993). A meta-analysis of adventure programming with adolescents. *Journal of Experiential Education, 17*, 40–47. https://doi.org/10.1177/105382599401700109

Chan, J. K. L. & Baum, T. (2007). Motivation factors of ecotourists in ecolodge accommodation: The push and pull factors. *Asia Pacific Journal of Tourism Research, 12*(4), 349–364. https://doi.org/10.1080/10941660701761027

Chaudhury, P. & Banerjee, D. (2020). Recovering with nature: A review of ecotherapy and implications for the COVID-19 pandemic. *Frontiers in Public Health, 8*, 604440. https://doi.org/10.3389/fpubh.2020.604440

Collado, S. & Corraliza, J. A. (2013). Children's restorative experiences and self-reported environmental behaviors. *Environment and Behavior, 47*(1), 38–56. https://doi.org/10.1177/0013916513492417

Cooley, S. J., Jones, C. R., Kurtz, A. & Robertson, N. (2020). „Into the Wild": A meta-synthesis of talking therapy in natural outdoor spaces. *Clinical Psychology Review, 77*, 101841. https://doi.org/10.1016/j.cpr.2020.101841

Csikszentmihalyi, M. (1990). *Flow: the psychology of optimal experience*. New York: Harper & Row.

Csikszentmihalyi, M. (1996). *Creativity: Flow and the psychology of discovery and invention*. New York: Harper Collins.

Dass, R. (1976). *Remember: Be here now*. New York, NY: Crown Publishing Group. (Original publication 1971. San Cristobal, NM: Lama Foundation).

Eastman, C. I. & Young, M. A. (1998). Bright Light Treatment of Winter Depression. *Archives of General Psychiatry, 55*(10), 883–9. https://doi.org/10.1001/archpsyc.55.10.883

Estrella, K. (2005). Expressive therapy: An integrated approach. In C. A. Malchiodi (Ed.), *Expressive Therapies* (pp. 183–209). New York, NY: The Guilford Press.

Falk, J. H. & Balling, J. D. (2010). Evolutionary influence on human landscape preference. *Environment and Behaviour, 42*(4), 479–493. https://doi.org/10.1177/0013916509341244

Freedman, J. & Combs, G. (1996). *Narrative therapy: The social construction of preferred realities*. New York: Norton.

Gascon, M., Sánchez-Benavides, G., Dadvand, P., Martínez, D., Gramunt, N., Gotsens, X., Cirach, M., Vert, C., Molinuevo, J. L., Crous-Bou, M. & Nieuwenhuijsen, M. (2018). Long-term exposure to residential green and blue spaces and anxiety and depression in adults: A cross-sectional study. *Environmental Research, 162*, 231–239. https://doi.org/10.1016/j.envres.2018.01.012

Grahn, P. & Stigsdotter, U. K. (2010). The relation between perceived sensory dimensions of urban green space and stress restoration. *Landscape and Urban Planning, 94*, 264–275. https://doi.org/10.1016/j.landurbplan.2009.10.012

Hägerhäll, C., Purcell, T. & Taylor, R. (2004). Fractal dimension of landscape silhouette outlines as a predictor of landscape preference. *Journal of Environmental Psychology, 24*(2), 247–255. https://doi.org/10.1016/j.jenvp.2003.12.004

Harrison, R. P. (2008). *Gardens. An essay on the human condition*. Chicago, IL: University of Chicago Press. https://doi.org/10.7208/chicago/9780226317861.001.0001

Hartig, T., Evans, G. W., Jamner, L. D., Davis, D. S. & Gärling, T. (2003). Tracking restoration in natural and urban field settings. *Journal of Environmental Psychology, 23*(2), 109–123. https://doi.org/10.1016/S0272-4944(02)00109-3

Hartig, T., Mang, M. & Evans, G. (1991). Restorative effects of natural environment experiences. *Environment and Behaviour, 23*(1), 3. https://doi.org/10.1177/0013916591231001

Hassink, J. & Van Dijk, M. (Hrsg.). (2006). *Farming for Health: Green-Care Farming across Europe and the United States of America*. Dordrecht: Springer. https://doi.org/10.1007/1-4020-4541-7

Haug, I. E. (1999). Boundaries and the use and misuse of power and authority: Ethical complexities for clergy psychotherapists. *Journal of Counseling & Development, 77*(4), 411–417. https://doi.org/10.1002/j.1556-6676.1999.tb02467.x

Havnesköld, L. & Mothander, R. P. (1995). *Utvecklingspsykologi: psykodynamisk teori I nya perspektiv*. Stockholm: Liber utbildning.

Heidegger, M. (1927). *Sein und Zeit*. Halle: Niemeyer.

Isen, A.M., Daubman, K.A. & Nowicki, G.P. (1987). Positive affect facilitates creative problem solving. *Journal of Personality and Social Psychology, 52*(6), 1122–1131. https://doi.org/10.1037/0022-3514.52.6.1122

Johansson, H. & Eklund, M. (2003). Patients' opinion on what constitutes good psychiatric care. *Scandinavian Journal of caring sciences, 17*(4), 339–346. https://doi.org/10.1046/j.0283-9318.2003.00233.x

Jonsdottir, I., Nordlund, E., Ellbin, S., Ljung, T., Glise, K., Währborg, P. & Wallin, A. (2013). Cognitive impairment in patients with stress-related exhaustion. *Stress, 16*(2), 181–190. https://doi.org/10.3109/10253890.2012.708950

Jordan, M. & Marshall, H. (2010). Taking counselling and psychotherapy outside: Destruction or enrichment of the therapeutic frame? *European Journal of Psychotherapy and Counselling Counselling and Health, 12*(4), 345–359. https://doi.org/10.1080/13642537.2010.530105

Joye, Y. & Bolderdijk, J.W. (2014). An exploratory study into the effects of extraordinary nature on emotions, mood, and prosociality. *Frontiers in Psychology, 5*, 1577. https://doi.org/10.3389/fpsyg.2014.01577

Kabat-Zinn, J. (1993). Mindfulness Meditation: Health Benefits of an Ancient Buddhist Practice. In D. Goleman & J. Gurin (Eds.), *Mind/Body Medicine*, 257–276. Yonkers, NY: Consumer Reports Books.

Kagin, S. & Lusebrink, V. (1978). The expressive therapies continuum. *Art Psychotherapy, 5*, 171–180. https://doi.org/10.1016/0090-9092(78)90031-5

Kaplan, R. (1990). Behaviour as the Central Outcome in Health Care. *American Psychologist, 45*, 1211–1220. https://doi.org/10.1037/0003-066X.45.11.1211

Kaplan, S. (1995). The restorative benefits of nature: toward an integrated framework. *Journal of Environmental Psychology, 15*, 169–182. https://doi.org/10.1016/0272-4944(95)90001-2

Kaplan, S. (2001). Meditation, restoration, and the management von mental fatigue. *Environment and Behavior, 33*(4), 480–506. https://doi.org/10.1177/00139160121973106

Kaplan, S. & Berman, M.G. (2010). Directed attention as a common resource for executive functioning and self-regulation. *Perspectives on Psychological Science, 5*, 43–57. https://doi.org/10.1177/1745691609356784

Kaplan, S. & Kaplan, R. (1989). *The Experience of Nature: A Psychological Perspective*. New York: Cambridge University Press.

Kendall, L. (2001). The cultural politics of "superstition" in the Korean Shaman World: Modernity constructs its other. In L.H. Connor & G. Samuel (Eds.), *Healing powers and modernity: Traditional medicine, Shamanism and science in Asian society* (S. 25–41). Westport, CT: Bergin & Garvey.

Kielhofner, G. (1997). *Conceptual Foundations of Occupational Therapy*. Philadelphia, PA: Davis Company.

Kierkegaard, S.A. (1843). *Enten – eller, et Livs-Fragment*. Kobenhavn: Reitzel.

Korpela, K.M., Ylén, M., Tyrväinen, L. & Silvennoinen, H. (2008). Determinants of restorative experiences in everyday favourite places. *Health & Place, 14*, 636–652. https://doi.org/10.1016/j.healthplace.2007.10.008

Korpela, K.M., Ylén, M., Tyrväinen, L. & Silvennoinen, H. (2010). Favorite green, waterside and urban environments, restorative experiences and perceived health in Finland. *Health Promotion International, 25*(2), 200–209. https://doi.org/10.1093/heapro/daq007

Korpela, K. & Staats, H. (2014). The restorative qualities of being alone with nature. In R.J. Copkan & J.C. Bowker (Eds.), *The handbook of solitude: Psychological perspectives on social isolation, social withdrawal, and being alone* (pp. 351–367). John Wiley & Sons. https://doi.org/10.1002/9781118427378.ch20

Kosslyn, S.M., Ganis, G. & Thompson, W.L. (2001). Neural foundation of imagery. *Neuroscience, 2*(9), 635–42. https://doi.org/10.1038/35090055

Larkin, G. (1997). *Stumbling toward enlightenment*. Berkeley, CA: Celestial Arts

Leary, M.R., Tate, E.B., Adams, C.E., Batts Allevo, I.A. & Hanock, J. (2007). Self-compassion and reactions to unpleasant self-relevant events: The implications of treating oneself kindly. *Journal of Personality and social Psychology, 92*(5), 887–904. https://doi.org/10.1037/0022-3514.92.5.887

Lefcourt, H.M. (2001). *Humor: The psychology of living buoyantly*. New York, NY: Springer. https://doi.org/10.1007/978-1-4615-4287-2

Lepp, M. (2009). Skapande och kreativitet. In A.-K. Edberg & H. Wijk (Hrsg.), *Omvårdnadens grunder – Hälsa och ohälsa* (pp. 139–171). Lund: Studentlitteratur.

Leuner, H. (2012). *Katathym imaginative Psychotherapie*. Göttingen: Hogrefe. https://doi.org/10.1055/b-004-134459

Li, Q. (2010). Effect of forest bathing trips on human immune function. *Environmental Health and Preventive Medicine, 15*, 9–17. https://doi.org/10.1007/s12199-008-0068-3

Linehan, M.M. (1993). *Cognitive-behavioral treatment of borderline personality disorder.* New York, NY: Guilford Press.

Lusebrink, V. (2010). Assessment and therapeutic application of the expressive therapies continuum: Implications for brain structures and functions. *Art Therapy: Journal of the American Art Therapy Association, 27*(4), 168–177. https://doi.org/10.1080/07421656.2010.10129380

Malchiodi, C.A. (2005). *Expressive therapies.* New York, NY: The Guilford Press.

Malenbaum, S., Keefe, F.J., Williams, A., Ulrich, R. & Somers, T.J. (2008). Pain in its Environmental Context: Implications for Designing Environments to Enhance Pain Control. *Pain, 134*(3), 241–244. https://doi.org/10.1016/j.pain.2007.12.002

Mandelbrot, B.B. (1977). *The fractal geometry of nature.* New York, NY: H. Freemand Company.

Mandelbrot, B.B. & Blumen, A. (1989). Fractal geometry: What is it and what does ist do? Proceedings of the Royal Society of London. *Series A, Mathematical and Physical Sciences, 423*, 3–16. https://doi.org/10.1098/rspa.1989.0038

Martin, R.A. (1996). The Situational Humor Response Questionnaire (SHRQ) and Coping Humor Scale (CHS): A decade of research findings. *Humor: International Journal of Humor Research, 9*(3–4), 254–272. https://doi.org/10.1515/humr.1996.9.3-4.251

Martin, R.A. (2001). Humor, laughter and physical health: Methodological issues and research findings. *Psychological Bulletin, 127*, 504–519. https://doi.org/10.1037/0033-2909.127.4.504

Martin, R.A., Puhlik-Doris, P., Larsen, G., Gray, J. & Weir, K. (2003). Individual differences in uses of humor and their relation to psychological well-being. Development of the Humor Styles Questionnaire. *Journal of Research in Personality, 37*, 48–75. https://doi.org/10.1016/S0092-6566(02)00534-2

Maslach, C., Schaufeli, W.B. & Leiter, M. (2001). Job Burnout. *Annual Rewiew of Psychology, 52*, 397–422. https://doi.org/10.1146/annurev.psych.52.1.397

McNiff, S. (2009). *Integrating the arts in therapy: History, theory, and practice.* Springfield, IL: Charles C. Thomas Publishers.

Mead, N. (1993). Why meditation may not reduce stress. *Natural Health, 23*, 80–85.

Meinberg, E. (1995). *Homo Oecologicus: Das neue Menschenbild im Zeichen der ökologischen Krise.* Darmstadt: Wissenschaftliche Buchgesellschaft.

Miller, J.J., Fletcher, K. & Kabat-Zinn, J. (1995). Three-year follow-up and clinical implications of a mindfulness meditation-based stress reduction intervention in the treatment of anxiety disorders. *General Hospital Psychiatry, 17*, 192–200. https://doi.org/10.1016/0163-8343(95)00025-M

Milonis, E. (2004). *Un asino per amico. Onoterapia ovvero attività assistita con l'ásino.* Rom: Lupetti.

Mitchell, R.G. (1983). *Mountain Experience: The Psychology and Sociology of Adventure.* Chicago: University of Chicago Press.

Miwa, Y. & Hanyu, K. (2006). The Effects of Interior Design of Communication and Impressions of a Counselor in a counseling Room. *Environment and Behavior, 38*(4), 484–502. https://doi.org/10.1177/0013916505280084

Naess, A. (1989). *Ecology, community and lifestyle: outline of an ecosophy.* Cambridge: Cambridge University Press. https://doi.org/10.1017/CBO9780511525599

Nakamura, J. & Csikszentmihalyi, M. (2003). The motivational sources of creativity as viewed from the paradigm of positive psychology. In L.G. Aspinwall & U.M. Staudinger (Eds.), *A psychology of human strengths: Fundamental questions and future directions for positive psychology* (S. 257–269). Washington, DC: American Psychological Association. https://doi.org/10.1037/10566-018

Nakamura, J. & Csikszentmihalyi, M. (2014). The Concept of Flow. In M. Csikszentmihalyi, *Flow and the foundations of Positive Psychology. The Collected Works of Mihaly Csikszentmihalyi* (Vol. 2, pp. 239–263). Dordrecht: Springer. https://doi.org/10.1007/978-94-017-9088-8_16

Naor, L. & Mayseless, O. (2020). The art of working with nature in nature-based therapies. *Journal of Experiential Education, 44*(2), 184–202. https://doi.org/10.1177/1053825920933639

Neisser, U. (1991). Two perceptually given aspects of the self and their development. *Developmental Review, 11*(3), 197–209. https://doi.org/10.1016/0273-2297(91)90009-D

Norling, I. (2001). *Naturens och trädgårdens betydelse för hälsa och livskvalitet*. Göteborg: Göteborgs botaniska trädgård.

Norman, J., Ellingson, L., Boman, M. & Mattson, L. (2010). The value of forests for outdoor recreation in southern Sweden: are broadleaved trees important? *Ecological Bulletins, 53*, 21–31.

Oh, K.H., Shin, W.S., Khil, T.G. & Kim, D.J. (2020). Six-Step Model of Nature-Based Therapy Process. *International Journal of Environmental Research and Public Health, 17*, 685. https://doi.org/10.3390/ijerph17030685

Ohly, H., White, M.P., Wheeler, B.W., Bethel, A., Ukoumunne, O.C., Nikolaou, V. & Garside, R. (2016). Attention Restoration Theory: A systematic review of the attention restoration potential of exposure to natural environments. *Journal of Toxicology and Environmental Health Part B: Critical Reviews, 19*(7), 305–343. https://doi.org/10.1080/10937404.2016.1196155

Oosterholt, B.G., Maes, J.H.R., Van der Linden, D., Verbraak, M.J.P.M. & Kompier, M.A.J. (2014). Cognitive performance in both clinical and non-clinical burnout. *Stress, 17*(5), 400–409. https://doi.org/10.3109/10253890.2014.949668

Ota, T., Takeda, T., Lu, X., Kida, N., Hara, T. & Goto, A. (2017). Study of the effects of Japanese tea ceremony will give the peace of mind of guests. In V. Duffy (Ed.), *Digital Human Modelling. Applications in Health, Safety, Ergonomics, and Risk Management: Ergonomics and Design. DHM 2017.* (S. 348–357). Cham: Springer. https://doi.org/10.1007/978-3-319-58463-8_29

Ottosson, J. & Grahn, P. (2008). The Role of Natural Settings in Crisis Rehabilitation: How Does the Level of Crisis Influence the Response to Experiences of Nature with Regard to Measures of Rehabilitation? *Landscape Research, 33*(1), 51–70. https://doi.org/10.1080/01426390701773813

Parsons, R., Tassinary, L.G., Ulrich, R.S., Hebl, M.R. & Grossman-Alexander, M. (1998). The view from the road: Implications for stress recovery and immunization. *Journal of Environmental Psychology, 18*(2), 113–140. https://doi.org/10.1006/jevp.1998.0086

Pasanen, T.P., Johnson, K.A., Lee, K. & Korpela, K. (2018). Can Nature Walks with Psychological Tasks improve mood, self-reported restoration, and sustained attention? Results from two experimental field studies. *Frontiers in Psychology, 9*, 2057. https://doi.org/10.3389/fpsyg.2018.02057

Passmore, H.A. & Holder, M. (2016). Noticing nature: Individual and social benefits of a two-week intervention. *The Journal of Positive Psychology, 12*(6), 537–546 https://doi.org/10.1080/17439760.2016.1221126

Passmore, H.A. & Howell, A.J. (2014). Nature involvement increases hedonic and eudaimonic well-being: A two-week experimental study. *Ecopsychology, 6*(3), 148–154.

Pearson, D.G. (2007). Mental imagery and creative thought. *Proceedings of the British Academy, 147*, 187–212. https://doi.org/10.5871/bacad/9780197264195.003.0009

Purcell, A.T. (1992). Abstract and specific physical attributes and the experience of landscape. *Journal of Environmental Management, 34*(3), 159–177. https://doi.org/10.1016/S0301-4797(05)80149-5

Purcell, A.T., Lamb, R.J., Meinardi Peron, E. & Falchero, S. (1994). Preference or preferences for landscape? *Journal of Environmental Psychology, 14*(3), 195–209. https://doi.org/10.1016/S0272-4944(94)80056-1

Rastad, C., Ulfsberg, J. & Lindberg, P. (2011). Improvement in Fatigue, Sleepiness, and Health-Related Quality of Life with Bright Light Treatment in Persons with Seasonal Affective Disorder and Subsyndromal SAD. *Depression Research and Treatment, 2011*, 543906. https://doi.org/10.1155/2011/543906

Relf, P.D. (1999). The role of horticulture in human well-being and quality of life. *Journal of Therapeutic Horticulture, 10*, 10–14.

Roberts, J. (1999). Beyond words: The power of rituals. In D.J. Wiener (Ed.), *Beyond talk therapy: Using movement and expressive techniques in clinical practice* (S. 55–78). Washington, DC: American Psychological Association. https://doi.org/10.1037/10326-003

Rogers, N. (1993). *The creative connection: Expressive arts as healing.* Palo Alto, CA: Science & Behavior Books.

Rowlands, J. & Noble, S. (2008). How does the environment impact on the quality of life of advanced cancer patients? A qualitative study with implications of ward design. *Palliative Medicine, 22*(6), 768–774. https://doi.org/10.1177/0269216308093839

Roxendal, G. (1985). *Body awareness therapy and the body awareness scale, treatment and evaluation in psychiatric physiotherapy.* Kallered: Kompendietryckeriet.

Rudd, M., Vohs, K. & Aaker, J. (2012). Awe expands people's perception of time, alters decision making, and enhances well-being. *Psychological Science, 23*(10), 1130–6. https://doi.org/10.1177/0956797612438731

Ryan, R., Weinstein, N., Bernstein, J., Brown, K.W., Mistretta, L. & Gagné, M. (2010). Vitalizing effects of being outdoors and in nature. *Journal of Environmental Psychology, 30*(2), 159–168. https://doi.org/10.1016/j.jenvp.2009.10.009

Ryce-Menuhin, J. (1992). *Jungian sandplay: The wonderful therapy*. London & New York: Routledge.

Sahlin, E., Ahlborg, G., Jr., Tenenbaum, A. & Grahn, P. (2015). Using nature-based rehabilitation to restart a stalled process of rehabilitation in individuals with stress-related mental illness. *International Journal of Environmental Research and Public Health, 12*, 1928–1959. https://doi.org/10.3390/ijerph120201928

Sandström, A., Peterson, J., Sandström, E., Lundberg, M., Nyström, I.L., Nyberg, L. & Olsson, T. (2011). Cognitive deficits in relation to personality type and hypothalamic-pituitary-adrenal (HPA) axis dysfunction in women with stress-related exhaustion. *Scandinavian Journal of Psychology, 52*(1), 71–82. https://doi.org/10.1111/j.1467-9450.2010.00844.x

Sanmi, S. (1997). *Chado. The way of Tea: A Japanese Tea Masters Almanac*. Boston: Tuttle Publishing.

Santostefano, S. (2004). *Child therapy in the great outdoors: A relational view*. Hillsdale, NJ: Analytic Press.

Sartre, J.P. (1962). *L'être et le neant*. Paris: Librairie Galimard.

Schmidt, B., Schubert, C., Hannemann, J. & Breidenstein, S. (2019). Burn-out und Psychoneuroimmunologie: Entzündet sich der Mensch an der Gesellschaft? *Schweizer Zeitschrift für Psychiatrie und Neurologie, 2/2019*, 18–23.

Schubert, C. (Hrsg.). (2015). *Psychoneuroimmunologie und Psychotherapie* (2. Aufl.). Stuttgart: Schattauer.

Searles, H.F. (1960). *The Nonhuman Environment in Normal Development and in Schizophrenia*. New York: International Universities Press.

Seligman, E.P., Parks, A. & Steen, T.A. (2004). A balanced psychology and a full life. Philosophical Transactions of the Royal Society B. *Biological Sciences, 359*(1449), 1379–81. https://doi.org/10.1098/rstb.2004.1513

Shiota, M.N., Keltner, D. & Mossman, A. (2007). The nature of awe: elicitors, appraisals, and effects on self-concept. *Cognition and Emotion, 21*(5), 944–963. https://doi.org/10.1080/02699930600923668

Shoemaker, C.A. (2002). The profession of horticultural therapy compared with other allied therapies. *Journal of Therapeutic Horticulture, 13*, 74–81.

Sieper, J. & Petzold, H.G. (1975). Über die Platane des Hippokrates und Baumerlebnisse als „korrektive ökologische" Erfahrungen in einer integrativen Ökopsychosomatik und Naturtherapie. *Textarchiv H.G. Petzold et al.* Verfügbar unter https://www.fpi-publikation.de/downloads/?doc=textarchiv-petzold_sieper-petzold-1975-platane-hippokrates-korrektive-oekologische-erfahrungen-integrative-oekopsychosomatik.pdf

Smithson, R. (1968). A sedimentation of the mind: Earth projects. *Artforum, 7*(1), 44–50.

Söderback, I., Söderström, M. & Schälander, E. (2004). Horticultural therapy: the "healing garden" and gardening in rehabilitation measures at Danderyd Hospital Rehabilitation Clinic, Sweden. *Developmental Neurorehabilitation, 7*(4), 245–260. https://doi.org/10.1080/13638490410001711416

Spitzform, M. (2000). The Ecological Self: Metaphor and Developmental Experience? *Journal of Applied Psychoanalytic Studies, 2*(3), 265–285. https://doi.org/10.1023/A:1010110123249

Staats, H. (2012). Restorative environments. In S.D. Clayton (Ed.), *The Oxford Handbook of Environmental and Conservation Psychology* (S. 445–458). Oxford University Press.

Stier-Jarmer, M., Throner, V., Krischneck, M., Immich, G., Frisch, D. & Schuh, A. (2021). The psychological and physical effects of forests on human health: A systematic review of systematic reviews and meta-analyses. *Journal of Environmental Research and Public Health, 18*(4), 1770. https://doi.org/10.3390/ijerph18041770

Surak, K. (2013). *Making tea, making Japan: Cultural Nationalism in Practice*. Standford, CA: Standford University Press. https://doi.org/10.1515/9780804784795

Svebak, S. (1996). The development of the Sense of Humor Questionnaire. *Humor: International Journal of Humor Research, 9*(3–4), 341–361. https://doi.org/10.1515/humr.1996.9.3-4.341

Svebak, S., Götestam, G.K. & Jensen, E.N. (2004). The significance of sense of humor, life regard, and stressors for bodily complaints among high school students. *Humor: International Journal of Humor Research, 17*(1–2), 67–83. https://doi.org/10.1515/humr.2004.008

Tambiah, S. J. (1979). *A performative approach to ritual.* London: The British Academy.

Terman, M., Terman, J. S., Quitkin, F. M., McGrath, P. J., Stewart, J. W. & Rafferty, B. (1989). Light Therapy for Seasonal Affective Disorder. *Neuropsychopharmacology, 2*(1), 1–22. https://doi.org/10.1016/0893-133X(89)90002-X

Totton, N. (2003a). The ecological self: introducing eco-psychology. *Counselling and Psychotherapy Journal, 14*, 14–17.

Totton, N. (2003b). *Body Psychotherapy*. Maidenhead: Open University Press.

Tudor, K. (2011). Understanding Emphathy. *Transactional Analysis Journal, 41*(1), 39–57. https://doi.org/10.1177/036215371104100107

Ulrich, R., Zimring, C., Zhu, X., DuBose, J., Seo, H.-B., Choi, Y. S., Quan, X. & Joseph, A. (2008). A review of the research literature on evidence-based healthcare design. *Environments Research and Design, 1*(3), 101–165. https://doi.org/10.1177/193758670800100306

Van Dam, A., Keijsers, G. P. J., Eling, P. A. T. J. & Becker, E. S. (2012). Impaired cognitive performance and responsiveness to reward in burnout patients: Two years later. *Work & Stress, 26*(4), 333–346. https://doi.org/10.1080/02678373.2012.737550

van den Berg, A., Joye, Y. & Koole, S. L. (2016). Why viewing nature is more fascinating and restorative than viewing buildings: A closer look at perceived complexity. *Urban Forestry & Urban Greening, 20*, 397–401. https://doi.org/10.1016/j.ufug.2016.10.011

Währborg, P., Pettersson, I. & Grahn, P. (2014). Nature-assisted rehabilitation for reactions to severe stress and/or depression in a rehabilitation garden: long-term follow-up including comparisons with a matched population-based reference cohort. *Journal of Rehabilitation Medicine, 46*(3), 271–276. https://doi.org/10.2340/16501977-1259

Wileman, S. M., Eagles, J. M., Andrew, J. E., Howie, F. L., Cameron, I. M., Mc Cormack, K. & Naji, S. A. (2001). Light therapy for seasonal affective disorder in primary care: randomized controlled trial. *The British Journal of Psychiatry, 178*(4), 311–316. https://doi.org/10.1192/bjp.178.4.311

Williams, K. & Harvey, D. (2001). Transcendent experience in forest environments. *Journal of Environmental Psychology, 21*(3), 249–260. https://doi.org/10.1006/jevp.2001.0204

Williams, T., Barnwell, G. C. & Stein, D. J. (2020). A systematic review of randomised controlled trials on the effectiveness of ecotherapy interventions for treating mental disorders. *medRxiv*, 2020.09.25.20201525 https://doi.org/10.1101/2020.09.25.20201525

Wilson, E. O. (1984). *Biophilia: The Human Bond with Other Species*. Cambridge: Harvard University Press.

Wirz-Justice, A., Benedetti, F. & Terman, M. (2013). *Chronotherapeutics for Affective Disorders: A Clinican's Manual for Light and Wake Therapy* (2. Aufl.). Basel: Karger. https://doi.org/10.1159/isbn.978-3-318-02091-5

WHO. (2002). *WHO Traditional Medicine Strategy:* 2002–2005. Genf: World Health Organization.

Zhang, J. W., Piff, P. K., Iyer, R., Koleva, S. & Keltner, D. (2014). An occasion for unselfing: beautiful nature leads to prosociality. *Journal of Environmental Psychology, 37*, 61–72. https://doi.org/10.1016/j.jenvp.2013.11.008

Weiterführende Literatur

Bowlby, J. (2006). *Bindung und Verlust, Bd. 3: Verlust – Trauer und Depression*. München, Basel: E. Reinhard.

Davis, J. (2004). *Psychological benefits of nature experiences: An outline of research and theory. Naropa University and School of lost Borders*. Verfügbar unter https://ival.nl/wordpress/wp-content/uploads/PsychBenefitsofNature.pdf

Grahn, P. (2007). Barnet och naturen. In L.-O. Dahlgren, A. Szczepanski, S. Sjölander & J.-P. Strid, (Eds.), *Utomhuspedagogik som kunskapskälla: närmiljö blir lärmiljö* (pp. 55–104). Lund: Studentlitteratur.

Harrison, R. P. (2010). *Gärten: Ein Versuch über das Wesen des Menschen*. München: Hanser.

Linehan, M. M. (1996). *Dialektisch-behaviorale Therapie der Borderline-Persönlichkeitsstörung*. München: CIP-Medien.

Martin, R. A. (2007). *The Psychology of humor: An integrative approach*. Amsterdam: Elsevier Academic Press.

Schneiter-Ullmann, R. & Föhn, M. (Hrsg.). (2020). *Lehrbuch Gartentherapie* (2. Aufl.). Göttingen: Hogrefe. https://doi.org/10.1024/85742-000

Fragebögen

Fragebogen Naturanamnese

1. Welche ist Ihre persönlich beeindruckendste Kindheitserinnerung in der Natur?

___

___

___

2. Welche positiv prägenden Erfahrungen in der Natur ordnen Sie Ihrem Vater zu, welche Ihrer Mutter, welche sehen Sie unabhängig davon?

___

___

___

3. Die wortlose Kommunikation in der Natur – welche Erfahrungen haben Sie damit?

___

___

___

4. Kennen Sie oder üben Sie Mindfulness/Achsamkeit?

___

___

___

5. Denken Sie manchmal über die therapeutische Metaphern in der Natur nach?

____

____

____

6. Wenn ich „Rythmus der Natur“ sage, woran denken Sie dann?

____

____

____

7. Wenn ich „Selbst-Regulation“ in der Natur sage, woran denken Sie dann? Können Sie Ihre Stimmungen und Gefühle durch Erlebnisse in der Natur beeinflussen?

____

____

____

8. Hat Ihr Leben einen Zusammenhang mit dem Leben der Pflanzen? Wenn ja, in welcher Form?

____

____

____

9. Gibt es einen Natur-Ort auf der Erde, den Ihrer Meinung nach jeder vor dem Tod besucht haben sollte?

10. Können Sie Stimmungen/Gedanken/Gefühle nach einer therapeutischen Sitzung beschreiben? Kommen Reaktionen direkt nach der Sitzung, oder dauert es eine Weile, bis der Inhalt einer Therapiestunde in Ihnen etwas auslöst?

11. Was waren Ihre grösste Lebensveränderungen bis heute?

12. War die Natur irgendwann an einer solchen Veränderung in Ihrem Leben beteiligt? Und wenn ja, in welcher Art und Weise?

13. Welche grössten Verhaltensveränderungen haben Sie bisher gemacht?

14. Wie schätzen Sie Ihr Selbstbewusstsein ein? Gross? Mittel, weniger gross?

15. Wer kontrolliert Ihre Leben? Jemand anderes oder Sie selbst? Können Sie mir bitte Beispiele geben?

16. Welche Therapie/en hilft/helfen Ihnen wirklich? Warum?

17. Welche Form der „Selbst-Hilfe“ wenden Sie ab und zu an?

18. Was können Sie wirklich gut?

19. Wenn Sie wählen können: bevorzugen Sie einen therapeutischen Kontext nur mit einem Therapeuten allein oder einen therapeutischen Kontext zusammen mit anderen Patienten (max. acht Personen in einer Gruppe)?

20. Wenn ich „Bedeutsamkeit“ sage, woran denken Sie dann? Was bringt für Sie Bedeutsamkeit in Ihr Leben?

Fragebogen zwei Wochen nach den NBT-Aktivitäten

1. Was hat Sie jede einzelne Aktivität über Ihre eigenen Erfahrungen mit Glück und Freude gelehrt?

____

____

____

2. Was haben Sie über sich selbst herausfinden können?

____

____

____

3. Was haben Sie darüber gelernt, wie Sie Ihre Sinne anregen können?

____

____

____

4. Wenn Sie an Ihre Wahrnehmungen denken, welche Gefühle konnten Sie bei den Aktivitäten erfahren?

____

____

____

5. Was können Sie für die Zukunft aus diesen gemachten Sinneserfahrungen für sich gewinnen?

6. Wie können Sie diese Erfahrungen in eine alltägliche Praxis überführen?

7. Gibt es Aktivitäten, die mehrere Ihrer Sinne gleichzeitig anregen?

8. Wann können Sie damit beginnen diese Dinge in Ihrem Leben umzusetzen, die zur Anregung Ihrer Sinneswahrnehmungen beitragen?

Fragebogen NBT-Seminar ca. sechs Monate nach dem NBT-Aktivitätstag

1. In welcher Landschaft sind sie als Kind aufgewachsen? (Berg, See, Flachland, Meer, Wald)

2. Beschreiben Sie in zwei Sätzen, oder in Stichworten (Farben, Gerüche, Licht, Wetter), welche Atmosphäre Sie mit dieser Landschaft verbinden?

3. Welche Gefühle verbinden Sie heute als Erwachsener mit dieser Landschaft?

4. Wie beurteilen Sie im Nachhinein die Verknüpfung des NBT-Aktivitätstages mit den Therapiezielen, die Sie sich für den Genesungsweg gesteckt hatten? Gab es Aktivitäten, die Ihnen dabei helfen konnten, diese Therapieziele zu erreichen?

5. Was konnten Sie selbst an Aktivitäten in Ihrem persönlichen Alltag nach dem NBT-Aktivitätstag umsetzen?

____

____

____

6. Welche Ideen konnten Sie nach dem Aktivitätstag mitnehmen und welche Aktivität war Ihnen persönlich am liebsten?

____

____

____

7. In Bezug auf Rückfallprävention: welche Aktivitäten in der Natur könnten Sie zusätzlich machen? Sind Ihnen inzwischen neue Ideen gekommen, welche Aktivitäten in der Natur für Sie gut sein könnten?

____

____

____

Fragebogen ein Jahr nach dem NBT-Aktivitätstag

1. Welche Aktivitäten, zu denen Sie durch die Übungen am NBT-Aktivitätstag angeregt worden sind, haben Sie in Ihr alltägliches Leben integrieren können? Das sind nicht unbedingt diejenigen, die Sie damals ausgeführt haben, aber solche zu denen Sie durch das Interview, oder durch die Nachbereitung Ideen erhalten haben.

2. Für welchen Natur-Typ halten Sie sich? Meer-Typ, Berg-Typ, Flachland-Typ (Wiesen und weite Flächen), Wald-Typ, See-Typ, Fluss-Typ, Hügelland-Typ? Die Art des Typus entspricht der landschaftlichen Umgebung in der Sie sich am besten regenerieren können, das ist nicht unbedingt diejenige Landschaft in der Sie aufgewachsen sind.

3. Welche Sinne (Sehen, Riechen, Schmecken, Fühlen, ect.) helfen Ihnen am besten dabei sich wohlzufühlen und zu entspannen?

4. Haben Sie, Ihrer Meinung nach, von der Teilnahme am NBT-Aktivitätstag und den damit verknüpften Fragestellungen aus heutiger Sicht, ein Jahr danach, profitiert?

____

____

____

5. Würden Sie jemandem, der sich in einer ähnlichen Situation befindet, wie Sie zur Zeit der NBT-Aktivität, empfehlen, an einem solchen Programm teilzunehmen?

____

____

____

6. Was würden Sie aus heutiger Sicht an unserer Stelle bei der Durchführung der NBT-Interviews und NBT-Aktivitäten anders machen?

____

____

____

Fragen zum NBT Aktivitätstag sechs Jahre nach dem NBT-Aktivitätstag

1. Haben Sie seit dem NBT-Aktivitätstag in der Klinik zwischenzeitlich an die (für Sie von uns massgeschneiderten) Übungen gedacht? Wenn ja, in welchem Zusammenhang?

2. Verspürten Sie nach Durchführung Ihrer NBT-Aktivität Lust Ihren eigenen „Naturtypus" weiter zu ergründen und dementsprechend ihre Freizeit zu gestalten?

3. Haben sie Ansätze oder das Erlebnis von Naturbasierter Therapie mit anderen Menschen oder in Ihrer Familie diskutiert oder besprochen oder sogar umgesetzt?

4. Würden sie nochmals eine auf sie zugeschnittene NBT Aktivität mit einer Therapeutin unternehmen, nachdem Sie nach Ihren aktuellen Bedürfnissen gefragt wurden?

Autorinnen

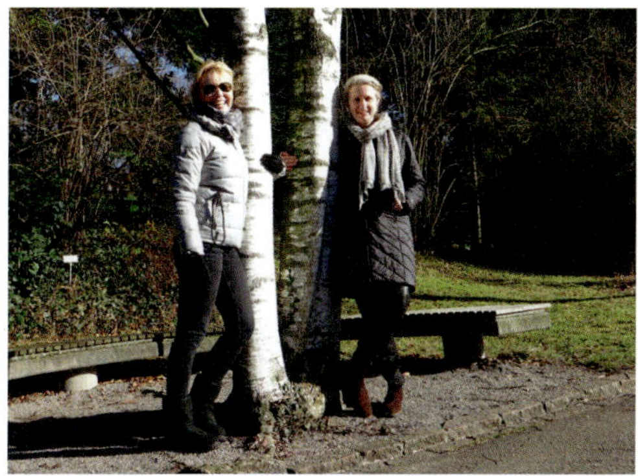

Die Autorinnen Anna Adevi (links) und Melitta Breznik (rechts).

Dr. phil. Anna Adevi wurde in Kristianstad in Schweden geboren. Sie schloss ihr Studium mit dem Master of Science in Psychologie an der Universität in Lund ab. Ihr Studium setzte sie am Institut für Arbeitswissenschaft, Wirtschaft und Umweltpsychologie der schwedischen Universität für Agrarwissenschaften (SLU) Alnarp fort und promovierte mit einem PhD in Umweltpsychologie dort. Zwischenzeitlich war Dr. phil Adevi Senior Subject Teacher an der Linné-Universität in Kalmar, Schweden zusätzlich als Visiting trainee in Environmental Psychology an der Deakin University, School of Health & Social Development in Melbourne Australien, und als Doktoranden-Ombudsman an der SLU-Universität in Alnarp, Umeå und Uppsala, tätig. Im Anschluss arbeitete sie am Institut für Psychologie der Universität Zürich und als wissenschaftliche Mitarbeiterin an der Züricher Hochschule für angewandte Wissenschaften, ZHAW. Sie arbeitet als Psychotherapeutin an einer psychiatrischen Klinik in Schweden. Sie ist in kognitiver Verhaltenstherapie sowie in Akzeptanz- und Commitment-Therapie ausgebildet, wobei sie mit traumatisierten, depressiven und emotional instabilen Patient/innen arbeitet. Ihre aktuellen Hauptkompetenzen liegen in der Behandlung von Stressfolgeerkrangungen, Depressionen, Trauma und Angststörungen. In der eigenen gesprächstherapeutischen Praxis bietet Anna Adevi zusätzlich auch Naturbasierte Therapie an.

Dr. med. Melitta Breznik wurde in Kapfenberg, Österreich, geboren und studierte in Graz und Innsbruck Humanmedizin, wo sie auch zum Doktor der Medizin promovierte. Nach ihrer Ausbildung zur Praktischen Ärztin in Österreich ließ sie sich in der Schweiz zur Fachärztin für Psychiatrie und Psychotherapie ausbilden. Ihre psychotherapeutische Ausbildung erlangte sie in System- und Familientherapie. Zudem absolvierte sie eine Ausbildung in Katathym Imaginativer Psychotherapie (KIP) sowie in der Traumatherapiemethode EMDR (Eye Movement Desensitization and Reprocessing). Sie arbeitete in verschiedenen psychiatrischen Kliniken in der deutschsprachigen Schweiz in leitender Position und engagierte sich für die konzeptuelle Implementierung komplementärmedizinischer Methoden in die psychiatrisch-psychosomatische Behandlung. In den letzten

Jahren war sie am Aufbau der Clinica Curativa, einer integrativen psychoonkologischen und psychosomatischen Abteilung, beteiligt. Sie ist Verfasserin von literarischen Werken, welche im Luchterhand Literaturverlag, München, erschienen sind und um Themen wie die transgenerationale Weitergabe von Traumata, Euthanasie in Nazideutschland, Sterben, Trauer, Suizid und Tod, sowie die Macht der Medizin und Psychiatrie in der Gesellschaft kreisen.

Das Green-Care-Programm des Verlages Hogrefe

Naturgestützte Therapie/ Green Care allgemein

Bolte, G., Bunge, C., Hornberg, C., Köckler, H., Mielck, A. (2012). *Umweltgerechtigkeit – Chancengleichheit bei Umwelt und Gesundheit.* Bern: Huber.

Chalfont, G. (2009). *Naturgestützte Therapie.* Bern: Huber.

Chalfont, G. & Georg, J. (2023). *Praxishandbuch Dementia Green Care.* Bern: Hogrefe.

Champagne, T. (2019). *Sensorische Modulation für Menschen mit Demenz. Assessments und Aktivitäten für eine sensorisch anregende Umgebung zur Bedürfnisbefriedigung und Wahrnehmungsförderung.* Bern: Hogrefe.

Fowler, S. (2013). *Sensorische Stimulation.* Bern: Huber.

Gilliard, J. & Marshall, M. (Hrsg.). (2014). *Naturgestützte Pflege von Menschen mit Demenz.* Bern: Huber.

Lett, A. (2003). *Reflexzonentherapie für Pflege- und Gesundheitsberufe.* Bern: Huber.

Marshall, M. & Allan, K. (2010). *„Ich muss nach Hause". Ruhelose Menschen mit einer Demenz verstehen.* Bern: Huber.

Zoutewelle-Moris, S. (2019). *Wenn es Schokolade regnet – 99 kreative Ideen für die Arbeit mit Menschen mit Demenz* (2. Aufl.). Bern: Hogrefe.

Pflanzengestützte Therapie/Gartentherapie

Bühring, U. & Sonn, A. (2013). *Heilpflanzen in der Pflege* (2. Aufl.). Bern: Huber.

Föhn, M. & Dietrich, C. (Hrsg.). (2013). *Gärten und Demenz – Gestaltung und Nutzung von Außenanlagen für Menschen mit Demenz.* Bern: Huber.

Gilliard, J. & Marshall, M. (Hrsg.). (2014). *Naturgestützte Pflege von Menschen mit Demenz.* Bern: Huber.

Layer, M. (Hrsg.). (2014). *Praxishandbuch Rhythmische Einreibungen nach Wegman/Hauschka.* Bern: Huber.

Niepel, A. & Vef-Georg, G. (2020). *Praxishandbuch Gartentherapie* (2. Aufl.). Bern: Hogrefe.

Schneiter, R. & Föhn, M. (Hrsg.) (2020). *Lehrbuch Gartentherapie* (2. Aufl.). Bern: Hogrefe.

Vogel, B. (2016). *Grün für die Seele. Menschen aufblühen lassen.* Bern: Hogrefe.

Waldboth, V., Suter-Riederer, S., Schneiter-Ulmann, R., Föhn, M. & Imhof, L. (2017). *Pflanzengestützte Pflege. Praxishandbuch für pflanzengestützte Pflegeinterventionen im Heimbereich.* Hogrefe: Bern.

Tiergestützte Therapie

Frick Tanner, E. B. & Tanner-Frick, R. A. (2016). *Praxis der tiergestützten Psychotherapie.* Göttingen: Hogrefe.

Germann-Tillmann, T., Merklin, L. & Näf, A.S. (2019). *Tiergestützte Intervention. Praxisbuch zur Förderung von Interaktionen zwischen Mensch und Tier* (2. Aufl.). Bern: Hogrefe.

Marcus, D. A. (2015). *Hundegestützte Therapie.* Bern: Hogrefe.

Schläffer, M. (2020). *Ergotherapie mit Pferd. Pferdegestützte Intervention in der Therapie.* Bern: Hogrefe

Zusammenstellung: Jürgen Georg (Stand: 5-2022)

Sachwortverzeichnis

G

H

I

J

K

L

M

N